Bone Sarcoma

骨组织肉瘤诊疗学

〔美〕 帕特里克·P.林
舍雅斯库玛·帕特尔　　　　主　编

周宇红　王毅超　陆维祺　主　译

侯英勇　周建军　邵叶波　**副主译**

秦新裕　主　审

天津出版传媒集团

天津科技翻译出版有限公司

著作权合同登记号:图字:02-2015-86

图书在版编目(CIP)数据

骨组织肉瘤诊疗学 /(美)帕特里克·P. 林(Patrick P. Lin),(美)舍雅斯库玛·帕特尔(Shreyaskumar Patel)主编;周宇红,王毅超,陆维祺译. —天津:天津科技翻译出版有限公司,2016.10

书名原文:Bone Sarcoma

ISBN 978-7-5433-3633-9

Ⅰ. ①骨… Ⅱ. ①帕… ②舍… ③周… ④王… ⑤陆… Ⅲ. ①成骨肉瘤-诊疗 Ⅳ. ①R738.1

中国版本图书馆 CIP 数据核字(2016)第 218422 号

Translation from English language edition:

Bone Sarcoma by Patrick P. Lin and Shreyaskumar Patel.

Copyright © The University of Texas M. D. Anderson Cancer Center 2013.

Published by Springer Science + Business Media.

All Rights Reserved by the Publisher.

中文简体字版权属天津科技翻译出版有限公司。

授权单位:Springer-Verlag GmbH

出　　版:天津科技翻译出版有限公司

出 版 人:刘 庆

地　　址:天津市南开区白堤路 244 号

邮政编码:300192

电　　话:(022)87894896

传　　真:(022)87895650

网　　址:www.tsttpc.com

印　　刷:天津市银博印刷集团有限公司

发　　行:全国新华书店

版本记录:787×1092　16 开本　12.5 印张　400 千字

　　　　　2016 年 10 月第 1 版　2016 年 10 月第 1 次印刷

　　　　　定价:98.00 元

(如发现印装问题,可与出版社调换)

译者名单

主　译　周宇红　王毅超　陆维祺

副主译　侯英勇　周建军　邵叶波

主　审　秦新裕

翻译组秘书　庄荣源　刘文帅

译　者（按姓氏笔画顺序排序）

王毅超　申　锋　冯　艺　庄荣源

刘文帅　张　亮　陆维祺　邵叶波

周宇红　周建军　侯英勇　秦　乐

编者名单

Kamran Ahrar, MD Professor, Section of Interventional Radiology, Department of Diagnostic Radiology, Division of Diagnostic Imaging

Christopher P. Cannon, MD Assistant Professor, Department of Orthopaedic Oncology, Division of Surgery (current position: Orthopedic Surgeon, The Polyclinic, Seattle, WA)

David W. Chang, MD Professor, Department of Plastic Surgery, Division of Surgery

Colleen M. Costelloe, MD Associate Professor, Section of Musculoskeletal Imaging, Department of Diagnostic Radiology, Division of Diagnostic Imaging

Ashleigh Guadagnolo, MD, MPH Associate Professor, Department of Radiation Oncology, Division of Radiation Oncology

Tamara Miner Haygood, PhD, MD Associate Professor, Department of Diagnostic Radiology, Division of Diagnostic Imaging

Cynthia E. Herzog, MD Professor, Department of Pediatrics, Division of Pediatrics

Norman Jaffe, MD Professor Emeritus, Department of Pediatrics, Division of Pediatrics

Benedict Konzen, MD Associate Professor, Department of Palliative Care and Rehabilitation Medicine, Division of Cancer Medicine

Rajendra Kumar, MD Professor, Department of Diagnostic Radiology, Division of Diagnostic Imaging

Alexander J. Lazar, MD, PhD Associate Professor, Department of Pathology, Division of Pathology and Laboratory Medicine; and Department of Dermatology, Division of Internal Medicine

Valerae O. Lewis, MD Associate Professor, Chief, Department of Orthopaedic Oncology, Division of Surgery

Patrick P. Lin, MD Associate Professor, Department of Orthopaedic Oncology, Division of Surgery

John E. Madewell, MD Professor, Chief, Section of Musculoskeletal Imaging, Department of Diagnostic Radiology, Division of Diagnostic Imaging

Bryan S. Moon, MD Associate Professor, Department of Orthopaedic Oncology, Division of Surgery

William A. Murphy Jr., MD Professor, John S. Dunn Sr., Distinguished Chair, Department of Diagnostic Radiology, Division of Diagnostic Imaging

Scott D. Oates, MD Professor, Department of Plastic Surgery, Division of Surgery

Shreyaskumar Patel, MD Professor, Deputy Chair, Department of Sarcoma Medical Oncology, Division of Cancer Medicine

Mark S. Pilarczyk, PA-C Physician Assistant, Department of Orthopaedic Oncology, Division of Surgery

Vinod Ravi, MD Assistant Professor, Department of Sarcoma Medical Oncology, Division of Cancer Medicine

A. Kevin Raymond, MD Associate Professor, Chief, Section of Orthopaedic Pathology, Department of Pathology, Division of Laboratory Medicine (retired)

Laurence D. Rhines, MD Professor, Department of Neurosurgery, Division of Surgery

Janie Rutledge, MSN, RN-C, ANP Advanced Practice Nurse, Department of Orthopaedic Oncology, Division of Surgery

Alan W. Yasko, MD Associate Professor, Chief, Section of Orthopaedic Oncology, Department of Orthopaedic Oncology, Division of Surgery (now deceased; position at the time of his death: Professor, Department of Orthopaedic Surgery, Northwestern University Feinberg School of Medicine, Chicago, IL)

中译本序

  骨组织肉瘤严重影响患者的机体功能和生活质量,而不合规范的随意诊治更会危及患者的生命。多年来,在骨组织肉瘤领域开展的大量基础和临床研究,使我们对不同骨组织肉瘤的认识不断深入,并确立了多学科团队在疾病治疗中的重要地位,使得肿瘤的诊断、手术治疗及重建、围术期的综合治疗和管理等诸多方面均取得了长足的进步。由于规范化的综合治疗逐步推广,不仅使更多的骨组织肉瘤患者保留了肢体,提高了生活质量,也从总体上延长了骨组织肉瘤患者的生存,取得了令人瞩目的治疗效果。但是,由于骨组织肉瘤总体发病率低,疾病异质性强,无论是国外还是国内均缺乏大样本的Ⅲ期临床研究,故其诊治仍具挑战性。

  MD 安德森癌症中心创建于 1941 年,其附属于得克萨斯大学,是融合肿瘤诊断、治疗及研究三位一体的大型专科医院,在肿瘤学界享有盛名,多次被评为美国最佳癌症研究治疗机构。本书的作者们根据自己丰富的骨组织肉瘤诊治经验,通过多学科团队多年不懈的积累,从大量的临床实践中进行提炼总结,编写了本书。它全面阐述了骨组织肉瘤诊断治疗的理念,强调了多学科综合治疗的重要性,在肿瘤患者、临床医生和名医大家之间搭建了桥梁。本书叙述简明扼要,重点突出,便于专业医生理解掌握,快速查阅,不仅对骨肿瘤科、肿瘤外科、肿瘤内科和放疗科医生颇多裨益,即使是从事骨肿瘤诊断的影像科医生、病理科医生也可从中获益,是一本不可多得的案头参考书。

  为了帮助国内同道克服语言障碍,使更多从事骨肿瘤诊治的临床医生能够了解和掌握世界先进的骨组织肉瘤相关基础理论、治疗的理念、原则和方法,提升国内骨组织肉瘤的临床实践水平,提高国内骨肉瘤患者的治愈率,延长生存期,改善生活质量,由陆维祺教授、王毅超教授、周宇红教授等组成的复旦大学附属中山医院骨与软组织肿瘤多学科团队在紧张繁忙的医疗、教学和科研工作之余,在翻译出版了《软组织肉瘤诊疗学》一书之后,又组织翻译了本书。参与翻译工作的各位专家学者,在骨与软组织肉瘤诊治的各个相关领域积累了长期的工作经验,他们不仅是负重涉远的临床骨干，也是各自家庭的中流砥柱。在疲惫劳累的日常工作之余，牺牲自己有限的休息时间，认真研究，反复修改，按时完成了本书的翻译工作。本书译者们力求通过翻译和学习，提高本中心对骨与软组织肉瘤的诊治水平，也借此与国内的同道分享国外先进的诊疗经验，打造一个共同交流的平台。

"好雨知时节，当春乃发生"。在越来越强调对骨组织肉瘤多学科综合诊治的今天，期待本书的出版能够使得骨组织肉瘤的规范化治疗理念深入人心，在同道的心中生根发芽，茁壮成长，造福于更多的患者。

由于各位译者平时工作繁忙，因此在本书的翻译上难免存在疏漏和不足，还望同仁们予以批评指正。

秦新裕

中华医学会外科学分会副主任委员

全国胃肠外科学组组长

上海医学会普外科专业委员会名誉主任委员

2016 年 5 月

译者前言

2015 年 1 月由复旦大学附属中山医院骨与软组织肉瘤多学科团队翻译并出版了《软组织肉瘤诊疗学》一书,该书发行后受到了同道们的一致好评和鼓励。在此基础上,我们的多学科团队争取到了 MD 安德森癌症中心《骨组织肉瘤诊疗学》一书在中国的翻译出版权。MD 安德森癌症中心是最早成立骨组织肉瘤多学科团队的中心之一,长期以来致力于骨组织肉瘤的临床及基础研究,积累了宝贵的临床诊治经验, 对骨组织肉瘤的多学科诊疗理念和规范治疗起到了积极的推进作用。我们也多次有幸邀请到该书的主编 Patel 医生到我们中心进行交流,他们的成功经验对于我们极为珍贵。

骨组织肉瘤是骨科医生和肿瘤科医生共同面对的难题。作为久经沙场的临床医生,我们很清楚,疾病可以有分类和边界,而肿瘤患者却难免跨界行走,徘徊在痛苦甚至死亡的边缘。虽然近年来在骨组织肉瘤的基础研究与临床诊疗方面也取得了丰硕的成果,但由于其发病率低,肿瘤异质性强,因此对这类肿瘤的认识和处理还存在很多盲区。希望我们团队翻译的《骨组织肉瘤诊疗学》可以为各位同道提供启迪,通过学习和交流来共同改变目前存在的某些不规范的诊治现状。

MD 安德森癌症中心是融合肿瘤临床诊断、综合治疗及基础医学研究的大型专科医院,在世界肿瘤学界久负盛名,并多次被评为美国最佳癌症研究治疗机构。这本著作内容新颖,论述精辟,高屋建瓴,纲举目张,全面系统地阐述了骨组织肉瘤诊断治疗的标准流程和多学科综合诊疗的重要原则,内容涉及骨组织肉瘤的影像学评估,经皮穿刺活检技术,骨组织肉瘤标本的处理和病理特征,常见与罕见的几种骨组织肉瘤的治疗,手术切除肿瘤后骨骼与软组织重建技术,儿童骨组织肉瘤的处理,围术期管理和术后康复等各个方面,甚至连如何做好患者的随访、如何积累临床科研资料都一一做了详细介绍,是我们学习及借鉴的榜样。为了方便理解掌握和迅速查阅参考,每个章节的后面都归纳了其实践要点,同时还为同道中人列举了进一步阅读的参考文献和书目。该书的作者们具有丰富的临床经验,他们针对多种问题而提供的具体解决思路和实用诀窍是指导我们临床工作的无价之宝。

　　作为多学科团队，我们充分发挥各自的专业优势，按照不同的章节内容，由相关专业的专家精心研读、精准翻译，收稿后再反复交叉阅读校对，以尽可能地修正错漏。尽管大家殚精竭虑，毕竟精力有限，难免鲁鱼亥豕，或有百密一疏。恳请大家在阅读使用过程中及时指正，以便再版时逐一修正。

　　非常荣幸再次与团队中的各位专家学者并肩合作，非常感谢邵叶波副教授、庄荣源医生在本次翻译中所付出的辛苦工作，感谢每一位译者的鼎力协作，感谢刘文帅医生和天津科技翻译出版有限公司的编辑在此书翻译出版过程中承担的收稿校对、拾遗补缺、汇编成册等大量繁重琐碎的编辑工作。正是大家的辛勤劳动，确保了本书的中文版能够及时呈现给大家，为骨组织肉瘤的诊治工作谱写新的篇章。该书为骨与软组织肉瘤临床专科医生提供了不可多得的经典参考和实用指南，必将极大地促进国内骨组织肉瘤的诊疗事业蓬勃发展。

2016 年 5 月

谨以本书纪念曾服务于得克萨斯大学 MD 安德森癌症中心 15 年之久的 Alan W. Yasko 医生。他是骨肿瘤部的前主任。作为一位才华横溢又有胆识的外科医生,Yasko 医生在他的职业生涯中治疗了数以千计的患者。他不仅是一位杰出的外科医生,也积极致力于教学和研究工作。这本书的最早构思也来自于 Yasko 医生,他希望通过编撰一本简明的多学科综合治疗手册来教育并指导住院医师如何治疗患者。虽然他并未等到愿望实现的这一天,但他的精神永驻于那些他曾经指导过的医师、和他一起共事过的同事,以及所有他曾治疗过的患者心中。很多他所坚信的理念,尤其是关于保肢和重建的观念,也将通过本书得以传播。

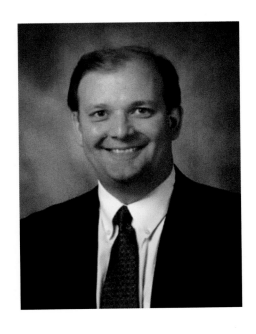

Alan William Yasko, MD
1958~2010 年

序

在过去的 40 年中,恶性骨肿瘤的诊治取得了长足的进步。这些进步得益于化疗、外科技术、放射治疗、支持治疗以及新的放射成像技术的发展及应用。因此,越来越多的儿童和成人骨组织肉瘤患者得以幸存。

这些患者的生活质量获得提高,在很大程度上得益于创新的手术技术和优化的诊治流程。截肢术的应用已减少到最低限度,并且对大多数患者来说,保肢手术已成为一种治疗选择。对于肿瘤切除所带来的各种类型骨缺损,保肢技术的应用也更具潜力。目前已经发明和开发出更好的植入材料和设计精良的配件,有望在未来进一步减少并发症的发生。特殊的内固定植入材料、运用生物和金属材料组成的复合材料,这些新技术的推广促进了骨移植技术的发展。外科手术的进步离不开化疗的发展,同时两者也相互促进,相得益彰。

MD 安德森癌症中心的 Frank Parrish 在 1968 年首次报道了美国的异体骨关节移植。在随后几年,由一群致力于骨组织肉瘤患者治疗的医生组成了专业的团队,其中包括两位著名的骨肿瘤医生,一位是 John A. Murray 博士,他是 Frank Parrish 博士的合作伙伴,肌肉骨骼肿瘤协会的创立者之一,他也是骨肉瘤治疗领域的早期先锋之一。Alan W. Yasko 博士把 John A. Murray 博士的思想进一步发扬光大。我有幸与这两位非凡的专家都一起工作过,他们对骨肉瘤的诊治,尤其是对多学科诊治理念的贡献不可低估。我也有幸同 Valerae O. Lewis 博士一起工作过,现在,由他领导下的 MD 安德森癌症中心骨肿瘤科继承、发扬和拓展了老一辈的事业,他们的研究工作在许多领域结出了丰硕成果。

本书不仅描述了恶性骨肿瘤患者的治疗策略,也可作为指导患者最佳治疗的一本宝贵的指南。本书旨在促进多学科诊疗理念的发展,为从事肌与骨肿瘤患者治疗的各领域医生提供一本实用的参考书。MD 安德森癌症中心的工作成绩不仅显示了在骨组织肉瘤诊治中不同学科间有效的合作,也为患者提供了更为安全、有效和优化的治疗模式。

Norman Jaffe,MD,DSc
美国得克萨斯州休斯敦市

前 言

在肿瘤学中,骨组织肉瘤是一种极为独特的类型。除了在组织学和病因学上有明显不同,骨组织肉瘤还有许多不同于其他恶性肿瘤包括软组织肉瘤的特征。骨骼系统肿瘤会产生外科手术、功能和情感等一系列问题,这在其他疾病的治疗中不会遇到。此外,骨组织肉瘤的化疗反应、影像学分析和病理评估均与其他恶性肿瘤完全不同。由此,本书对这类少见但又极具挑战的瘤种进行探索也更为重要。

多学科团队的治疗模式有助于使患者获得最大机会的治疗成功。单一治疗手段的成功都是不够的。患者可能化疗疗效优异,并获得无病生存,但却可能出现肢体强直、无力和疼痛等不良反应。在骨组织肉瘤的诊治中涉及许多不同领域的专家或学科。由于每个领域的技术进展越来越广泛,因此也使各成员间对对方领域的了解越来越困难。同一团队的人员对其他学科在做什么,相互间的了解也是极为有限的。

为努力促进团队协作,我们编写了这本简明的《骨组织肉瘤诊疗学》,以总结骨组织肉瘤诊疗在不同专业中的相关要点。本书不强调某一专业对骨组织肉瘤的诊疗,而是更侧重整个团队的运作以及每个学科间如何相互协作。第1章着重于骨组织肉瘤诊疗中的多学科团队的性质。随后的三个章节讨论有关的诊断技术,包括放射影像、活检与病理。此后,对本领域的三大主要疾病如骨肉瘤、尤文肉瘤及软骨肉瘤进行了详尽的讨论。由于这三种肉瘤的治疗完全不同,因此对这些疾病的手术、化疗和放疗均分别进行了介绍。另外有一个章节专门讨论罕见的骨组织肉瘤。本书的后半部分着重阐述了重建和功能相关的重要问题,包括小儿骨骼发育生长、软组织重建、骨缺损修复技术和患者的康复。最后两章更为全面地介绍了围术期管理和患者的随访。

本书希望为从事骨组织肉瘤诊治领域的医学工作者们提供一个交流的平台。通过对其他学科工作的了解,促进每个专业学科的发展,也使骨组织肉瘤患者的整体治疗水平得到提高。最终,通过相互交流,找到新的治疗手段来治愈患者。

感谢 MD 安德森科学出版社的 Walter Pagel、Sunita Patterson、Joe Munch 和 Kristi Speights, 感谢他们的支持、专业精神和出色编辑。对于骨肿瘤科的 Terri Robinson、Maribel Martinez 在本书筹备中所做的大力支持致以诚挚的感谢。

Patrick P. Lin,MD

Shreyaskumar Patel,MD

美国得克萨斯州休斯敦市

目　录

第 1 章

骨组织肉瘤的多学科团队诊治

Bryan S. Moon

本章概述　在过去的 30 年中,骨组织肉瘤的治疗发生了巨大的变化。在多学科协作下,诊断与治疗都更为准确、合理。针对骨组织肉瘤复杂的治疗,MD 安德森癌症中心创立了自己的临床诊疗体系。多学科团队共同会诊患者。召开多学科团队会议或者是以外科为主的会议,最后对患者的治疗形成统一的意见和相互协作。在团队中,病理学家和骨组织肉瘤专家的作用都是极为重要的。

由于在美国骨组织肉瘤的年新发病例仅为 2500 例,因此骨组织肉瘤是一种极为少见的肿瘤类型,而且一个由对骨组织肉瘤具有丰富经验和专业知识的医生组成的团队也极为缺乏。虽然在美国很多中心都可以治疗骨组织肉瘤,但仅有少数几家中心有专业从事肉瘤治疗的多学科团队。在 MD 安德森癌症中心,不仅有专业致力于肉瘤诊治的医生,还有自己创立的、独特的临床体系,从而为这类患者复杂的诊治提供多学科团队的保障。

在过去,肉瘤的治疗没有现在这么复杂。直至 20 世纪 70 年代,对大多数骨原发肉瘤患者的治疗仍然是截肢术,偶尔会进行放疗,但结果并不满意,生存率不足 20%。现代化疗方案的应用和影像技术的进步显著改善了骨组织肉瘤患者的治疗和预后,患者的生存率明显提高,而且大多数患者获得了保肢。

近几十年的诊治经验表明,绝大部分骨组织肉瘤患者的诊治需要临床医生、专业从事肌肉骨骼疾病诊断的影像科医生和骨病理医生的多学科团队合作。骨组织肉瘤的治疗是包含多种治疗模式如化疗、手术和(或)放疗等的综合治疗。尽管许多肿瘤的治疗都需要多种模式的综合治疗,但骨组织肉瘤特殊的地方在于,疾病本身的严重性和治疗的挑战性使医生在骨组织肉瘤治疗上的经验显得尤为重要。

B.S. Moon
美国得克萨斯州(77230)休斯敦市得克萨斯大学 MD 安德森癌症中心外科部 1448 单元骨肿瘤科　邮政信箱 301402
邮箱: bsmoon@mdanderson.org

MD 安德森癌症诊疗系列丛书《骨组织肉瘤诊疗学》,P.P. Lin 和 S. Patel(主编)
DOI 10.1007/978-1-4614-5194-5_1

自 MD 安德森癌症中心在 1996 年成立肉瘤中心以来,所有同肉瘤诊治相关的学科均有代表参加共同会诊同一个患者,这样,医生间可进一步交流,也简化了访视患者的过程。医生可通过电话或网络将患者推荐到肉瘤中心,或者患者自己推荐。这些患者可以是影像学上提示为肉瘤的患者,或者是新诊断的肉瘤患者需要寻求根治性治疗手段时,也可以是那些仅做咨询但希望回去就近治疗的患者。一旦转诊启动,每一位患者会有一位指定的主治医生和一名高级执业护士来协调患者的诊治。

对于协调患者的诊治,其中一个重要的部分是完整收集患者的病史资料、获取病理标本。虽然开始的时候这些工作是极为繁琐的,但这些资料对于多学科团队回顾患者既往的诊疗经过、确定是否需要进行进一步的检查是至关重要的。在某些情况下,需要提前安排检查和摄片,以利于医生进行评估。如果患者提前做了影像检查,主诊医生可在会诊前将影像片提交给影像科团队进行读片,这样在患者来中心前便可获得读片的结果,并可判断外院影像片的成像范围、质量是否合乎要求,外院的报告是否准确。这种回顾可以明显提高患者在初次评估期间的效率。

回顾活检标本和病理切片是极为重要的。在 MD 安德森癌症中心,在任何治疗开始前,所有外院的活检标本必须由 MD 安德森癌症中心专门从事肉瘤诊断的病理科医生进行会诊。因为骨组织肉瘤是一种少见类型的肿瘤,必须由有丰富肉瘤经验的病理学家对标本进行评估。通过评估,肉瘤的组织学分级和诊断发生改变的例子并不少见,有时甚至肉瘤的诊断也会被完全推翻。在后续的各章节我们将讨论到,不同种类的骨肉瘤所采取的治疗不同,正确的诊断对于制订合理的治疗策略至关重要。

一旦患者经过评估、影像学资料的复核以及病理诊断的确认,就必须制订一个特定的治疗计划,并由相关的医生组成一个治疗团队来完成其治疗计划。对某些病例来讲,上述过程简单明了,但常因为复杂的因素或考虑而可能会影响治疗的方案。将疑难病例放在肿瘤专家会议或类似会议上讨论将有助于解决这些问题,并保证多学科团队的所有成员采取一致的方案。在 MD 安德森癌症中心,骨组织肉瘤的病例会在多学科会议上常规进行讨论,这种肉瘤的专业会议由骨肿瘤、肿瘤外科、肿瘤内科、放疗科、影像诊断科和病理科专家参加。除了参会的医生外,还有其他很多的医务工作者包括临床护士、研究型护士、医师助理、高级执业护士、专科医生、住院医师、医学生和其他培训人员参会。不同学科的医生和卫生保健专业人员的参会更有助于培养团队合作,促进交流,也是对所有与会者的继续教育。对于这些少见类型的肿瘤,如病例讨论的这种会议,其长效化机制有助于建立一种连续性、有效的治疗理念和治疗策略。

在会上,需要做的工作包括汇报患者的病史概况,放射诊断科医生放映相关的影像资料,专业从事骨骼肌肉组织病理的医生回顾病理诊断,并共同讨论不同的治疗方案。可能的情况下,也需要讨论患者是否适合入组相应的临床试验。然后由患者的主诊团队(初诊医生和高级护士)同患者讨论会议的建议,并着手进一步的诊治。

以下案例可以充分展示肉瘤多学科会议的作用,也证明了不同专业的医生如何一起合作从而改善了患者的诊治。女性患者,72 岁,主诉右肩疼痛,当地医生检查发现右肱骨近端病变。X 线片显示为钙化病灶,提示为软骨性肿瘤的可能(图 1.1),磁共振成像(MRI)扫描显示肿瘤侵蚀并穿透骨皮质,与软骨肉瘤的表现一致。但是,令人意外的是,穿刺活检没有发现恶性软骨细胞或软骨样组织的存在。相反,活检见上皮样细胞,伴巨核样变和散在分布的有丝分裂细胞。单就病理发现显然不支持普通型软骨肉瘤的诊断。与骨科医生和放射科医生讨论后认为,确切的诊断应该为去分化软骨肉瘤,这是一种

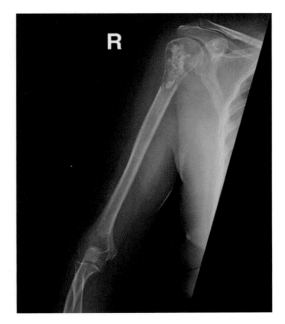

图 1.1　肱骨线片显示近端肱骨的钙化，这是良性软骨肿瘤的典型表现。但在骨松质周围可见溶骨性破坏、表面的骨皮质变薄。通过随后的检查证实这是在陈旧性软骨瘤基础上发生的去分化软骨肉瘤病例。

罕见的软骨肉瘤亚型，其特点是低级别软骨样肿瘤与恶性、高级别的梭形细胞肉瘤并存。该案例通过多学科讨论的重要性体现在，去分化软骨肉瘤的治疗为化疗和手术，而普通型软骨肉瘤的治疗仅需手术治疗，如果不是多团队的协作，患者可能面临误诊或治疗不足的风险。

多数骨组织肉瘤需要手术干预。这类手术往往极为复杂，术式涵盖范围从保肢术直至截肢术。除了肉瘤的多学科讨论会议外，每周我们还有外科的例会来讨论需要手术的病例，会议由骨科医生和专门研究骨骼肌肉疾病的放射科医生参加。会上，需要再次回顾影像片，以及科室人员讨论手术方案。鉴于骨组织肉瘤的少见性和异质性，对于在其外科生涯中对骨组织肉瘤仅有有限诊治经历的医生极具挑战。外科例会通过整合相关的知识、临床经验和专家的意见而产生的协同效应使患者受益。也可以此促进治疗标准的建立，并发展新的手术方案。

总体来说，在过去的 30 年中，在骨组织肉瘤诊治领域所取得的巨大进步，离不开一个整合良好的多学科治疗策略。以下各章节将从各个方面详细讨论肉瘤的诊治，并将充分阐明为何优化治疗需要引入高度专业化的人才。多年来，虽然骨组织肉瘤患者的预后已得到改善，但我们仍需再接再厉。只有依靠专业化的多学科团队，方可预见其预后进一步改善的未来。

实践要点

● 骨组织肉瘤患者的生存率显著提高，目前大多数患者可获得保肢机会。

● 骨组织肉瘤有多种治疗手段，一般包括化疗、手术和（或）放疗。

● 通过多学科会议使医生可以优化患者的诊治策略。

● 由于骨组织肉瘤的少见性和侵袭性，我们推荐由专业从事骨组织肉瘤诊治的医生和病理学家对其进行评估和治疗。

（陆维祺 译　周宇红 校）

推荐文献

Federman N, Bernthal N, Eilber FC, Tap WD. The multidisciplinary management of osteosarcoma. Curr Treat Options Oncol. 2009;10:82–93.

Ludwig JA. Ewing sarcoma: historical perspectives, current state-of-the-art, and opportunities for targeted therapy in the future. Curr Opin Oncol. 2008;20:412–8.

Mirabello L, Troisi RJ, Savage SA. Osteosarcoma incidence and survival rates from 1973 to 2004: data from the Surveillance, Epidemiology, and End Results Program. Cancer. 2009;115:1531–43.

Weber K, Damron TA, Frassica FJ, Sim FH. Malignant bone tumors. Instr Course Lect. 2008;57:673–88.

第 2 章

骨组织肉瘤影像学

John E. Madewell，Colleen M. Costelloe，Tamara Miner Haygood，
Rajendra Kumar，William A，Murphy，Jr.

目　录

J.E. Madewell 和 **C.M. Costelloe**

美国得克萨斯州休斯敦市（77030-4009）Pressler 街 1400 号得克萨斯大学 MD 安德森癌症中心影像诊断部 1475
单元放射诊断科肌肉骨骼影像组

邮箱：jmadewell@mdanderson.org; ccostelloe@mdanderson.org

T.M. Haygood、**R. Kumar** 和 **W.A. Murphy**，**Jr.**

美国得克萨斯州休斯敦市得克萨斯大学 MD 安德森癌症中心影像诊断部放射诊断科

邮箱：tamara.haygood@mdanderson.org; rajkumar@mdanderson.org; wmurphy@mdanderson.org

MD 安德森癌症诊疗系列丛书《骨组织肉瘤诊疗学》，P.P. Lin 和 S. Patel（主编）

DOI 10.1007/978-1-4614-5194-5_2

© 得克萨斯大学 MD 安德森癌症中心 2013

本章概述 影像学研究在骨组织肉瘤的诊断、分期和疗效评估中具有非常宝贵的价值。在 MD 安德森癌症中心，诊断和分期所用的最基本初始影像学研究手段分别是 X 线片和磁共振成像(magnetic resonance imaging, MRI)。为解答一些特殊问题，这些研究常会增加其他类型的成像方式，如计算机断层成像(computed tomography, CT)、同位素骨显像、正电子发射断层扫描(positron emission tomography, PET)融合 CT(PET/CT)以及超声检查。X 线片、MRI 和 PET/CT 可用于评估肿瘤治疗后的反应。当然在综合评估骨组织肉瘤患者时，我们不能过分强调这些成像方式的重要性。原发病灶的精准描述才是诊断的关键，而准确地识别局部、区域性和远处病灶对于分期和治疗而言则至关重要。

引言

肿瘤的影像学表现可反映其侵袭程度，从而提示肿瘤的良恶性。MD 安德森癌症中心的诊疗常规是将 X 线片表现与临床资料相结合，然后决定是否需要进一步的影像学检查和研究。随着时间的推移，影像学研究已进展至功能和代谢领域，其影响力在放射学的实践中将得到更充分的应用。即使在目前，骨组织肉瘤的诊断和治疗计划仍需相关的多学科(包括临床、放射学和病理学数据)协作参与(Morrison 等，2005)。

这种多学科治疗的方法要求肿瘤内科医师、放射科医师、病理科医师、肿瘤放射科医师和骨肿瘤科医师进行合作。在我们的研究所里，放射科医师会参加患者的初始评估，以便在临床背景下解读影像学研究结果。

骨组织肉瘤影像学特征的初始分析大多来源于 X 线片，包括骨内病变定位的考量、病变边缘的外观、骨膜反应(如果存在)的模式、骨质溶解(骨质破坏)的模式以及基质矿化的

类型。从 X 线片获得的骨骼病变数据有助于放射学诊断，有时甚至会影响病理学诊断。放射学诊断后，进一步的放射学检查对于局部病灶的分期至关重要。在术前治疗(通常为化疗)期间，肿瘤成像对于评估疗效具有重要作用，其可帮助指导肿瘤内科医师决定维持还是更改治疗方案。本章节对影像学在诊断、病变程度评估和疗效评估等方面的作用进行了专门的论述。

病变部位

骨组织肉瘤发病于可以预见的部位，多起源于长骨干骺端，尤其是膝关节周围的远端股骨或近端胫骨。已有报道描述了多种骨肿瘤的好发解剖部位 (Johnson 1953；Madewell 等，1981)。这些肿瘤起源的部位(图 2.1)反映出潜在细胞活性的增加。由于股骨远端和胫骨近端是骨骼系统中生长最快的区域，因此其成为许多骨肿瘤最常见的发病部位也是可以理解的。然而，骨组织肉瘤也可起源于长骨的其他部位，且体内的任何一块骨骼都可能涉及。

骨组织肉瘤成像的一个重要内容是显示肿瘤与邻近正常软组织及其他重要结构(如神经血管束)之间的关系。描述肿瘤与这些毗邻正常结构的关系，对于骨组织肉瘤的局部分期和手术方案的制订而言至关重要。

影像诊断

如下所述，由于 X 线片在骨骼病变的检出、定性和定量方面的效用，其仍然是骨肿瘤初始评估的主要成像方式。磁共振成像(MRI)在检测骨髓和软组织受累范围方面具有独特优势，而计算机断层成像(CT)在一些特定情况下，尤其是在复杂的骨性解剖部位实例中非常有用。骨显像(同位素骨扫描)有助于检测多发病变，无论其是发生于某个单一的解剖部位

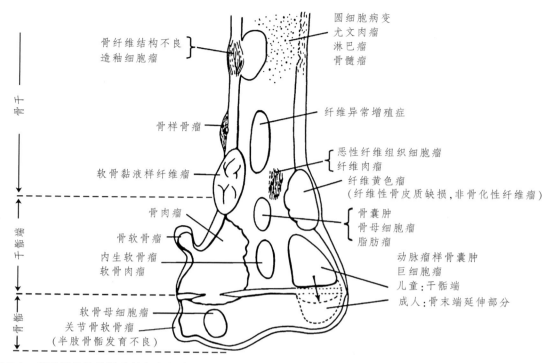

图2.1　常见原发性骨肿瘤的好发部位,图示为长骨末端,分为骨骺、干骺端和骨干。Adapted from Madewell et al. (1981).

(跳跃式病变)还是远处病灶。对疑似骨组织肉瘤患者检查时偶尔会采用的其他检查手段有正电子发射断层扫描(PET)、透视和超声检查。

X 线成像

原发性骨组织肉瘤检出时,通常表现为相当广泛的局部病变。X 线片一般表现为骨质溶解、骨膜反应甚至基质矿化,根据骨肿瘤类型不同而异。除了这些肿瘤特征之外,X 线成像还可显示肿瘤在骨骼内的具体位置:是位于骨骺、干骺端、骨干,还是同时包含这些部位(图2.1)。

溶骨性边缘形态

肿瘤边缘的性质是 X 线成像所能确认的一项重要诊断信息。溶骨性病变的 X 线片表现取决于其所在骨骼的结构 [到底是骨松质(小梁)还是皮质(密质)骨]、邻近骨组织的丢失程度以及病灶与周围骨组织的对比度数值

(Madewell 等,1981)。比如,位于致密皮质骨内的少量局灶性骨丢失在 X 线片上很容易看到,而位于骨髓松质骨内的类似局灶性骨破坏,由于与邻近骨之间缺乏足够的视觉对比,则难以发现。因此,对于发现异常,在松质骨内需要比在皮质骨内更多的骨质溶解量。这种背景对比效应的典型案例可见于老年骨质疏松患者,其早期破坏性病变更加难以显示。由于松质骨密度丢失而导致缺乏足够对比度,即便是进展期浸润性的破坏进程可能也无法正确评估。在这种情况下,其他更敏感的成像手段如 MRI、CT 或骨显像对病变的检测则很有帮助。

骨组织肉瘤的生长可诱导宿主破骨细胞活性,并改变局部及区域性骨质结构,从而生成基本的放射学形态和特征, 称之为地图状(Ⅰ型)、虫蚀样(Ⅱ型)和渗透状(Ⅲ型)骨质破坏(图2.2)。这些透亮的图像形态可作为判断肿瘤生长率的指标(Lodwick 等,1980;Oudenhoven

等，2006）。

地图状溶骨可形成边界清楚的病灶，并伴有狭窄的瘤骨移行带。边缘形态呈弧形、分叶状或扇形时通常与缓慢生长的良性病变有关，如内生性软骨瘤、纤维异常增殖症、纤维黄色瘤、慢性骨髓炎（Brodie 脓肿）和骨囊肿等。这些非侵袭性的边缘类型有时也见于低级别（1级）恶性肿瘤。放射性透亮区为地图状形态的肿瘤可具有环形边缘，分为硬化型（ⅠA）、非硬化型（ⅠB）或境界不清型（ⅠC）。地图状溶骨的这三个不同阶段，如下文所述，代表了肿瘤侵袭性的逐步增强。

地图状溶骨的硬化型和非硬化型边缘均表现为狭窄的瘤骨移行带。这两种类型的肿瘤边缘皆为正常的松质骨，但重建程度各有不同。具有非硬化型边缘的病变具有更强的侵袭性，但通常仍与良性骨肿瘤相关，如巨细胞瘤、软骨黏液样纤维瘤、内生性软骨瘤和软骨母细

胞瘤。不过低级别肉瘤如软骨肉瘤等偶尔也会有类似的放射学影像表现，以致混淆。因此，如发现地图状溶骨呈现非硬化型边缘，则骨组织肉瘤的可能性更大。而肿瘤边缘境界不清或模糊时，其恶性的可能则进一步增加。此种类型的地图状溶骨表现为局部浸润、不受限的溶解过程，并提示其具有局部侵袭性。肿瘤常越过溶骨性病灶可观察到的主体边缘，而延伸到骨髓腔内，MRI 则是评估病灶确切范围的最佳手段。这样的局部侵袭性肿瘤包括巨细胞瘤、骨肉瘤、纤维肉瘤、恶性纤维组织细胞瘤和软骨肉瘤。

虫蚀样溶骨由多发的散在空洞组成，其大小各异，可各自独立发生，也可起源于一个中央溶骨性主灶的边缘。这些空洞可融合形成一个更为集中或更大的骨质破坏区，并可累及松质骨、皮质骨，或兼而有之。松质骨的空洞病灶之间常可见正常骨小梁结构。这些空洞是由侵袭性更强的病变所导致的局部浸润造成，一般

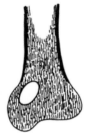

ⅠA：地图状骨质破坏伴境界清楚的硬化型边缘

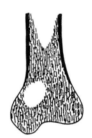

ⅠB：地图状骨质破坏伴境界清楚的非硬化型边缘

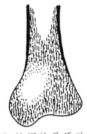

ⅠC：地图状骨质破坏伴境界不清型边缘

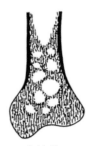

骨松质

Ⅱ：虫蚀样

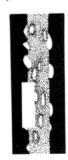

骨皮质

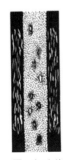

Ⅲ：渗透状

图 2.2 骨质溶解的类型（ⅠA、ⅠB、ⅠC、Ⅱ和Ⅲ型）及其边缘。数字编号类型从低向高递进，意味着活性增加，并且侵袭性或恶性的可能更大。Adapted from Madewell et al.(1981).

不累及病灶间的正常骨组织。位于皮质骨的虫蚀样骨质破坏性空洞通常起始于骨内膜表面，并沿着皮质轴向骨膜外进展。充满肿瘤的骨质缺损一般呈卵圆形，显示松质骨和皮质骨内有活跃的骨质破坏和吸收。虫蚀样溶骨性病灶可穿透骨皮质并延伸至软组织。MRI是评估此类病变的最佳方法。虫蚀样溶骨常见于恶性肿瘤，如骨肉瘤、软骨肉瘤、尤文肉瘤、恶性纤维组织细胞瘤、纤维肉瘤和骨骼原发性淋巴瘤。这种溶骨性表现也可见于骨髓炎，该病可引起侵袭性骨质溶解，尤其是在急性/亚急性期。然而，骨髓炎常有临床表现和实验室检查结果，并提示其为炎性过程。亚急性/慢性骨髓炎及其他炎性病变如朗格汉斯细胞组织细胞增生症等，与肿瘤的影像学表现类似，其与骨组织肉瘤鉴别诊断的唯一方法可能只有病灶活检。

渗透状溶骨主要表现为皮质骨的骨质破坏，同时骨皮质内可见多发大小一致的卵圆形微小透亮区或条纹。正常皮质骨在血管过度增生和肿瘤浸润的刺激下导致骨骼重塑，而这些条纹就是在重塑过程的加速期内由破骨细胞在皮质内锥形穿凿形成的隧道样改变。这些渗透状骨皮质破坏常见于高侵袭性肿瘤，如尤文肉瘤和骨肉瘤。不过，其也可见于有侵袭性的良性骨病变，如应力性骨折和急性骨髓炎。在这种情况下，临床和实验室的特征性表现同样有助于除外恶性病变可能。而即便是代谢性疾病（如甲状旁腺功能亢进等），只要伴有活跃的骨皮质重塑，就会有渗透状溶骨表现，常发生于干骺端变细移行区，如干骺端凹陷部或应力最大点。骨组织肉瘤造成的溶骨一般较局限，而代谢性疾病引起的渗透状骨皮质溶解，则通常范围更广，病灶更多。

骨组织肉瘤可同时表现为一种以上的溶骨性边缘类型。最具侵袭性的骨质破坏区的预后最差，且这些边缘类型与患者的治疗方案及肿瘤生物学活性的预测密切相关。应当在这些具有侵袭性的骨质破坏区进行组织活检，以获

得具有代表性的肿瘤组织样本。边缘评估的另一重要特征就是边缘类型会随时间发生改变。既往X线片上显示为境界清楚或具有硬化边缘的骨病灶，相对应的随访X线片上则显示为侵袭性骨质破坏，从而提示其生物学行为的改变，肿瘤变得更加恶性。

综上所述，皮质和（或）松质骨内肿瘤与邻近正常骨之间的确切边缘或交界面可以提示肿瘤的潜在生物学行为和侵袭性（表2.1，图2.3）。放射学影像能很好地显示肿瘤在骨骼内的位置，并能展示骨质溶解（破骨细胞活性）和骨质硬化（骨母细胞活性）的全局表现。肉瘤可起源于早先存在的良性病变或低级别肿瘤。在这种情况下，X线片的形态学表现可能滞后于实际的肿瘤组织学活性，从而产生影像学差异（病变看上去生长缓慢，但组织学类型为恶性）。对于疑似骨组织肉瘤的多数患者而言，仔细分析病变的这些影像学征象，再整合临床数据，能让我们在初始评估阶段就得出准确的诊断。

骨膜反应

在传统意义上，骨膜被定义为由内层细胞和外层纤维成分所构成的一个封套样结构，其

表2.1 溶骨性边缘形态及骨膜反应与生物学活性之间的关系

生长速度	溶骨性边缘形态	骨膜反应
缓慢	地图状改变（Ⅰ）	致密
	ⅠA	
	ⅠB	
	ⅠC	
中等	虫蚀样改变（Ⅱ）	扇样
		嵴状
		分叶样
		光滑
快速	渗透状改变（Ⅲ）	板层状
最快	无可见边缘	针刺状或无反应

ⅠA:境界清楚的硬化边缘；ⅠB:境界清楚的非硬化边缘；ⅠC:境界不清的边缘。Adapted from Madewell et al.(1981).

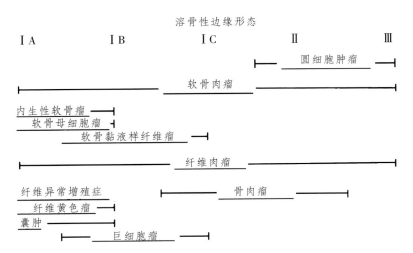

图 2.3 按照常见骨肿瘤的典型溶骨模式进行分类。ⅠA:地图状骨质破坏,伴境界清楚的硬化边缘;ⅠB:地图状骨质破坏,伴境界清楚的非硬化边缘;ⅠC:地图状骨质破坏,伴境界不清的边缘;Ⅱ:虫蚀样骨质破坏(局部侵袭性);Ⅲ:渗透状骨质破坏(弥漫侵袭性)。注意,大多数良性肿瘤出现在该频谱的左侧,边缘形态范围从ⅠA到ⅠC,而大多数恶性肿瘤则出现在右侧,形态范围从ⅠC到Ⅲ。该分布图显示,总体而言肿瘤的生物学活性和恶性程度从左到右逐步递增。Adapted from Madewell et al.(1981).

将骨与周围软组织分隔。在儿童时期,它是未分化间充质干细胞和成骨前体细胞的丰富来源。虽然成年人的骨膜没有儿童时期那么含量充足,但骨膜反应依然是潜在骨髓活动(包括骨组织肉瘤)产生的常见结果,其有助于预测骨骼病变的生物学活性。

骨膜反应的不同模式(图 2.4)显示出骨膜试图限制骨骼病变的发展,而骨膜反应的影像学表现则与其反应的方式、时间、骨膜成骨和矿化过程相关(Ragsdale 等,1981)。骨膜反应是一种生物学手段,可判断骨骼受刺激后潜在活动过程的强度、侵袭性以及持续时间。正常生长过程中,骨膜生发层通过生成新骨从而改变骨表面结构,而骨膜反应则可重启和加速以上生长机制。骨膜反应必须发生矿化才能在 X线片上显示其存在。根据刺激性质和患者年龄的不同,从首次刺激到骨膜矿化可能需要 10天到 3 周时间。连续且致密的骨膜反应提示其潜在的生物学活性缓慢,并且通常与良性或者生长缓慢的病程相关。然而,如果骨膜反应呈现中断、针刺状、板层状,或出现 Codman 三角

或扶壁三角结构时则提示其为侵袭性病程,在除外诸如感染和创伤等一定的可能性后,则恶性骨肿瘤的可能性相当高。

基质生成和矿化

"基质"一词是指由间充质细胞生成的一种不含细胞的细胞间质,可包括骨样、软骨样、黏液样物质和(或)胶原成分。骨肿瘤可分为产生基质和不产生基质两类病变。目前公认,X线片显示基质矿化而密度增加时(图 2.5)具有重要意义,可据此推断出骨肉瘤这一特异性诊断(Sweet 等,1981)。基质矿化的特殊形态可提示生成软骨样或骨样基质的骨肿瘤病变内潜在的组织学成分(图 2.6b,c,图 2.7 和图 2.8)。这些形态学表现可能也有助于病理学家做出特异性诊断。例如,软骨源性骨肿瘤中的"铁丝网状"钙化常见于软骨母细胞瘤。

要在 X 线片上得以显示,基质需有足够的矿化才行。生物系统内的钙化通常以羟基磷灰石钙的形式存在。由于其他无机盐和微量元素通常也结合在一起,因此更倾向于将这些区域

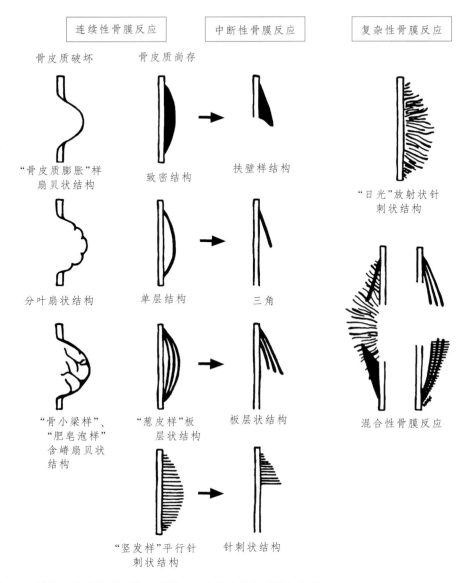

连续性骨膜反应

中断性骨膜反应

复杂性骨膜反应

骨皮质破坏　　骨皮质尚存

"骨皮质膨胀"样
扇贝状结构

致密结构

扶壁样结构

分叶扇状结构

单层结构

三角

"骨小梁样"、
"肥皂泡样"
含嵴扇贝状
结构

"葱皮样"板
层状结构

板层状结构

"日光"放射状针
刺状结构

混合性骨膜反应

"竖发样"平行针
刺状结构

针刺状结构

图 2.4　骨膜反应的类型。箭头表明连续的骨膜反应可能会中断。Reproduced from Ragsdale et al.(1981).

内的高密度物质称为矿化而非钙化。矿化几乎总是发生于早已存在的有机背景物质中。对肿瘤而言,基质可生成骨样、软骨样、纤维(胶原)样、黏液类脂样或上述类型的混合样物质。除非矿化达到 X 线片可观察的阈值,否则骨肿瘤的影像学表现与无基质生成肿瘤一样。然而一旦矿化充分,基质则可被进一步分为成骨样基质或软骨母样基质。

由于构建成骨是骨母细胞的功能之一,因

此如在骨肿瘤内显示有骨样基质矿化,则提示其为成骨性病变。这种骨样基质在 X 线片上表现为骨骼病变内区域密度均匀增加。其密度增加程度在影像学上的表现范围可从弥漫朦胧(毛玻璃)状到云雾状,甚至象牙状(图 2.5)。如骨骼病变内见骨组织形成,并同时合并侵袭性骨膜反应或骨质破坏,则提示其为骨肉瘤。成骨样基质的肿瘤最常发生于骨生长时期的干骺端(例如经典型骨肉瘤),但也可偶见于骨

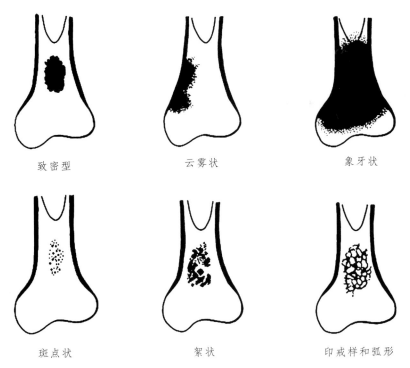

致密型　　　　　云雾状　　　　　象牙状

斑点状　　　　　絮状　　　　　印戒样和弧形

图 2.5　基质矿化类型。肿瘤骨样矿化(上排)的形态表现从致密型(边缘锐利)或云雾状到象牙状(境界不清),其密度依次递增。肿瘤软骨样矿化(下排)可形成斑点状、絮状和致密型形态。印戒样和弧形则代表肿瘤软骨小叶的骨性边缘。营养不良性矿化和骨缺血的表现类似于斑点状、絮状或斑片状致密型形态。在骨纤维结构不良中,骨质生成稀少可形成"毛玻璃样"密度,此处未显示。Reproduced from Sweet et al.(1981).

表面(例如骨样骨瘤或骨旁骨肉瘤)。无论肿瘤发生于以上何种环境,其组织学和影像学的基本表现形态都是肉瘤细胞产生的大量肿瘤性骨样基质以及该肿瘤性新生骨随后发生矿化而导致的高密度影。

在正常软骨的形成过程中,首先出现软骨细胞的增殖,随后是分泌基质、增生肥大及细胞死亡。然后软骨基质发生暂时性钙化,此后出现软骨溶解,并被软骨内成骨取代。软骨肿瘤则会经历软骨发育成熟的完整过程,包括暂时性钙化和诱导软骨内成骨。正是软骨形成过程中产生的这种结构,形成了软骨基质的独特影像表现(图 2.5 下排)。软骨发育过程中正常生长板的暂时性钙化及软骨内成骨呈熟悉的平行和线状排列,但在软骨性肿瘤中则发生变形,从而导致软骨成熟不均一,表现为大小各

异的以后可矿化的软骨增殖小叶。暂时性钙化的形态图可表现为斑点样形式,其可相互融合或呈絮状。软骨内成骨过程中也会发生矿化,可在软骨性肿瘤内表现为环状或弧形。X 线片的典型表现为斑点状或絮状斑片影,在实质性密度区域之上有环状和(或)弧形的密度增高影。

骨内膜扇贝状表现常与髓腔内软骨生成性肿瘤相关。软骨肿瘤多呈分叶状生长,骨内膜受侵常见。然而,骨内膜扇贝征并非软骨肿瘤的特异性表现,也可见于其他溶骨性肿瘤,如转移瘤或多发性骨髓瘤。再者,骨内膜扇贝征(尽管其确实提示某种程度的髓内生长)和软骨基质钙化本身并不提示恶性,它们更常见于良性软骨病变。不过,当伴随出现侵袭性骨膜反应和(或)骨质破坏时,骨内膜扇贝征则强

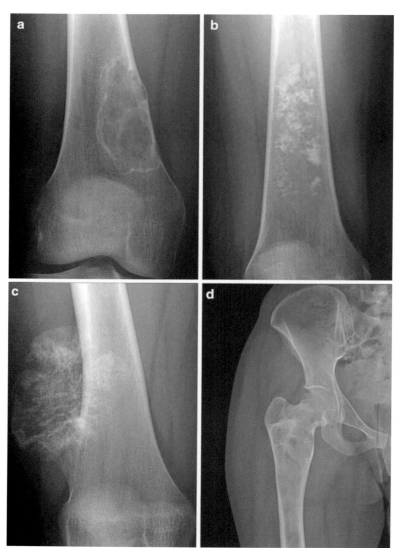

图 2.6　良性骨病变的 X 线片表现。(a)位于干骺端的一个非骨化性纤维瘤/纤维黄色瘤，呈偏心性生长。肿瘤具有硬化边缘，呈轻度分叶状和膨胀性改变。(b)伴有典型印戒样和弧形、斑点状和絮状钙化的内生性软骨瘤。(c)带有骨小梁的骨髓突入骨干导致股骨轻度变形的骨软骨瘤，伴软骨/内生性软骨形成的大骨帽。(d)骨纤维结构不良伴有"毛玻璃样"改变和更高密度的矿化。

烈提示恶性病变的可能。因此，当骨内侵蚀出现溶骨性骨质破坏、侵袭性骨膜反应或可疑的临床症状和体征等情形下，诊断时应考虑到软骨肉瘤(图 2.8)。

磁共振成像

　　对骨肿瘤进行局部分期，则 MRI 是最全面的影像学检查手段。其优势体现在空间分辨率、对比度分辨率、多平面成像显示、血流感应敏感度、对比度增强且没有电离辐射。MRI 的软组织对比度优于其他影像学检查手段，因而

可以鉴别和区分邻近结构(图 2.9)。这一优势使得 MRI 在评估骨肿瘤局部浸润程度(包括髓内和软组织受累)时具有无可比拟的价值。一般而言，MRI 不用于骨组织肉瘤的初始特异性诊断。无论是否静脉注射含钆造影对比剂，MRI 均可鉴别部分良性骨病变，例如脂肪瘤(通过鉴别脂肪信号)、单纯性或动脉瘤样骨囊肿(病灶内部无强化可鉴别)。然而在大多数情况下，不同肉瘤类型间的信号特征非常相似，MRI 在鉴别诊断方面作用不大(Kransdorf 等，1989)，而且这些影像学特征也可见于许多良

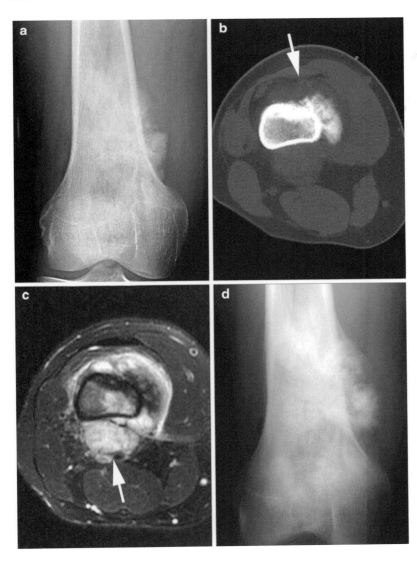

图 2.7　股骨骨肉瘤。(a)X 线片可见股骨内外的骨样基质。(b)CT 证实股骨内外存在骨样基质,并见股骨周围有未矿化软组织肿块(箭头所示),伴股骨前缘皮质破坏。(c)MRI(脂肪饱和 T2 加权)显示软组织广泛受累,但位于其后方延伸部表面的神经血管束(箭头所示)完整无损。(d)动脉内化疗后的 X 线片,显示股骨内外的硬化程度与图(a)相比进一步进展。切除肿瘤的组织坏死率为97%。

性或非肿瘤性病变。因此,对于疑似或尚未明确诊断的骨肿瘤而言, 解读和分析 MRI 扫描图时必须结合放射学影像。

骨组织肉瘤的典型表现是 T1 上相对于肌肉而言呈低至等信号,T2 上相对于脂肪而言呈不均质高信号。静脉注射钆对比剂后,骨组织肉瘤的典型表现为瘤体内呈不同程度的强化。肿瘤内无强化区通常代表坏死、出血或矿化。在本研究所内,起始治疗前的 MRI 检查常规使用静脉注射对比剂,以作为基线。静脉注射对比剂后, 可在 MRI 的引导下对血供丰富

的肿瘤强化区进行活检,从而有助于避开可能无法做出诊断的坏死区和无强化组织。静脉注射对比剂也被用于随后的术前 MRI 检查,以评估肿瘤的疗效(本章稍后讨论)。最后,静脉注射对比剂也可用于术后 MRI 扫描检查,以更清楚地显示残余或复发肿瘤[见第 14 章“骨组织肉瘤治疗后的随访评估和监测”,将进一步讨论磁共振(MR)的脉冲序列及其使用原理]。

计算机断层成像

本质上,CT 可以称之为计算机辅助强化

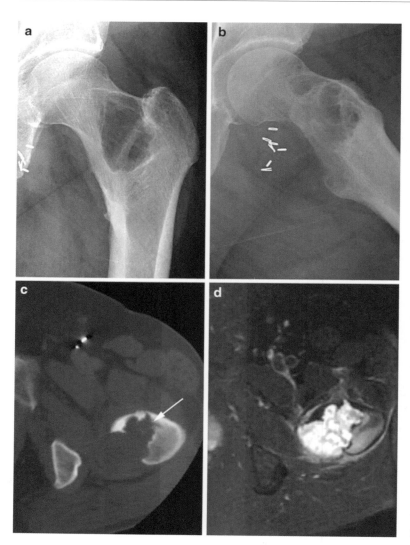

图 2.8 股骨软骨肉瘤伴既往手术所置血管夹。(a)X 线片显示地图样病灶,同时具有硬化型、非硬化型和境界不清型的边缘形态。(b)斜位 X 线片更好地显示了病灶后内侧边缘境界不清以及侵袭性骨皮质破坏。(c)CT 显示骨皮质破坏、软组织肿块、小片软骨样矿化(箭头所示)及多种边缘形态,部分为硬化型,部分为非硬化型。(d)MRI 证实软组织肿块向后内侧延伸,但同时伴有前方骨皮质浸润。

的复杂横断面放射成像。与常规 X 线片类似,CT 图像的基本功能可区分空气、脂肪、水和矿物质,但通过计算机增强成像后,CT 可检测出更多灰阶或密度的层级。这些图像可显示骨骼精细的解剖结构,包括骨皮质的连续性或骨松质的破坏,还能评估骨膜反应。CT 能清晰显示骨内和骨外的肿瘤基质钙化。CT 的断层成像技术则可将诸如关节、骨盆和脊柱等这些区域的复杂解剖结构简单化,这些区域可能存在过多的弯曲和重叠平面,以至于无法使用常规 X 线片进行全面评估。由于 CT 扫描仪在过去的

10 余年间不断完善,因此重建技术和容积扫描使得 CT 能与 MRI 提供的多平面图像相媲美。矢状位和冠状位的重建图像非常有用,在 MD 安德森癌症中心几乎所有骨骼病变患者行 CT 检查时,我们均常规要求行以上重建。重建还可获得斜位和其他非常规平面的图像。三维重建和容积 CT 图像可协助制订术前治疗计划。根据三维 CT 图像制作的塑料模型,也有助于定制假肢的设计和生产,以使其精确匹配患者。当患者有 MRI 检查的禁忌证时,也可用 CT 增强评估骨骼病变的范围。

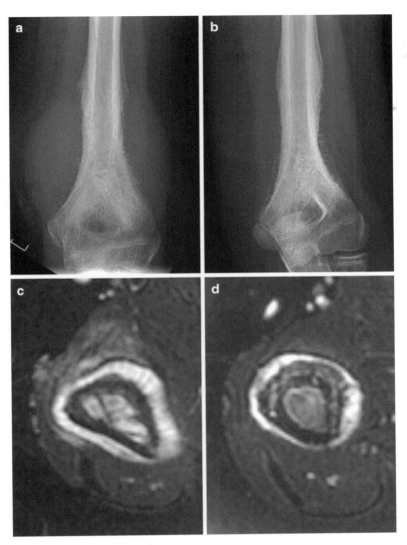

图 2.9　肱骨远端的尤文肉瘤。(a)X 线片显示巨大软组织肿块、骨膜反应(针刺状、板层状及中断性骨膜反应)、Codman 三角、溶骨性骨质破坏（渗透状和虫蚀样）。(b)7 周后 X 线片显示治疗后的局部反应。可见软组织肿块消失、骨膜反应进行性矿化(成熟化)，并伴骨皮质硬化及重新显示。(c,d)与 X 线片同期拍摄的 MRI(T2 加权，脂肪抑制)也显示图(b)中的软组织肿瘤、骨膜下肿瘤、骨膜反应和骨髓有所缓解。

同位素骨显像

在骨骼病变的检测方面，同位素骨显像类似于 MRI，其是一种高度敏感但特异性不强的影像学检查方法。但与 MRI 的局部成像不同，其可提供所有骨骼的整体扫描图像。骨组织肉瘤患者的辅助检查常规行放射性核素骨扫描，并采用 ^{99m} 锝的亚甲基二膦酸盐(^{99m}Tc-MDP)。骨扫描不仅能显示骨组织肉瘤的原发病灶及其特定位置，对于确定患者基线时可能无法检出的骨骼其他部位的远处转移，同位素骨显像也一样能显示。这种检查也有助于显示各自发生于同一骨骼内的肉瘤原发灶的"跳跃性转移"。同位素骨显像一直都是筛查"骨到骨转移"时的首选成像技术。这种转移常见于骨肉瘤或尤文肉瘤患者，而其他骨组织肉瘤则相对少见。由于实质性脏器或软组织的非骨源性原发肿瘤、多发性骨髓瘤或淋巴瘤导致的骨转移更常表现为多灶性，因此同位素显像发现骨骼多发病变时，需除外上述诊断。

其他成像方式

使用(^{18}F)氟脱氧葡萄糖(^{18}F-FDG)的 PET 成像现已用于骨组织肉瘤患者。它是一种功能成像方式,可检测出高代谢活性组织(见于多种恶性肿瘤)中放射性标记的葡萄糖积聚,现代影像学实践则将 PET/CT 二者融合应用。与同位素骨显像一样,PET/CT 可提供全身显像。相对于同位素骨显像,PET/CT 的一个优势在于其可以发现骨转移,同时也可显示软组织内的转移。

除了 CT 或 MRI,透视或超声可用于引导骨组织肉瘤的穿刺活检以明确诊断。

肿瘤范围的评估

诊断明确后,需确定骨肿瘤的局部范围及体内远处扩散情况,以进行分期。骨组织肉瘤局部累及范围可分为髓内(一个解剖间隙)或髓外(两个或多个解剖间隙)。要确定病变的髓内范围需包括以下内容:累及髓内纵向长度的评估、骨骺是否受累以及是否存在跳跃性转移。如果接下来需要手术,那么这些因素决定了局部骨切除的范围层次。髓外侵袭的范围是指突破骨皮质并累及邻近的软组织、特定的肌肉群、主要的神经血管束、毗邻的生长板或关节。在决定能否行保肢手术时必须对髓外肿瘤的累及范围进行准确而详细的评估。骨组织肉瘤的远处受累范围包括局部转移(除了跳跃性转移)和远处转移,后者最常发生于肺。

如果存在骨皮质的突破及骨外矿化基质,那么 X 线片则可通过这些征象大致显示骨组织肉瘤局部侵犯的范围。然而,MRI 才是确定肿瘤局部侵犯范围最全面的影像学检查手段。CT 也能显示骨皮质的突破,而且平扫很容易看到骨组织肉瘤的骨外矿化成分。然而与 X 线片一样,CT 的软组织对比分辨率低,在肿瘤分期方面作用有限。

骨组织肉瘤可发生局部和远处转移。同位素骨显像可显示一个解剖间隙内的跳跃性转移,但如果转移灶与原发肿瘤太靠近,肿瘤摄取放射性核素后周边区域的显像则可能会遮盖转移灶。该技术可提供全身骨骼的整体图像,其敏感性很高但缺乏特异性。尽管大多数成骨性转移的放射性核素骨扫描检查有阳性结果,但仍有最高可达 5% 的溶骨性转移会漏诊。有时,同位素骨显像甚至可显示骨肉瘤患者肺内矿化的转移灶。然而在检出骨转移方面,MRI 优于同位素骨显像,而全身 MRI 也已被证实在检出骨转移方面比同位素骨显像更敏感(Eustace 等,1997)。不过本书出版时,全身 MRI 尚未广泛使用,传统 MRI 仅用于局部扫描。

CT 是检出肺转移的最佳影像学技术。骨组织肉瘤淋巴结转移罕见,可通过 CT 或 MRI 显示。超声检查在评估骨肉瘤播散方面的价值有限,但可能有助于鉴别淋巴结是反应性还是转移性,可协助检出局部复发,并在上述两种情形下引导活检。

磁共振成像

MRI 生成的软组织对比度优于其他成像方式,这使其成为评估骨肿瘤局部范围的最佳无创性检查手段(Aisen 等,1986)。肿瘤与诸如神经、血管、肌肉、筋膜、生长板及关节面等重要结构之间的关系通过 MRI 可获得最佳显示效果,这使得我们能在术前精确规划以整块切除病灶,并使用金属假体、同种异体移植骨或自体移植骨。术后手术区域放置皮瓣的位置也可使用 MRI 进行预估和规划。

MRI 可同时评估骨组织肉瘤髓内和软组织的受累范围。其能显示肿瘤在髓腔内的浸润长度、相关软组织肿块的大小及病变的强化程度,后者可提示肿瘤的活性和血供情况。MRI 采集到的基本信息还包括受累软组织与邻近组织结构[如神经、血管(毗邻或包绕)、肌肉、其他骨骼、内脏器官及肿瘤横跨筋膜平面的延伸部分]之间的关系(图 2.10)。如上所述,骨组织肉瘤转移到淋巴结罕见,但只要有增大淋巴结,MRI 常能很容易地检测到。

评估骨组织肉瘤需检查整个骨骼的髓腔

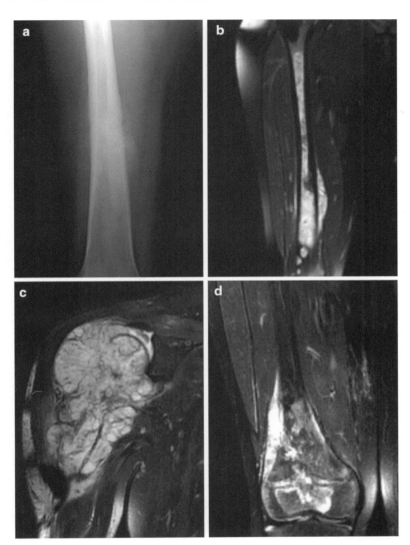

图 2.10　病变范围的多种表现。(a)X 线片和 (b)冠状位 T2 加权 MRI 扫描显示股骨骨肉瘤主要位于骨干,骨内骨外均可见骨性基质。MRI 显示广泛的髓内侵犯、跳跃性转移及 X 线片上对应的骨外肿块,该骨外肿块受累范围比 X 线片所见更大。(c)肱骨近段骨肉瘤形成广泛软组织肿块,并向上突入肩关节。(d)股骨远端骨肉瘤突破生长板进入骨骺,并进一步累及关节面下方骨质。

以除外跳跃性转移的可能,若存在则提示预后较差。在我们研究中心,若有疑似骨组织肉瘤患者,则会采用冠状位的 T1 加权快速自旋回波以及 T2 加权脂肪抑制快速自旋回波来评估全骨。反转恢复序列可用于替代脂肪饱和图像,尤其是有明显金属存在的情况下(见第 14 章)。可采用特定的表面线圈(如肢体或长骨线圈)来提高图像质量和空间分辨率。静脉注射钆剂后,可在轴向平面获得额外的脉冲序列,包括 T1 加权快速自旋回波图像、T2 加权脂肪抑制快速自旋回波图像、T1 加权脂肪抑制快速自旋回波图像。

计算机断层成像

尽管 CT 有助于诊断恶性骨肿瘤,但在评估肿瘤局部范围方面的价值非常有限。由于 MRI 能提供肿瘤与周围正常组织之间优良的对比度分辨率,因此其是评估肢体肿瘤局部范围的一线检查方法。对于无法安全接受 MRI 检查的患者,如带有心脏起搏器和除颤器者,CT 和超声检查在评估肿瘤的局部侵犯范围方面均能发挥有益的作用。

在胸部、腹部和盆腔，横断面 CT 是这些部位非骨骼肌肉性疾病的主要诊断方法。即使是时间较短的 MR 序列，也至少需要 1~2 分钟才能获取图像，从而增加了出现显著运动性伪影的可能。心脏、肺和肠道正常的生理活动及其传导运动会影响肝、肾等内部器官，从而降低了 MR 的图像质量。另一方面，CT 扫描仅需数秒钟，可在一次屏气过程中完成，基本上消除了运动伪影。

胸部 CT

一旦患者被诊断为肉瘤，需行胸部常规 X 线片和 CT 扫描，以评估转移性病灶。如果检查发现胸部及所包含的上腹部没有转移征象，且没有其他因素（如肝酶升高等）提示其他疾病，则通常无需行进一步 CT 检查。然而，胸部 X 线片和 CT 扫描往往不会完全正常，老年患者尤其如此。许多患者存在肺部小结节，这些结节大多数为良性，尤其是无已知肿瘤者。骨组织肉瘤患者如出现这种小结节，则其为转移性结节的可能性增大，可能需要随访来确定其生物学活性或生长情况。

孤立性肺结节伴有毛刺状边缘，则意味着其可能是原发性肺癌，尤其是老年患者或吸烟者。患者若有这样的结节需行活检进行评估。多发、较光滑的结节通常多数为转移病灶，少数患者为肉芽肿性病变，比如组织胞浆菌病。如果肺结节足够大，那么 PET 扫描或活检可能有价值。较小的结节通常行 CT 扫描进行随访。转移性结节可能会增大，抑或在化疗后缩小，而肉芽肿一般保持不变。其他肺部固有病变也可在胸部 CT 检查时意外发现。

同位素骨显像

使用 ^{99m}Tc-MDP 的骨显像可提供全身骨骼的整体图像，并常规用于评估肿瘤播散，以检测远处骨转移。放射性核素骨扫描能显示骨肉瘤在肺内的矿化转移灶，该技术敏感性高但缺乏特异性。骨扫描表现为"浓聚"病灶者，需仔细分析骨骼的 X 线片，以除外诸如骨折之类良性骨病变的可能。

疗效评估

骨组织肉瘤患者经过化疗、放疗或放化疗后，需常规随访行 X 线片和 MRI 以评估疗效。对于接受手术治疗的患者，这些成像技术可用于评估有无肿瘤残留、复发或转移，还可检测金属假体并发症（见第 14 章）。

X 线片有助于显示骨肿瘤的缩小和骨化，这些在骨肉瘤和尤文肉瘤中均为好转的征象。X 线片也可检测到保肢手术后因为机械性因素或骨髓炎而导致的假体硬件故障。肿瘤复发也可表现为溶骨性病变或矿化增加。然而，如上所述，X 线片作为影像学筛选手段有其固有的局限性。

MRI 在骨组织肉瘤的疗效评价中具有重要作用。肿瘤在治疗后出现内部强化程度下降和（或）病灶缩小，可认为治疗有效。有时，肉瘤经治疗后可能增大，但如果同时伴有强化程度的下降，也还是认为治疗有效。在这种情况下，肿瘤的增大部分为治疗引起的细胞死亡和坏死。肿瘤强化程度增加（通常伴有体积增大或者肿瘤整体或部分呈结节状改变）意味着治疗可能失败，需重新评估患者的治疗方案。MR 强化程度的改变可反映肿瘤坏死的总体趋势，但在本书出版之际，其并不能替代准确的组织学评估。尽管研究工作可通过以下方法来评估肿瘤疗效，如动态 MRI（Choyke 等，2003）、MR 耦合分子成像（Pathak，2005）和弥散加权成像（Uhl 等，2006）等，但所有这些影像技术也只是组织病理学检查用于判断肿瘤坏死率方面的术前辅助手段。MRI 在检测局部或区域性肿瘤复发方面也很有效。

采用 ^{18}F-FDG 的 PET 扫描可用于评价骨组织肉瘤患者的疗效。FDG PET/CT 已被证实能提供骨肉瘤患者的预后信息。Costelloe 等 (2009)研究了 31 例切除手术前的骨肉瘤患者，其在化疗前后分别行 FDG PET/CT 检查。研究者发现，采用去脂体重所测的最大标准摄取值 (maximum standardized uptake value, SUV_{max}) 在化疗前后都高则提示无进展生存期更差，而化疗后的高 SUV_{max} 值则提示总生存期更短。尽管 PET/CT 可用也可不用静脉注射对比增强剂，并且其对肺部的成像效果也不如诊断性胸部 CT，但该融合成像方式可在一张图像上提供全身的功能和解剖信息，并有可能成为骨组织肉瘤评价的标准方案。

实践要点

- X 线片是骨肿瘤初步定性和诊断的基础，是首选的影像学检查手段。
- 在 X 线片和其他影像学检查上，良性侵袭性骨骼病变表现可能类似于恶性病变。
- MRI 具备许多优秀的成像特性，可同时评估骨组织肉瘤在骨内及软组织的范围，包括其与邻近重要结构的关系，因此其是骨肉瘤的最佳成像方法。
- 由于 CT 能对骨骼解剖断层成像，因此在显示诸如椎体和骨盆等复杂解剖区域时，或在骨骼细节对评估非常关键时，CT 比 X 线片更有帮助。
- 应常规行同位素骨显像，以检测远处骨转移。
- 通过比较肿瘤大小和(或)强化程度的改变，MRI 可用于评估肿瘤疗效。

(周建军 译　邵叶波 秦乐 校)

推荐文献

Aisen AM, Martel W, Braunstein EM, et al. MRI and CT evaluation of primary bone and soft-tissue tumors. Am J Roentgenol. 1986;146:749–56.

Choyke PL, Dwyer AJ, Knopp MV. Functional tumor imaging with dynamic contrast-enhanced magnetic resonance imaging. J Magn Reson Imaging. 2003;17:509–20.

Costelloe CM, Macapinlac HA, Madewell JE, et al. ^{18}F-FDG PET/CT as an indicator of progression-free and overall survival in osteosarcoma. J Nucl Med. 2009;50:340–7.

Enneking WF. A system of staging musculoskeletal neoplasms. Clin Orthop Relat Res. 1986;(204):9–24.

Eustace S, Tello R, DeCarvalho V, et al. A comparison of whole-body turboSTIR MR imaging and planar ^{99m}Tc-methylene diphosphonate scintigraphy in the examination of patients with suspected skeletal metastases. Am J Roentgenol. 1997;169:1655–61.

Johnson LC. A general theory of bone tumors. Bull N Y Acad Med. 1953;29:164–71.

Kransdorf MJ, Jelinek JS, Moser Jr RP, et al. Soft-tissue masses: diagnosis using MR imaging. Am J Roentgenol. 1989;153:541–7.

Lodwick GS, Wilson AJ, Farrell C, et al. Determining growth rates of focal lesions of bone from radiographs. Radiology. 1980;134:577–83.

Madewell JE, Ragsdale BD, Sweet DE. Radiologic and pathologic analysis of solitary bone lesions. Part I: internal margins. Radiol Clin North Am. 1981;19:715–48.

Morrison WB, Dalinka MK, Daffner RH. Bone tumors. ACR appropriateness criteria. Reston: American College of Radiology; 2005. p. 1–5.

Murphy Jr WA. Imaging bone tumors in the 1990s. Cancer. 1991;67:1169–76.

Nomikos GC, Murphey MD, Kransdorf MJ, et al. Primary bone tumors of the lower extremities. Radiol Clin North Am. 2002;40:971–90.

Oudenhoven LF, Dhondt E, Kahn S, et al. Accuracy of radiography in grading and tissue-specific diagnosis—a study of 200 consecutive bone tumors of the hand. Skeletal Radiol. 2006;35:78–87.

Pathak AP. Magnetic resonance imaging of tumor physiology. Methods Mol Med. 2005;124:279–97.

Ragsdale BD, Madewell JE, Sweet DE. Radiologic and pathologic analysis of solitary bone lesions. Part II: periosteal reactions. Radiol Clin North Am. 1981;19:749–83.

Stacy GS, Mahal RS, Peabody TD. Staging of bone tumors: a review with illustrative examples. Am J Roentgenol. 2006;186:967–76.

Sweet DE, Madewell JE, Ragsdale BD. Radiologic and pathologic analysis of solitary bone lesions. Part III: matrix patterns. Radiol Clin North Am. 1981;19:785–814.

Tehranzadeh J, Mnaymneh W, Ghavam C, et al. Comparison of CT and MR imaging in musculo-skeletal neoplasms. J Comput Assist Tomogr. 1989;13:466–72.

Uhl M, Saueressig U, van Buiren M, et al. Osteosarcoma: preliminary results of *in vivo* assessment of tumor necrosis after chemotherapy with diffusion- and perfusion-weighted magnetic resonance imaging. Invest Radiol. 2006;41:618–23.

第 **3** 章

用于诊断骨组织肉瘤的影像学引导下的经皮穿刺活检

Kamran Ahrar

目 录

本章概述 影像学引导下的经皮穿刺活检在癌症患者的诊断和处理中起着至关重要的作用,包括原发骨肿瘤患者。为使活检操作能成功确定骨肿瘤的特征,制订恰当的计划非常重要。该计划从对回顾 X 线片和横断面成像开始。介入放射科医生应选择一种合适的成像方式引导活检,并仔细制订活检计划以尽量减少任何神经血管并发症的风险。对拟行保肢手术的患者,应特别注意活检入路,以便骨科医生使用标准入路就能切除活检通路从而完成选定手术。细针穿刺和空心针活检都可用于骨肿瘤采样,这两种技术往往可以互补。几乎所

K. Ahrar

美国得克萨斯州(77030)休斯敦市 Holcombe 大道 1515 号得克萨斯大学 MD 安德森癌症中心影像诊断部 1471 单元放射诊断科介入放射组

邮箱:*kahrar@mdanderson.org*

MD 安德森癌症诊疗系列丛书《骨组织肉瘤诊疗学》,P.P. Lin 和 S. Patel(主编)

DOI 10.1007/978-1-4614-5194-5_3

有影像引导下的骨活检都可在门诊适度的静脉镇静下完成。这些操作过程安全,并发症罕见,恢复过程可忽略不计。与开放手术活检相反,经皮穿刺活检能加速诊断且恢复时间可能很短,并允许立即确立合适的治疗方案。

引言

　　骨病变的影像学特征联合病史及体检,则通常能缩小鉴别诊断范围到只有少数几种可能。然而要明确诊断,通常必须进行活检。对于恶性病变,在开始新辅助化疗、放射治疗和手术切除前确保诊断准确尤其重要。活检应提供足够材料,以便确立明确的病理诊断。

　　在 MD 安德森癌症中心,经皮穿刺活检通常是从原发性骨肿瘤中获取组织以供诊断的首选方法。在这一章中,将描述我们在影像引导下实施经皮穿刺活检的原理和方法。这些流程是在介入放射学专区进行的。该操作专用的设施包括患者门诊咨询室、术前患者准备区、国内最先进的影像设备及术后恢复区。

经皮穿刺与开放活检

　　与开放手术活检相比,影像引导下的原发性骨肿瘤经皮穿刺活检有几个优点。经皮穿刺操作通常在门诊清醒的静脉镇静下完成,而开放手术活检常需要全身麻醉,有时还需要住院。开放活检术后为使伤口愈合,新辅助化疗或放疗需延迟 10 天到 3 周进行,但在经皮穿刺活检后可立即开始这些治疗。开放活检可能引起术野肿瘤污染,止血带松开后血管渗出、出血和血肿形成会导致肿瘤细胞播散。然而,经皮穿刺骨活检术的并发症极为罕见。影像学引导下的经皮穿刺活检可从肿瘤的各个象限取样,并立即评估组织活性。最后,与开放手术活检相比,经皮穿刺活检性价比更高。

　　经仔细选择患者和制订计划,经皮穿刺骨

活检是用以明确诊断各种骨肿瘤和肿瘤样病变的高效方法。无法做出诊断的活检,或取样无法给出明确病理诊断的情况罕见。根据我们的经验,无法做出诊断的活检,通常不是由于样本材料的数量不足而引起的。活检前掌握的影像学资料和肿瘤特征不够充分和满意,是活检结果无法明确诊断的潜在原因。另一个原因是,对于任何病变无论其影像学特征、大小或位置而滥用活检术。

　　在一项针对 110 例接受了经皮穿刺活检患者的研究中,正确区分良恶性肿瘤的诊断准确率为 98%,正确做出组织学诊断的准确率为 88%(Jelinek 等,2002)。在这项研究中,硬化性和实体性及非硬化性病变的活检均获得了较高的诊断准确率。通过计算机断层扫描(CT)或磁共振成像(MRI)判定主要成分为囊性的肿瘤行活检后,出现了数例无法做出诊断的标本。

　　当经皮穿刺活检标本无法做出诊断时,可能就有必要开放手术活检。在一项针对 141 例疑似原发性肌肉骨骼肿瘤患者的研究中,25 例(18%)因为经皮空心针穿刺活检无法得出明确结果而需要开放活检(Yao 等,1999)。然而,经皮穿刺活检后的诊断难题可能并不一定总能通过开放手术活检而解决。这种情况尤其可见于患者并没有癌症,但放射影像学的异常表现则提示为恶性。在 Yao 等人的研究中,仅 72%的患者通过后续的开放活检获得了明确诊断,剩余的 28%仍然没有明确结论。

患者评估

　　在 MD 安德森癌症中心,所有在介入放射科接受经皮穿刺活检的患者首先需要经过会诊,以评估其是否适合安全完成此项操作。在会诊时,要考虑患者的年龄、心肺状态、体格、体重、目前疼痛的程度,以确定适当的镇静方法。大多数经皮穿刺活检在局麻和中度静脉镇静下进行，后者由小剂量抗焦虑药(例如，盐酸咪达唑仑)和镇痛剂(例如，枸橼酸芬太尼)组成。年幼的儿童、心肺功能处于临界状态的患者、病态肥胖的患者以及癌症相关疼痛严重的患者，可能需要更高剂量的镇静或麻醉，即由麻醉医生施行深静脉镇静或全身麻醉。除了要确定镇静方法外，活检前的会诊还包括回顾患者的病史，应考虑到任何肿瘤相关的症状，如血管神经的受累。要进行本科体检以记录任何感觉、运动或脉搏的缺失情况。

活检前可能需要调整患者的用药。长效抗凝剂(如华法林)应改为短效抗凝剂(如依诺肝素)，其可在活检前 12 小时停用并在活检后尽快恢复使用。抗血小板药物(如阿司匹林或氯吡格雷)应该停用适当的时间，以恢复血小板功能。我们推荐活检前停用阿司匹林 3~7 天，停用氯吡格雷 3~5 天。进行骨活检患者的实验室评估应包括凝血通路评估，血小板计数至少要求达到 50 000/ μL，国际标准化比值(INR)不应超过 1.6，血小板计数低或异常 INR 应在活检前予以纠正。

在会诊过程中，应同患者及家属讨论经皮穿刺活检的风险和获益，在会诊同时获取知情同意权。活检前的会诊有助于事先发现预料之外的问题，并防止操作延误或取消。其结果是提高了护理质量和患者满意度。

活检术前计划

对于任何骨肿瘤而言，能否明确诊断的最重要预测指标之一，就是活检前的评估和操作计划是否都已完备。这一过程可从对准确的影像学检查进行回顾研究开始。在我们的实践中，这些检查通常包括受累骨的 X 线片和 MRI(图 3.1 和图 3.2)。对疑似骨组织肉瘤患者的检查，MRI 应包括在静脉注射造影剂之前和之后所拍摄的图片(图 3.1b 和图 3.2b)。MRI

扫描通过勾勒骨髓受累范围、识别软组织成分，并检测到囊性病变或坏死区域，从而有助于引导活检。对于 MRI 可能无法很好显示的骨皮质破坏或硬化区域的定位，则可添加 X 线片检查进行评估。

在对影像学细致评估的基础上，选择肿瘤内最可能获得诊断的区域进行活检。选择该位置时，优先选择肿瘤的软组织成分而非致密的硬化部分。另外，要避开囊性或坏死区域。一旦目标区域选定，就要规划好一条从皮肤表面的穿刺点距目标最近的路径。比路径长度更重要的是，穿刺针的通路应避开任何重要的结构，如四肢骨骼的神经血管束、胸腹盆腔的内脏器官。此外，也要考虑到活检部位应包含在未来手术切除的范围内。尽管有零星报道(Davies等，1993)，穿刺活检通路发生种植极其罕见，但并未证明这是骨组织肉瘤患者的主要死亡原因(Ahrar 等，2004)。然而，对原发骨肿瘤考虑施行保肢手术时必须遵守基于解剖学的指导原则，以便外科医生能应用标准切口兼顾切除活检通路，而无需额外切除软组织(Liu 等，2007)。

影像技术

MD 安德森癌症中心介入放射学专区包含超声、透视、CT、MRI 及血管造影设备。可选择一种或多种影像技术用于引导穿刺针放置和组织取样。每种技术都有一定的优点和缺点。

超声提供实时影像，可看到整个活检针从皮肤表面的穿刺点进入目标内的全过程(Saifuddin 等，2000)。多普勒超声还可检测到肿瘤内及周围的动脉和静脉。用多普勒超声检查进针通路可防止不慎损伤血管和出血的并发症。超声也适用于活检目标为骨肿瘤骨外软组织成分的情况(图 3.1c)。在 MD 安德森癌症中心，对那些活检前 MRI 显示存在软组织成

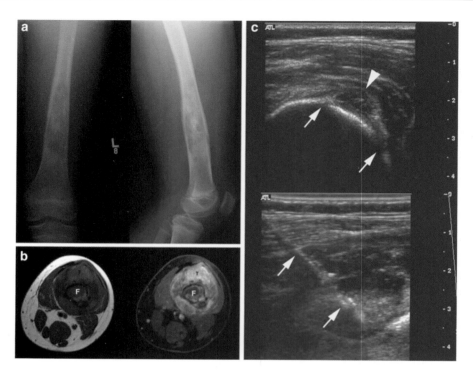

图 3.1　对一个表现为左大腿疼痛的 11 岁男孩进行评估。(a)左股骨前后位和侧位的 X 线片显示左股骨远端一个侵袭性、硬化性的膨胀性病灶。(b)股骨远端增强前的轴位 T1 加权(左图)和增强后的脂肪抑制轴位 T1 加权(右图)MRI 扫描显示股骨(F)不均匀强化和周围包绕骨骼的软组织肿块。可见最强化区域在肿瘤(T)前方。(c)左大腿远端超声横断面图像(上图)显示一个软组织肿块(三角箭头所示)和已破坏股骨皮质(箭头所示)。同一病灶的纵向超声图像(下图)显示活检针全长均位于肿瘤内(箭头所示)。依据 14G 空心针穿刺的活检组织,病理诊断为高级别骨母细胞性骨肉瘤。该诊断随后在肿瘤切除术后得以证实。Images©2013, Kamran Ahrar.

分的骨肉瘤患者,我们已应用超声成功实施了经皮穿刺活检(Ahrar 等,2004)。另一方面,超声不适用于活检目标为硬化性肿瘤或骨皮质深部病变的情况。

　　X 线片上能看到的骨病灶可单独使用透视进行定位,包括溶骨性、硬化性或骨髓浸润的肿瘤(Murphy 等,1981)。我们常常将多普勒超声与透视结合起来使用,以帮助选择一条可以避开血管结构的安全置针通路。

　　CT 为骨肿瘤的定位和取样提供了极好的横断面图像(图 3.2c)(Leffler 和 Chew,1999)。除可勾画肿瘤外,CT 还可提供胸部、腹部和盆腔内脏器官的高分辨率图像,这使得活检针可以安全地放置在轴向骨骼的几乎任何一个部位。CT 用于对骨组织肉瘤的诊断性活检,仅有少数缺点。与 MRI 和超声成像相比,在显示四肢骨骼肿瘤的软组织成分特征时,平扫 CT 并非最佳选择。不同于超声可以提供实时连续影像,常规 CT 引导并不提供实时影像。相反,其成像是间歇进行的。

　　CT 透视能在活检过程中提供实时、连续的穿刺针 CT 影像。CT 透视的唯一缺点是实施活检的医生受到了额外剂量的辐射。我们还将该技术运用在更为复杂的活检病例上,包括靶点较小或者位于头部、颈部或脊柱的病变。

　　对于那些无法用 CT、超声或透视显像的小肿瘤或病变,我们会使用 MRI 来定位这些选定的病例。MRI 引导下的活检需要特殊设

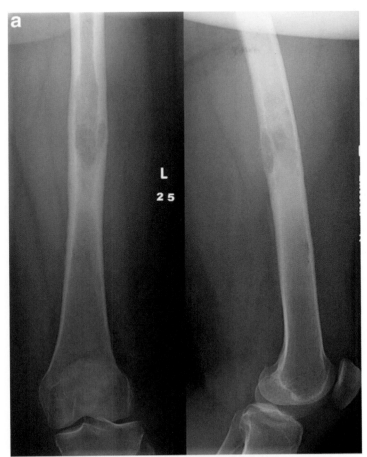

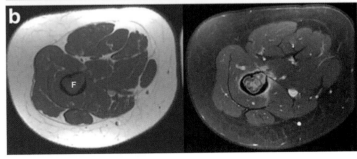

图 3.2　对一个表现为左大腿疼痛的 55 岁女性进行评估。(a)左股骨前后位和侧位的 X 线片显示左股骨中段一个侵袭性、膨胀性病灶。可观察到骨内膜扇形、溶骨破坏性改变和微弱的钙化。(b)患者俯卧位，股骨远端增强前的轴位 T1 加权(左图)和增强后的脂肪抑制轴位 T1 加权(右图)MRI 扫描显示股骨(F)不均匀强化伴肿瘤侵犯后侧股骨皮质。该肿瘤的关联特征为软组织成分很少。(c)双侧大腿轴位 CT 图像显示左股骨(F)异常膨胀伴有点状钙化区。(d)患者俯卧位轴位 CT 图像显示活检针位于肿瘤取样的目标区域内。选择该轨迹以便在手术时可以和标本一并切除。依据对 14G 空心针穿刺活检组织的评估，确定病理诊断为软骨肉瘤。Images © 2013, Kamran Ahrar.(待续)

备，包括钛针和非铁磁性的患者监测设备。

　　在当今横断面成像的时代，通常不太使用诊断性血管造影来评估肿瘤。然而，在某些情况下血管评估仍然有用。例如，我们对骨旁骨肉瘤患者行诊断性血管造影，以便我们能对肿瘤富血管成分进行定位并取样，其常常对应着去分化区域。确立该诊断很重要，因为这会影响到患者的临床处理。随着临床实践中多层螺旋 CT 扫描仪的应用，CT 血管造影可提供相同的信息，而无需再用传统的血管造影。

活检技术

　　活检当天，要求患者在活检前不久到达。

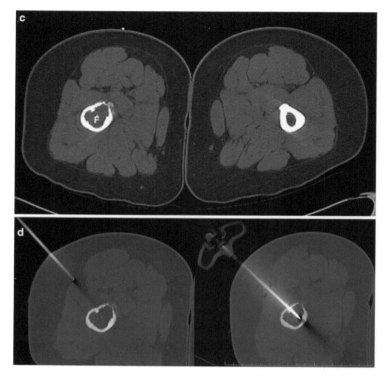

图 3.2(续)

他们在术前区做准备工作，评估生命体征，并建立给予镇静剂的静脉通道。然后，将患者转送到介入放射工作区中的一个房间进行相应的操作(之前已预先确定)。协助患者在操作台上放置体位(仰卧、俯卧或侧卧位)，以便提供到活检部位的最佳路径。在操作过程中，由介入放射科的护理人员连续监测和记录患者的心肺状态。

先行初始影像检查以确定患者合适的体位，并在皮肤表面标记穿刺点。此时开始适度的镇静。然后给予患者常规无菌技术准备，穿刺点和进针路径用局部麻醉剂浸润(如利多卡因)。在活检位置刺开一个小切口，然后将穿刺针置入切口并向病变部位引导(图 3.2d)。

大多数活检采用"同轴"方式(White 等，1996)进行。采用此技术时，将一个指引导针放在病变靶区，然后通过指引导针将小号穿刺针插入病变中，以便介入放射科医生可通过单一通路使用多个活检针对肿瘤多次取样。细针穿刺(FNA)是最简单的活检方式，单个肿瘤细胞可通过细针得以抽吸。FNA 样本需要有经验的细胞病理医生仔细评估细胞异型性。可从 FNA 活检样本中获得细胞离心涂片和细胞块以用于进一步的评估。另一方面，组织空心针活检技术获得的肿瘤片段经过处理后可用于组织学评估。空心针活检标本除可评估细胞异型外还能评估组织学结构。FNA 和空心针活检标本常可互补，以用于成功的诊断性活检。

有多种市售的活检针，但可用于骨活检的活检针可分为 3 种类型：

1. 我们把简单的活检针(例如，印第安纳州伯明顿市 Cook 公司的 Chiba 型 18-12G 针)用作指引导针。同种活检针(直径略小一些，22-14G 针)则在同轴方式下用以获得 FNA 活检样本。

2. 配有弹簧的切割型针(Cook 公司 20-14G 针)则用于从骨肿瘤的软组织成分中获取空心

针活检样本。这些针可单独使用或者在同轴的方式下通过指引导针使用。

3. 最后，环钻活检针（例如，Cook 公司的 Elson/Ackermann 型 14G 针，或加利福尼亚州森尼韦尔市 Parallax 公司的 Core-Assure 型 11G 针）用于硬化性骨肿瘤的取样。

根据骨肿瘤的影像学特征和鉴别诊断来初步决定用于活检的穿刺针类型和大小。一般来说，骨活检一开始会在肿瘤内最合适的区域进行 FNA。一旦活检开始，就由一位细胞病理学家立即评估初始 FNA 样本，并由此决定剩下的操作过程，也就是说要确定所需收集样本的数量和类型用于各种实验室评估。在 MD 安德森癌症中心可随时获得细胞病理学服务，其由一位技术员、实验室设施及一位通过认证的细胞病理学家组成，该服务紧邻介入放射学工作区，可及时评估每一例活检标本。

对于最初获得的 FNA 样本，细胞病理学家要确认其组织活性且没有坏死。有经验的细胞病理学家常能根据他们对 FNA 样本的初始评估做出初步诊断。例如，梭形细胞增殖提示骨肉瘤；透明软骨增殖提示软骨肉瘤；蓝色小圆细胞则提示尤文肉瘤。对于疑似骨肉瘤病例，应当用切割型的针来获取较大的（例如，14G）空心针活检样本，至少需要 4 条这样的高质量标本以用于对肿瘤做出准确诊断，并有可能区分亚型。另一方面，大多可依据细胞学特征对尤文肉瘤做出诊断，而可能并无必要行空心针活检。事实上，对于尤文肉瘤，常更加推荐增加额外的 FNA 标本而非空心针活检，以用于细胞遗传学和电子显微镜评估。此外，不同于骨肉瘤，尤文肉瘤缺乏实质性的基质，尝试用大空心针活检可能会产生碎片化的肿瘤组织。

介入放射科医生和细胞病理学家之间通过密切合作和直接沟通才能收集到适当类型和数量的样本，从而有助于做出准确而有效的诊断。通过这种方法可以将无法做出诊断的样本数量和重复活检的需求降至最低。

活检术后护理

在进行活检的过程中，一旦细胞病理学家确认已获得足够材料，就会移除活检针。通过在穿刺部位的短时间（1~3 分钟）手动压迫可实现止血。在活检部位使用无菌敷料，其可在 24 小时后移除。然后患者被转入介入放射科恢复区以便观察和从镇静中恢复（至少 1 小时）。在离开科室前评估患者的疼痛，如有需要可开具处方予以适当的镇痛药。出院医嘱涵盖对活检部位的护理，包括保持患处干燥 24 小时，观察有无意外发生，如红、肿或出血等，提供介入放射科和急诊中心的联系信息。

潜在并发症

我们常会告知患者经皮穿刺活检的潜在并发症。这些风险包括出血、感染、邻近结构的损伤、气胸和穿刺路径种植等。在现实中，并发症极其罕见。在 7 篇经皮穿刺肌肉骨骼活检的系列报道中共涉及 714 例患者，报道了 5 例（0.7%）并发症，其中 1 例（0.1%）需要治疗（表 3.1）。

表3.1 已报道的经皮穿刺活检并发症

作者(年份)	患者例数	并发症		
		数量	类型	治疗
Murphy 等(1981)	169	2	气胸	胸管(1例)
Yao 等(1999)	141	0		
Leffler 和 Chew(1999)	43	0		
Jelinek 等(2002)	110	1	血肿	无
Ahrar 等(2004)	35	0		
Puri 等(2006)	121	2	一过性神经症状	无
Krause 等(2008)	95	0		

实践要点

● 通过 X 线片和横断面成像技术对疑似肿瘤在活检前做出令人满意的特征描述,对于成功选择患者和组织取样而言至关重要。

● 在先前诊断性研究的基础上选择活检部位、入路途径和影像引导的方法。

● 由细胞病理学家对 FNA 标本进行即刻评估以做出肿瘤取样的合理决定。

● 软组织肿瘤最好用大号(14G)的切割针取样。

● 硬化性骨肿瘤最好用环钻活检针取样。

● FNA 活检取样对于缺乏良好结构基质成分的肿瘤来说很有用。

● 对于保肢手术前的任何骨活检,都应当遵守基于解剖学的指导原则,以便外科医生能应用标准切口一并切除活检通路,而无需额外切除软组织。

(王毅超 译 邵叶波 校)

推荐文献

Ahrar K, Himmerich JU, Herzog CE, et al. Percutaneous ultrasound-guided biopsy in the definitive diagnosis of osteosarcoma. J Vasc Interv Radiol. 2004;15:1329–33.

Davies NM, Livesley PJ, Cannon SR. Recurrence of an osteosarcoma in a needle biopsy track. J Bone Joint Surg Br. 1993;75:977–8.

Jelinek JS, Murphey MD, Welker JA, et al. Diagnosis of primary bone tumors with image-guided percutaneous biopsy: experience with 110 tumors. Radiology. 2002;223:731–7.

Krause ND, Hddad ZK, Winalski CS, Ready JE, Nawfel RD, Carrino JA. Musculoskeletal biopsies using computed tomography fluoroscopy. J Comput Assist Tomogr. 2008;32:458–62.

Leffler SG, Chew FS. CT-guided percutaneous biopsy of sclerotic bone lesions: diagnostic yield and accuracy. Am J Roentgenol. 1999;172:1389–92.

Liu PT, Valadez SD, Chivers FS, et al. Anatomically based guidelines for core needle biopsy of bone tumors: implications for limb-sparing surgery. Radiographics. 2007;27:189–206.

Murphy WA, Destouet JM, Gilula LA. Percutaneous skeletal biopsy 1981: a procedure for radiologists – results, review, and recommendations. Radiology. 1981;139:545–9.

Puri A, Shingdale VU, Agarwal MG, et al. CT-guided percutaneous core needle biopsy in deep seated musculoskeletal lesions: a prospective study of 128 cases. Skeletal Radiol. 2006;35:138–43.

Saifuddin A, Mitchell R, Burnett SJ, et al. Ultrasound-guided needle biopsy of primary bone tumours. J Bone Joint Surg Br. 2000;82:50–4.

White LM, Schweitzer ME, Deely DM. Coaxial percutaneous needle biopsy of osteolytic lesions with intact cortical bone. Am J Roentgenol. 1996;166:143–4.

Yao L, Nelson SD, Seeger LL, et al. Primary musculoskeletal neoplasms: effectiveness of core-needle biopsy. Radiology. 1999;212:682–6.

第 4 章

骨科肿瘤手术标本的处理与外科病理学

A. Kevin Raymond，Alexander J. Lazar

目　录

A.K. Raymond

美国佐治亚州(31523)不伦瑞克市德雷克斯兰仃路 178 号(退休于美国得克萨斯州休斯敦市得克萨斯大学 MD 安德森癌症中心病理学和实验医学部病理科骨病理学组)

邮箱：kraymond1950@yahoo.com

A.J. Lazar

美国得克萨斯州休斯敦市得克萨斯大学 MD 安德森癌症中心病理学和实验医学部病理科
美国得克萨斯州休斯敦市得克萨斯大学 MD 安德森癌症中心内科部皮肤科

邮箱：alazar@mdanderson.org

MD 安德森癌症诊疗系列丛书《骨组织肉瘤诊疗学》，P.P. Lin 和 S. Patel(主编)
DOI 10.1007/978-1-4614-5194-5_4

本章概述　病理医生是多学科团队中不可或缺的成员，是骨肿瘤成功治疗的核心。病理医生的作用是提供与疾病诊断和状态相关的形态学方面的信息。团队全体成员之间的沟通，在检查和治疗的所有节点都是至关重要的。评估活检标本时，应当综合考虑病史、体格检查及影像学检查的关键信息，同时结合组织学的观察结果，以确保诊断正确。在后续治疗过程中，还需要病理医生在手术切缘状态及手术是否充分方面给外科医生提供相关建议。同样，病理医生要为肿瘤科医生提供术前化疗反应的评估。每一例骨组织标本的评估都需要有一个系统的方法进行标本制备和分析。矿化是骨骼固有的结构和功能。然而这也在很大程度上增加了骨标本处理的难度，采用传统技术对骨组织取材或切片并不容易。分析骨组织标本及骨肉瘤需要使用特殊的方法。虽然这一过程复杂并耗费时间，但若能正确实施，将会回报给病理医生和临床医生以准确、可靠的信息，从而深入揭示疾病的诊断、分型、分期以及疗效。

引言

　　从以往来看，病理医生在对骨肿瘤患者评估中的主要作用是提供基于形态学的准确诊断，以便开始恰当的治疗。我们也期望病理医生能提供肿瘤分期的相关信息：原发病灶包括相邻结构（例如骨及其上方覆盖的结缔组织）的范围、区域内结构的累及（例如血管和淋巴结）以及切缘状态。此外，随着多学科治疗的出现，尤其是术前治疗的应用（例如化疗、放疗及生物调节剂），现在还希望病理医生能就肿瘤对术前治疗的反应提供定性和定量的评估。因为发现后者是一个独特的预后指标，其在化疗后手术标本的分析中具有核心地位。肿瘤的反应可用于决定术后化疗的方案：有反应者会接受与术前相同的化疗方案，而无反应者则会采用替代化疗方案。本章将重点阐述用于制备和分析骨肿瘤患者标本的适用技术，特定的肿瘤类型将在后续章节中介绍。

　　MD 安德森癌症中心的肉瘤组喜欢采用多学科的方法对骨肿瘤进行形态分析。尽管骨肿瘤的症状通常没有特异性，但在分析潜在骨肿瘤时，临床资料（尤其是人口统计学）可能仍然是关键。虽然发病趋势是统计数据，但骨肿瘤确实和一些独特的人口统计学特征有关，每种肿瘤都在一定的年龄组和性别组具有相对高发的趋势。此外，每种骨肿瘤往往只发生在特定的骨骼、骨骼的特定部位（例如表面与髓腔）及骨骼髓腔内的特定腔室（例如骨骺、骨干或干骺端）。虽然组织学分析是最终诊断，但在评估诊断的可能性时，临床资料为组织学评判标准的应用提供了参考。鉴于临床与病理学的诊断标准相互依存，多学科团队的诊断与治疗小组之间清晰的沟通至关重要。

　　回顾影像学检查资料应被认为是骨骼病理组织学分析和诊断中不可或缺的一个组成部分。如果病理医生无法解读影像学资料，那么他或她应当最好与一位对骨骼肌肉疾病感兴趣的放射科医生一同回顾读片。正如每一种类型的骨肿瘤都与独特的人口统计学特征相关一样，每种肿瘤类型也具有一系列比较明确的影像学改变，其可在大多数病例中得以表现。影像学检查对骨肿瘤诊断性评估的贡献不能被高估或夸大。

　　综上所述，尽管有些人信奉可以在没有临床资料的情况下就能检验组织学切片这样的理念，但我们还是坚持多学科方法的立场，将每一个病例作为一个患者而非一个标本来观察。我们的意见为：对于每一个患者，所有可获得的临床、影像学及病理学资料都应纳入诊断过程，否则后果十分严重。

手术病理标本

虽然来自骨科手术的标本看上去似乎有无数种，但其可分为以下几种有限的标本类型：活检标本、冰冻切片、刮除标本和"最终"（即切除、截肢）手术标本。

活检标本

诊断性活检一般有两种形式：影像学引导下的经皮穿刺活检或开放手术活检。每种技术都有优点和缺点。如前面章节所述，在 MD 安德森癌症中心经皮穿刺活检是大多数诊断过程所采用的标准技术。在我们的机构几乎所有病例的活检都由经过特别培训的影像科医生在影像学引导下完成（见第 3 章"用于诊断骨组织肉瘤的影像学引导下的经皮穿刺活检"）。与其他技术相比，穿刺活检有许多优点。其很少或不会污染正常组织，而且如果无法根据结果做出诊断则可以重复穿刺活检或辅以开放活检，这些令人信服的原因使得该技术得以运用于骨科肿瘤学中。

在大多数情况下，细胞病理学评估能辅助组织病理学评估判断经皮穿刺活检标本是否足够。采用此种方法时，将活检标本在切片上滚过。然后切片经染色后能在活检的同时放在显微镜下观察。经验表明，如果样本量足够，那么脱落在切片上的细胞数目将足以得出一个合理诊断相关的临时报告。如果细胞学被认为不足以用于诊断，则可在同一次活检过程中获得额外的穿刺标本。一般而言，细胞病理学评估能判断标本是否充分，而组织学评估则做出最终诊断，与其说两种技术的作用是互相竞争，倒不如说二者相辅相成。

冰冻切片

随着穿刺活检成为一种可靠的诊断工具，对冰冻切片的诊断需求急剧下降。将诊断性冰冻切片用于评估潜在骨肿瘤时主要限于两种情况：临床状况紧急（例如病理性骨折），或者在基于活检得出的诊断模棱两可时需增强把握度。外科病理医生所面临的问题一般集中在以下方面：需给出诊断或确认诊断，或者需要评估切缘状态。

当遇到骨标本时，矿化组织的存在对病理实验室来说提出了挑战。通常认为，冰冻切片技术不适用于骨肿瘤，因为"骨不能被冰冻。"然而大多数情况下，仔细检查标本还是能够识别出标本中足够柔软的区域而使用冰冻切片分析，其技术质量足以做出可信诊断。此外，使用一次性刀片降低了切割矿化组织后果（例如刀片磨损）的影响。我们还通过开展组织印片细胞学分析同时结合冰冻切片分析的方法提高诊断的准确率。

一般而言，我们试图仅使用一部分可用组织做冰冻切片，同时保留部分组织用于"永久切片"（或称"常规切片"）及特殊检测。然而，有时可能有必要将所有组织都送检以用于冰冻切片分析。在这种情况下，我们就会要求额外的组织用于永久切片。所有的冰冻组织块随后被融化并送检，经过甲醛固定、脱钙、石蜡包埋及玻璃片制备以制作永久切片。

由于可能导致显著人工伪影，因此我们并不主张运用冰冻切片作为常规方法来评估有可能累及骨骼的潜在血液系统肿瘤。然而，有些情况下不得不选择术中检查，例如有些病例采用其他活检技术没有获得可给出诊断的组织，而时间紧迫的临床情况却要求立即手术干预。在这两种情况下，冰冻切片分析能指导我们找到合适的组织以顺利进行诊断性评估。

如果一个病灶的鉴别诊断已缩小至转移性肿瘤和血液系统恶性肿瘤二者之间，我们通常采用冰冻切片分析以开始特定疾病的特殊检测。如果冰冻切片提示病变为血液系统恶性肿瘤，则会进行一系列既定检测（即免疫组织化学分析、流式细胞术及细胞基因检测），剩余组织则被送检，经甲醛固定、石蜡包埋后用于组织学分析。如果冰冻切片显示为转移癌，则后续检查主要是寻找可疑的原发肿瘤类型。通常 1 或 2 个常规切片的组织学分析就足以印证冰冻切片的诊断。然而，有时还需进行额外的检测以明确肿瘤的原发部位和（或）评估预后指标（如乳腺癌中的雌激素和孕激素受体及 HER-2/Neu）。

刮除标本

有时原发恶性骨肿瘤并非整块切除，而是通过刮除或其他方法零碎地去除。在某些部位，如脊柱，这种手段可能是去除肿瘤的唯一方法。在其他情况下，为达到暂时的姑息治疗目的，无法切除的肿瘤可行"减灭"处理。在这种情况下，通常 2 或 3 个组织块便足以明确诊断。也可额外取样，用以留作感兴趣的研究或进行更详细和特异的临床病理相关性研究。

从病理医生的角度而言，"开放活检"和"刮除"是效果相同的过程，其区别仅在于送检组织的量和实施该操作的目的：是诊断还是治疗性评估。每一个病例的样本中都包括肿瘤组织、骨骼和结缔组织的混杂碎片。

如果病灶是诊断明确或高度怀疑的原发性骨病变，我们会遵循"代表性切片"的原则而送检 4 或 5 个切片。该原则会在本章后文进一步论述，其认为通过对标本的大体检查，我们可挑选能代表整个疾病过程的有限的部分组织做组织学分析。对那些刮除病灶而言，疑似动脉瘤样骨囊肿和非骨化性纤维瘤的病例则不适用于该原则。因为这类病变的表现可能就是该诊断本身，也可能是其他原发性骨肿瘤中出现的退变"形态"。如果组织学检查结果连同人口统计学特征及影像学资料都是这些病变的"经典"表现，则可通过分析代表性切片得出诊断。然而，若存在非典型特征，则所有送检组织都需要组织学分析以明确诊断。动脉瘤样骨囊肿与非骨化性纤维瘤是具有代表性的排除

性诊断。骨肉瘤的误诊是最令人担心的，其可被误认为是这两种肿瘤中的一种。

最终手术标本

骨科手术操作的最终结果分为有限的几个类别：

1. 刮除术，或是所谓的病灶内切除术：移除一块或多块肿瘤组织，不切除周围正常组织且无需考虑切缘情况。

2. "简单"或"边缘"切除术：移除完整肿瘤及周围最少的正常组织。

3. "广泛"或"整块"切除术：移除肿瘤及其周围较大量的正常组织以保证充分的切缘。

4. 截肢/离断术：移除含有肿瘤的肢体或区域。

应当指出的是，尽管晚期肿瘤常通过截肢术被移除，但这种操作并不总能得到充分的切缘，尤其是当中央位置如肩部和骨盆带也被累及的时候。截肢等手术并不会仅仅因为牺牲了极大量的组织就能因此达到"根治"效果。相反，在骨骼肌肿瘤上，根治这一术语特指移除负荷肿瘤的整个解剖腔室。

在处理最终手术标本时，标本处理的主要问题是诊断、分型、判断病变范围、评估切缘状态以及如有需要可评估术前治疗反应。"最终诊断"或许在最终手术前就已确立。然而，使用有限的活检标本（如穿刺活检）得到的诊断虽然通常足以开始治疗，但在细节方面却不够完善，也就是说是个"初步诊断"。有关肿瘤精确分类及亚型的问题仍待解答。另一方面，尽管在手术之前诊断可能就已明确，但仍需在最终手术标本中才能进行有关分期及治疗反应相关因素的分析，接下来就是可解决这些问题的技术。

外科病理医生对骨组织的制备

最终手术标本的制备和分析相当费时费力。标本需仔细检查、剖开并切成可用常规加

工设备分析的小块。必须评估手术切缘是否充分。在切割组织制作组织学切片之前骨骼必须先脱钙。在多数情况下，术前治疗的反应（即肿瘤坏死范围）应予以量化。在个别情况下，这些过程中每一步的方法均可用于明确标本类型和操作目的。

标本取材

病理医生往往将标本取材视为个人技能，因此，有多少种取材策略就会有多少个病理医生使用。在 MD 安德森癌症中心，我们将大体标本检查和选取组织的职责分配给医生——偶尔交给实习生去处理，但通常是交给在骨骼病理方面具有经验的在职病理医生。具体而言，我们不会将此工作分配给病理医生助理、组织学技术专家或组织学技术员。我们在这里总结一下 MD 安德森癌症中心常规使用的取材技术。

骨骼的取材技术同那些非骨骼学科病理所用到的技巧既有相似之处又有不同。使用熟悉的解剖刀、手术钳和剪刀可方便地处理软组织。然而，矿化组织的存在则几乎只有在骨骼病理取材方面才独有。

小标本

穿刺活检、开放活检、刮除标本以及用于冰冻切片的组织，其取材并不会受到附着的大量正常组织的妨碍，几乎都无需处理。单个小块组织要么全部取材，要么切成合适大小以匹配处理设备（如包埋盒、载玻片等）。在处理刮除标本的组织碎片时，除了清洗和分装送检的小块组织或将它们切成与包埋盒匹配的大小外，几乎无需任何处理。

大标本

从取材角度看，"大标本"可大致分成两种：切除和截肢离断标本。除含有荷瘤组织及其相应来源的骨骼外，每种标本类型中还含有更多的那些在小标本中也可见到的正常组织，这些正常组织均需被处理掉。

切除标本通常包括含瘤骨的片段及少量覆盖在其上方的软组织，后者可能包含也可能不包含原发灶直属范围以外的继发肿瘤。根据解剖位置，标本可能会包括一部分邻近骨及中间的关节结构，这些组织因为功能上的考虑而被切除。例如，累及股骨远端干骺端和骨骺的肿瘤切除术通常包括相邻的正常膝关节部件及一段近端胫骨。这些标本的取材需要去除不含肿瘤的正常组织后再切割骨骼。由于正常软组织不能用骨锯削割，他们必须被移除或切掉。未处理的软组织在经过运行的电锯时会黏附锯齿，从而导致组织破坏，并可能使解剖者因失去对标本的控制而面临危险。有时，出于拍照的考虑，会在一开始对骨标本进行纵向切开取材时，要求保留骨–关节–骨的组合部分或骨与软组织的结构完整无损。必须特别注意这些标本，以防止软组织黏附在骨锯刀片上并将解剖者的手带入刀片。尽管不合逻辑，但我们中的许多人似乎有一种天然的倾向去保护标本而不是自己。必须提前考虑到这种可能性，并在发生标本拖拽时能清醒地判断如何应对。虽然这样有些像强迫症，但这种有备无患的思维方式已经数次拯救了我们的手指。

截肢离断标本包括经骨髓或经关节截肢术产生的标本，例如膝上截肢术、关节离断术、半骨盆切除术（髋关节解脱术）、肩胛带解脱术及半椎体切除术。这些标本每个都包含与含瘤骨及肿瘤本身相延续的大量正常组织。每一例标本的取材都需要两个步骤，首先将手术标本精简为肿瘤及含瘤骨本体，实际上就是将手术标本精简成病理标本。去除附着的正常组织之后，接着就是利用骨锯切割含瘤骨进行取材。软组织的去除一般通过这两种方法完成：去除标本中的含瘤骨，或去除肿瘤及含瘤骨表面的皮肤和软组织。

选择第一种方法时，含瘤骨表面覆盖的皮肤

和软组织需要被切至肿瘤及原发骨的水平,然后沿着含瘤骨延伸切口。切割覆盖在大关节腔室上的皮肤和软组织时通常要切至主要的神经血管束水平,以便检查大血管有无肿瘤侵犯。接下来,将整个含瘤骨从附着的正常组织中去除。切缘与软组织可作为证据用于检查有无局部侵犯。最后,用带锯将骨骼切片。这种方法的局限性在于,它需要在一个狭小、收缩而且有限的伤口内进行,这在很大程度上是"盲目"的取材。

另一种方法是先去除标本中的大部分皮肤及皮下组织。虽然给标本"剥皮"看上去有些怪诞,但由此得到完整的360°组织可使标本非常容易处理。第一步是保留穿刺或开放活检的位置,包括皮肤和下面的结缔组织,并与下方肿瘤导致的畸形骨相连续,这样才能使得活检的部位和印迹可用于组织学分析。首先在活检部位的皮肤和软组织周围做一椭圆形切口,这通常覆盖了最靠近皮肤的肿瘤界面。保留活检部位之后紧接着就是在标本远端(例如,腕关节、踝关节)环形切开皮肤,并穿过下方的皮下脂肪直至骨骼肌肉/筋膜水平。然后再从该环形"限制性切口"开始沿标本长轴方向垂直纵切(从环形"限制性切口"到覆盖肿瘤的包含活检部位的椭圆形区域),直至标本切缘。然后通过锐性和钝性分离相结合的方法去除皮肤和皮下组织。经过该步骤得到的骨骼标本被肌肉、筋膜、关节和神经血管结构所覆盖,所有这些看起来就和解剖书中看到的照片和图表的形式类似。接下来可检查主要血管有无肿瘤侵犯。之后,就可合理而可控地分层切除软组织。由此得到的肿瘤及其原发骨再用带锯切割。稍加实践后发现,这种方法仅比整体取材增加了5或10分钟,但却使得取材的其他步骤更为容易。

从含瘤骨去除皮肤和软组织后,骨骼的整个周边就可用于切割了。在什么平面取材要根据想达到的预期最终结果来决定,并应咨询多学科治疗团队的成员。一般来说,长骨会沿着

矢状面、冠状面或斜纵向面切开,从而有效地将含瘤骨"劈开"。相反,扁平骨通常要沿着矢状面连续切割。这些切面通常能满足大多数临床/放射/病理学之间相互关联的需求。然而,每一个病例都应有个体化的目标,以解决临床问题为导向来指导取材。如果并没有这样的临床病理学导向,则应考虑拍摄照片方面的需求。

尽管有些病理医生会在最终标本完整时或劈开后进行固定和脱钙,但我们并不赞同这种做法。我们已能通过下述方法获得更好的结果:将初始新鲜或甲醛固定过的带锯切割标本,在其仍然富含矿物质的时候就切成符合标准处理盒大小的小块。之后我们将这些更小更薄的组织小块放入盒内,以用于固定、脱钙及进一步处理。我们发现这种方法能使组织处理得更加充分。

解决受侵组织的取材和变性问题的折中办法是切割骨骼。潜在的变性包括热气/高温/火烧及骨粉尘的作用沉积在骨骼上并浸渍至骨骼内。我们推荐将配有0.5英寸(1英寸=2.54cm)刀片的大功率耐用带锯用于更大块的切割(例如,将骨劈开或切开多个连续切面)。尽管这种电锯在功率方面是个强大的工具,但我们发现其宽刀片所增加的稳定性还可提供一定程度的安全性,而这是细刀片所无法给予的,因其可能会弯曲、折断或移位脱落。传统电锯如带锯的切割作用会产生大量骨粉尘,粉尘会不可避免地进入松质骨和板层骨的腔隙之中。因此,必须在切割后立即用水彻底清洗标本切面,以使骨粉尘污染降至最低。外科刷对这种清洗十分有效。由此得到的切割标本继而被进一步切成小块,并放入标准处理盒。

根据我们的经验,要想获得将大骨标本切成包埋盒大小(长度、宽度和厚度)的最好效果,可使用工具 IsoMet®(Buehler 有限公司,Lake Bluff, Ill)。IsoMet 是一种用于切割岩石的地质锯(图4.1)。它有一个金刚钻镶嵌的圆形金属刀片,可在水浴中运转。这种电锯的优点

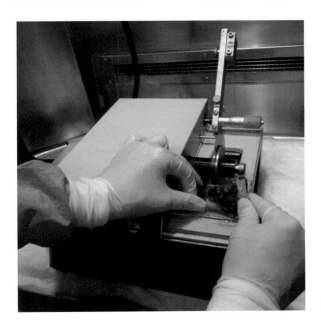

图 4.1　Buehler IsoMet 锯。该低速锯用于切割质硬标本。它能精确切割，并使组织变性降到最低。(见彩图)

很多。它采用很窄的刀片切割，从而将组织损失降到最小。它通过磨削作用进行切割，从而使得机械和热气导致的组织变性降到最低。同时，水浴的存在也最大程度地减少了骨粉尘至标本切面的浸渍。因此，与其他电锯相比，用 IsoMet 取材较少引起组织中的人为伪影。

　　尽管我们尝试过各种小锯(例如线锯、台锯及振动锯)，但我们发现这些都不如联合使用带锯和 IsoMet 锯的效果好。其他锯都有如下问题：切割精度和控制性、产生大量骨粉尘伪影和(或)切割标本的厚度不够薄而无法直接放入包埋盒中。

　　我们并不鼓励将未经处理的整体冷冻标本放在带锯上切割。这种技术处理后的标本会得到无与伦比的精美大体照片，因为骨与骨外组织都很完整，且保留了它们正常的解剖关系。然而，频繁、不可预知的冷冻操作会毁坏用于组织学分析的标本(即引起"冰冻切片伪影")。稍加规划和思考，这一技术便可通过修改而提供可获得优良组织学结果的原材料标本，与此同时一样可以拍出很好看的照片。如果标本即将被冷冻，就要立即研究临床信息和影像学资料

并将其和标本进行整合。只有这样做，才能明确什么切面可满足摄影需要，并由此确定标本的最终切面。之后，便能在平行于最终切面的平面上切割肿瘤，并获得肿瘤组织以用于组织学分析。切除的组织立即被放入合适的固定液中并用于研究。只有组织已被留取以用于组织学分析及其他可能的研究以后才能冷冻标本。彻底冷冻通常需要至少 24 小时。然后再用带锯切割标本并拍照。我们认为，由于可能造成无法挽回的组织损伤，因此整体标本的冷冻应格外小心，且仅能用于经过选择的标本。

固定和脱钙

　　在实践中，我们的工作理念可表述为"从来就没有所谓的柔软骨标本"。诚然，这么说有些夸张，但其想要强调的事实是几乎所有的骨标本都应在石蜡包埋和切片机切片前进行脱钙。虽然针对这条规则我们允许有例外，但我们都知道这样是在冒险。切割矿化组织可能会获得更多信息且可以省略脱钙步骤，但其可以导致包括最差可能会失去标本的潜在后果，以上这些因素必须相互平衡。实际上，有意切割

未脱钙(即矿化)组织的情形难以避免,其主要局限于开展术中冰冻切片进行组织学分析。

有一种倾向认为诸如活检组织、刮除标本及肺转移灶等小标本,其矿化不足而不用脱钙。这种观点绝对错误。显微镜下微量矿化组织的存在就足以妨碍制作出技术精湛的组织切片,并因此阻碍诊断甚至无法做出诊断。活检和刮除标本可能含有矿化肿瘤或者松质骨和(或)皮质骨碎片。这些矿化组织的存在会导致各种各样的伪影,包括组织中的碎片或线性缺陷、不均匀、组织压缩、破碎或无法充分处理组织。肺转移瘤经常会错误地不经脱钙就处理,从而导致以上任何一种或所有列举的伪影。有时由于切片机对组织的冲击力,矿化组织甚至会从蜡块中弹出。

脱钙需要组织充分固定。未经固定的脱钙会引起各种各样的伪影,比如释放气泡进入组织并形成所谓的"假空泡细胞"。我们对所有的组织均用10%中性甲醛缓冲液固定。固定所需时间的长短与组织的体积和厚度成正比。骨穿刺活检标本的固定和脱钙时间最短,但这两个步骤是必需的。根据经验,我们不会在活检当天处理任何下午3点前还没被放入甲醛中的穿刺标本。依据我们的组织处理时间表,该规定保证在进行脱钙及后续处理之前至少要固定6个小时。

大多数情况下,要做出到底是否需要脱钙的决定看上去相当简单:因为组织的矿化在大体标本上通常很明显。然而应当牢记,我们通过肉眼检查和触诊发现矿化的能力是有限的。因此,我们在标本固定后会获取所有组织块的X线片。对于那些未看到明确矿化证据的组织块,这一初始检查将决定是否存在钙化以及是否有必要脱钙。同时,标本行初始X线检查也为所有脱钙的组织块设置了一条脱钙前矿化情况的基线。

许多实验室采用"按压"的方法来决定停止脱钙的终点。即将组织放入脱钙溶液中一段预定时间。定期切除组织并用手指按压来检查测试。如果组织"嘎吱作响",便还需要继续脱钙;如果没有了嘎吱的感觉或声音,便认为组织脱钙已完成,可进行下一步处理。这种方法有些不精确,可能导致大量伪影。

我们选择了另外一种方法。所有存在钙化证据的组织样品均采用X线监测脱钙。我们使用5%的甲酸溶液脱钙,这比其他方法慢一些,但得到的切片具有极好的组织学细节,同时还为潜在的免疫组化分析保留了组织抗原性。固定和X线检查后,将组织包埋盒放在一个带孔的陶瓷平台上,并置入有盖的玻璃容器内,注入稀释的甲酸溶液,下方使用磁力搅拌棒旋转。每天早晨将包埋盒取出并行X线检查。如果还有钙质残留,则放回包埋盒以进一步脱钙。此过程最多重复7天。如果第7天仍有少量钙质残留,那么标本可根据病理医生的自主判断继续脱钙。当X线检查证实已无钙质时,剩下的工序则和无矿化组织相同,即将包埋盒浸入10%的中性甲醛缓冲液,继而转移到组织自动处理机。之后将组织包埋入石蜡,切片机切片,贴附于载玻片上,染色,并用盖玻片封片。

必须提醒一句:并非所有坚硬组织都有矿化。致密的非矿化胶原也会和矿化组织一样难以切割。这个问题在一些成骨性肿瘤(即某种骨肉瘤)中常可碰到,包括骨母细胞性骨肉瘤、骨旁骨肉瘤、髓内高分化骨肉瘤及化疗后的骨肉瘤。尽管脱钙显然已很充分,但组织仍然难以切割,且无论脱钙耗时多长都没有任何帮助,因为问题不在钙质而在于致密胶原。

应当牢记,判断一个标本是否需要脱钙的决定基本上是无法撤销的。万一有矿化标本在处理时未经脱钙,则应返工重新处理,而标本随后用于脱钙。然而这一过程极具破坏性,会由此造成组织学材料极度失真变性,几乎无法读片。另一方面,如果操作得当,现代脱钙技术几乎不会影响我们制作技艺精湛的组织学切片的能力,而且与此同时还保留了和其他经甲醛固定、石蜡包埋组织一样的固有特性。总之,一有疑问就将组织送去脱钙,最多会导致延迟,也只是一个很小的代价。

组织送检

与所有外科标本一样,对从骨病变中需要送检多少量的组织用于组织病理学检查这一问题难以客观地做出回答。作为病理学家,我们有两种截然不同的观点:学术好奇心鼓励送检大量组织,而从经济学角度和效率来看则倾向于送检最少量的组织,其足够准确分析病例即可。

对于需要明确诊断的病例,我们倾向送检更多的组织以用于组织学分析。诊断越不确定,需送检组织越多。

全部组织标本

因为用于诊断的组织学特征可能仅局限于标本中的某一小部分,所以在处理诊断性活检标本时,我们发现将大部分组织都送检更为有用和高效。对于穿刺活检病例,我们总是将整个标本全部送检。当有多条穿刺组织时,我们分别将每条组织或穿刺片段放在单独的包埋盒中。将多条组织置入同一包埋盒中可能看上去是一种处理组织的高效手段,但其常常令人失望。在石蜡包埋过程中,这些片段的三维定位可能存在问题。不合理的摆放可导致组织“倾斜”而在多个平面相互交错,且难以分别辨认每条组织的方位。这种定位误差会导致无法获取每条组织或穿刺片段的完整组织切面以用于组织学检查。因此必须要多层次切取组织,才能看到所有的切面。反过来,追求全面分析又会导致浪费大量组织。如果要开展一些特殊检查,这种不必要的组织消耗可能就成为一个严重的问题。每条穿刺组织分别置于单独的包埋盒中送检,由此生成的每一个石蜡块在单一切面切片后行苏木精和伊红(HE)染色,这

样我们就可实现多种目标:观察最大量的可用组织,在有限的组织中开展一些特殊检测以尽可能地获得诊断结果,并且可以保留组织以备将来诊断或科研所用。对于每条组织需置于单独包埋盒中的这一规则,那些开放活检的病例可能是个例外,这些病例的活检组织量更为充足。对于这样的标本,我们允许将多条组织放于一个包埋盒中。

如前所述,动脉瘤样骨囊肿和非骨化性纤维瘤存在一些潜在的处理难题。这些情况下的组织学特征是相对非特异性的,可能要么表现为一个特异性实体瘤,要么表现为一些反应性或退行性形态,其可见于多种原发性骨肿瘤的继发性改变。因此,当所有临床/影像学/组织学图像均支持动脉瘤样骨囊肿或非骨化性纤维瘤的诊断时,送检少量组织就很有可能获得精确诊断。然而,如果有不典型的临床或影像学特征,就可能需要复核大量组织,最多可包括整个活检或刮除标本,以除外各种鉴别诊断,并获得可信的特异性诊断。

代表性切片

绝大多数情况下,将标本全部送检在逻辑上和经济上都是不切实际的。因此,为挑选用于组织学分析的组织,其标准方法需遵循代表性切片的原则。这一概念的本质就在于病理医生有能力检查大体标本并送检有限组织用于组织学分析,且对该有限组织在整个疾病过程中具有“代表性”有信心。这一过程假定检查者熟悉骨大体病理的多样性和细微之处的差别,因此能决定将肿瘤的哪个部分作为样本以用于组织学检查。然而,由于骨肿瘤罕见且往往会转诊至有限的几个专科医院,因此几乎没有病理医生看过足够数量的骨肿瘤标本从而能轻松或老练地对大体标本进行分析和处理。

在病理学的其他领域,我们将代表性切片的概念转化为标准化组织送检系统,而这一方法在肉瘤病理学中已被广泛采用。对于不超过

5 个包埋盒便能装下全部送检组织的病例，我们会送检所有组织。对于病理情况不明且标本最长径不足 10cm 的病例，我们从看起来相似的肿瘤区域中送检 10 个切片。如标本大于 10cm，那么我们会在肿瘤最长径方向从相似区域开始每厘米额外再多取一个组织蜡块送检。我们也会在不同于肿瘤主体大体外观的区域额外再送检切片。

手术切缘的评估

与上皮恶性肿瘤的扩散不同，原发性骨肿瘤直接侵犯到正常软组织在大体标本水平便可观察。肉瘤从肿瘤主体向正常组织发生显微镜下隐匿浸润时距离通常不会太远。因此，对大体标本的仔细检查通常已足以评估软组织切缘。如果标本外表没有大体肿瘤且覆盖有可自由活动的正常软组织，或者荷瘤腔室连同覆盖在肿瘤表面的一层正常分界组织（例如一层完整的筋膜面）一并完整切除，那么我们就认为大体检查已足以评估切缘。另一方面，我们确实会从软组织切缘不活动或固定在下方肿瘤的区域提取组织送检。如果对任何参数有怀疑，我们都会送检组织进行组织学分析。

由于某些原因，髓腔切缘的检查实施起来有些不同。原发性骨肿瘤可以隐匿地侵犯正常骨组织，沿着骨内血管前进，并存在不连续的肿瘤区域（即所谓的跳跃式转移）。与此同时，骨科手术的实体标本带来少许不确定性，其涉及影像学定义的肿瘤范围和手术确定的切缘之间的关系。骨科手术范围必须经软组织评估并根据 X 线片的测量结果总结而成。如果有必要通过以病理为基础的大体分析或组织学分析手段来评估切缘，那就应该和手术同时进行。此时恰当的影像学检查结果应与标本以及用带锯切割和解剖的标本相互关联起来。该方法能直接检视肿瘤，并明确肿瘤与切缘的关系，此时若需额外的手术干预还是易于执行的。作为常规，我们也会从留在患者体内的部分骨组织中留取髓腔内容物进行冰冻切片分析。为避免任何误诊，我们几乎总是与负责手术的医生共同复核大体切缘。

我们自主选用彩色墨水标记标本切缘并在必要时通过该法辨别多个切缘。经初步处理后，标本再用清洁而干燥的 4 英寸×4 英寸棉纱垫擦拭以去除多余墨水。经过短期的空气干燥后，用稀酸喷洒在墨水上以完成干燥程序。

大体标本描述

为骨标本提供精确而有意义的大体描述具有一定挑战性。描述大体的长度和细节很大程度上要反映标本的大小、类型及送检目的。

活检标本

小标本（例如穿刺活检、开放活检、刮除标本及冰冻切片）的大体描述所提供的数据虽然有限但可从中获取潜在的信息。一般而言，应一并包括这些要素：需重复描述的特征（例如颜色、均质性、质地）以及定量评估（例如局灶性或弥漫性）。成骨性肿瘤多为黄色至黄白色，质地一般较硬或呈颗粒感。相反，软骨肿瘤则多为蓝色至蓝灰色，半透明状。典型的小细胞肿瘤为白色或米色，肉质感。很多肿瘤可能呈黄褐色、棕色或红黑色和出血性表现，这些特征可能是肿瘤固有的或其继发性改变所导致的。甲醛固定的组织颜色总是"灰褐色"，出血区除外，其呈"棕黑色"。

除此之外，大体描述还应包括小标本的大小和形状。为了将临床与病理相互关联并保存文件，"切片代码"也应包含上述信息。组织经过处理与包埋后，小标本除了数量、大小和形状以外几乎就没有什么特征可用于解决标本处理中的问题了，如标本混淆、混合或丢失。

刮除标本的大体评估会受到以下因素的妨碍：这类标本大多都会被大量血液覆盖和浸渍，这会掩盖其下方病理过程的真实大体外观。因此,刮除标本在大体检视前必须进行清洗。该清洗过程可用多种方式来实现。我们将组织置于一个盛有水或甲醛的有盖容器中然后摇晃。接着通过滤网倒入内容物,并在纸巾上检查"清洗"过的标本。

最终标本

较大骨标本的大体描述可能会有一些问题。骨骼解剖学的应用知识是完成该工作的先决条件。此外,采用有条理的方法收集信息对于其透彻性和完整性来说很重要。对于大体描述,我们已设计并采用标准化格式,在实现连贯性的同时通过删除无关信息和赘述而尽量缩短文字长度。该体系的本质就是将大体描述划分为含有预定文字内容的几个段落。这一系统灵活可变,能根据各机构的需求来设定精确的内容、顺序及段落数。我们报告的格式如下:

1. 第一段用于列举标本的组成及大小。对于一个正常结构,可以如此表述——如"普通关节软骨",而无需进一步描述。

2. 第二段则专门用于描述主要病理学结果:参照与正常结构间的关系记录肿瘤位置、肿瘤的三维大小及其物理属性(如颜色、质地和均质性)。在处理大多数非骨组织标本时,最多只能估摸着记录肿瘤部位,因为标本一旦离体其定位点就会变得模糊不清且充其量只能粗略估算。对这些病例,肿瘤部位的描述通常以手术切缘或其他非特异性但相对恒定的解剖标志作为参照依据。这样,肿瘤的部位、大小及定性描述就可包含在一个单独段落中。与此相反,在骨组织标本中,其固有的解剖学特征可作为特异性参照点和方向,从而可精确地对肿瘤反复定位并能准确把握临床与病理之间的相关性。有鉴于此,我们中的一些人将这一部分划分为两段:第一段包含了以解剖腔室和结构为参照的肿瘤全部测量值(大小和部位);第二段则描述肿瘤的物理特征。

3. 下一段落用于描述任何易患因素或"次要"病理结果(如内生软骨瘤、非骨化性纤维瘤)。

4. 接下来的段落则用来汇总墨水印迹的编码,其可用于标本定位。一般而言,以下方法有一定帮助:首先列出墨水印迹颜色,随后简要地描述该颜色所对应的组织。描述信息由左至右,以便阅读。

5. 最后一段用来标注切片代码。如果组织块中包含切缘,则应注明其形态(如垂直还是平行于剖面)。由于我们书写的顺序是自左至右,因此我们发现先写字母计数的切片代码,接着再描述对应的组织会有所帮助。

骨骼解剖结构的明确定义使得我们可以精确地指向肿瘤定位。肿瘤要么起源于骨髓腔内,要么起源于骨膜骨皮质表面。如果起源于骨髓腔内,肿瘤的发生则位于指定腔室:骨骺、干骺端或骨干。较大肿瘤可自发生的骨髓腔室延伸至另一个腔室,也可穿过骨皮质侵犯软组织。

在报告形态学特征时,我们尽量使用直接的和特异性的术语而非冗长的描述性语句。例如,基质要么存在要么缺乏,如其存在则要么是骨性的要么就是软骨性的,要用诸如此类的特异性表述。同时,还要描述每种特定基质所具备的特异性颜色、质地及均质性。

术前化疗的应用给骨标本的肉眼观察又增加了一层复杂性。治疗后肿瘤的大体外观取决于多种因素:肿瘤的原始形态,以及继发性和退行性改变相互叠加后的形态。化疗后反应的组织学特征是肿瘤细胞丢失。这一表现可能还伴有炎症、肉芽组织、纤维化、骨愈合反应、囊肿形成、出血和(或)病理性骨折。这些继发性改变的大体特征大多显而易见。然而,活性及失活肿瘤在大体外观上的区别却并没有那么明显。活性肿瘤组织往往具有明亮的色彩、显著的光泽及整体"湿润"的外观。相反,失活肿瘤组织多色彩压抑、黯淡、没有光泽,而且失活肿瘤组织暴露于空气中数分钟后往往呈现出"干枯"或脱水样外观。不幸的是,各种反应性改变(如肉芽组织)与活性肿瘤相似,往往也能保持光泽,这限制了观察色彩和光泽这一方法的特异性和可靠性。相反,黯淡而脱水的外观是肿瘤坏死的相对可靠指征,但并不能鉴别是自发性坏死还是术前治疗的反应。

最后一个注意事项是关于标本口述听写的时间点,这可能会有所帮助。实际操作中,我们主张解剖员不应在取材时,而应在取材完成之后描述标本。我们发现取材后再口述大体外观可减少不必要的描述,因为在取材过程中标本得以在解剖员面前完整"显露"。这么做还可从大体描述中去除所包含的取材技术。这些信息大多是不必要的,却经常作为惯例而被包含在病理报告中。我们采纳的观点是:除了骨骼被切割的平面,我们的报告仅包含特殊的取材技术,常规技术则默认不用描述。

化疗后标本的映射

随着有效药物的开发,化疗在许多原发性恶性骨肿瘤的多学科治疗中起到了核心作用,例如骨肉瘤和尤文肉瘤。越来越显而易见的是,术前化疗可用于评估特殊单药或联用药物治疗某一特定肿瘤在个体患者独特生理环境下的有效性。此外很明显,治疗的总效果与术后化疗的后续反应甚至与患者最终生存情况都相关。术前治疗反应是一个预后因素。实际上,在评判预后因素(例如,肿瘤体积与部位、患者年龄与性别)时,术前治疗反应对骨肉瘤而言最为有用。

治疗-预后之间相关性的发现推动了对治疗反应进行量化评估技术的发展。同时,需认识到骨肉瘤的影像学特征[可在 X 线片、计算机断层扫描(CT)、磁共振成像(MRI)及正电子发射断层扫描(PET)上观察]会改变后续治疗方案,这就要求必须发展用于记录和关联影像学及病理学资料的技术。与其他实体性肿瘤的反应不同,骨肿瘤对治疗的反应并不一定伴有

肿瘤体积的缩小。肿瘤细胞可能会被化疗消除,但肿瘤产生的基质在很大程度上保持不变。然而,骨肿瘤对治疗的反应会产生形态学性质上的改变,这可在影像学的变化中体现。

"标本映射"技术就是为了解决治疗反应的量化分析这一问题而被开发的,其可将临床、影像、大体和组织学结果进行详细的关联。映射的目的在于可以检查大量的肿瘤组织,同时为标本处理和治疗反应的量化分析带来一致性和可重复性的理念。

映射的本质是建立一个标本采样的图像档案。我们在映射标本时使用 X 线,但也可将其他一系列可视化技术用于保存档案,包括标本拍照、标本素描及标本影印。可用两种方式对标本行 X 线照射。第一种方法,在制备标本的 X 线片时使用的是作为研究对象的完整双瓣骨。切割标本表面并将小块放入包埋盒后,截骨模式的记录会用石墨铅笔或蜡铅笔绘制在 X 线片上。铅笔的优点在于摄片时可能是看不到的。第二种方法,整个标本的表面被切成组织包埋盒大小的小块,重新组装后行 X 线摄片。然后将组织块放入编号的处理盒,再用铅笔将序号反转记到 X 线片上。这两种方法我们都尝试过,更倾向使用后者。

映射过程的具体步骤如下。标本沿冠状面、矢状面或斜纵面切割,旨在最大程度地展示治疗后的活性肿瘤表现。与外科医生讨论并回顾术前影像学资料有助于确定含瘤骨的最佳切取平面。从历史上看,动脉造影对于指导切面的选择而言是一种重要检查,但现在通常仅当术前化疗包含动脉内化疗(例如顺铂)时才能获得这些数据。大多数的高级别恶性肿瘤在治疗前的动脉造影呈富血供型。若治疗成功,这种富血供组织分解为肿瘤坏死区域;否则,残留的富血供组织则对应了剩余的活性肿瘤。在使用动脉造影作为指引时,要在能呈现最大量富血供肿瘤的平面切割骨骼。

选定切割平面后,再将骨用带锯切割、拍

照、X 线摄片、浸入 10% 的中性甲醛缓冲液。将由该切割平面所形成的表面再进一步切成适合标准处理盒尺寸大小的格子状小块。那些在单一纵向平面上没有显示但提示有活性肿瘤残留的其他区域需额外再切取一些肿瘤切片。切取后，将组织块按照适当的解剖学关系重新组装，再次用于 X 线摄片(图 4.2)。由此得到的 X 线片和包埋盒用相应的切片号码标记，再将包埋盒送检以进一步固定、脱钙、最终处理和制备切片。尽管可能会有一些例外，但我们发现 X 线片与组织学分析的联合与术前检查结果进行比较会更为接近。同时，我们会从肿瘤初始切面以外的区域送检额外切片。尽管这些切片的取材部位被保存在书面记录中，但这些组织切片并没有通过映射得以表现。这些所谓的随机切片的数量与映射切片的数目相同。

在最终的分析中，标本形象的实体"映射图"被构建后可用于描述记录组织学分析的结果。此映射图能明确标本中活性和失活肿瘤的存在与否，以及肿瘤与正常结构之间的准确关系。其他发现(例如出血、囊肿形成)也可根据需要在映射图上予以标示。然后，映射图就能联合其他术前检查(如 MRI 和 PET 扫描等)结果以评估肿瘤反应。然而，精确、详细、形象的肿瘤映射极度耗费时间和精力：不复杂的小标本需 2~4 小时，复杂的大标本需 4~20 小时。我们不再常规为每一例治疗后的标本构建形象的映射图，是否需要制作正规的形象化映射图则依据标本个案情况而定。

对治疗反应的组织学评估费时又复杂(图 4.3)。熟知未治疗肿瘤的外观则是评估的先决条件。此检查的基本原则就是要估计有多少肿瘤存在以及还有多少仍然存活。治疗成功的标志性反应是肿瘤累及区域的肿瘤细胞脱落或消失。虽然被称为"肿瘤坏死"，但细胞的死亡过程可能反映出治疗所诱导的肿瘤细胞凋亡。任何肿瘤细胞如具有完整、未凋亡的细胞核都被认为是有活性的。为便于分析，我们假定肿瘤所产生的基质间或基质内的空间在术前治疗

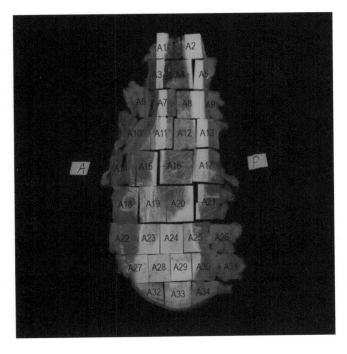

图 4.2　一个肿瘤标本的映射图。显示股骨远端骨肉瘤被切成网格状并重新组装。每个小格均有特殊标签。映射标本行 X 线片之后就能将每个包埋盒的显微镜下发现与大标本的结果联系起来。

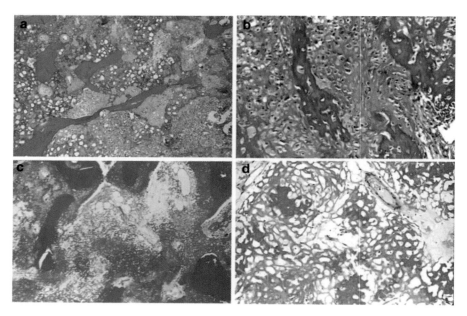

图 4.3   化疗前和化疗后的骨母细胞性骨肉瘤。化疗前(a,b),可见肿瘤中有多形性梭形细胞生成大量骨质。化疗后(c,d),可见坏死证据:肿瘤基本不含细胞,并在骨样基质间可观察到空隙。(见彩图)

实施前都是被活性肿瘤细胞所占据的。我们对活性肿瘤与失活肿瘤的百分比做出评估。为用于报告,这一评估值被表述为"肿瘤坏死率"。

许多方法已被用于治疗反应的定量分析。目前,有两种计算肿瘤坏死的方法在 MD 安德森癌症中心使用。一种是测定每一张切片的肿瘤坏死率,然后计算出病例的整体数值。另一种则是对病例的整体印象进行审核后形成分析报告。对于那些不熟悉此步骤的新手,我们推荐逐张切片计算的方法。在报告治疗反应的分析结果时,这部分的病理报告并不会仅限于简单地陈述肿瘤坏死率。除了失活肿瘤的数量以外,我们还会添加注释以描述活性肿瘤的形式、生长方式、体积以及位置。从实践的角度来看,对术前治疗反应良好的肿瘤内几乎看不到任何显著(即>1.0cm)的活性肿瘤区域。根据以往经验,对术前化疗反应的临床解读被认为有一种"阈值现象":肿瘤坏死≥90%的患者被认为治疗反应好,而肿瘤坏死<90%的患者则被认为反应差。尽管在撰写本书的时候,"坏死阈值"被用于对治疗反应做出决定,但大多数研究者认为术前治疗反应和存活率之间的关系并非只是比阈值高的患者就能存活而低于阈值者则不能存活这么简单,其远比一个数字化的阈值复杂得多——这提示我们医学并非一门科学,而是一种精细的实践艺术。

病理报告

最终的病理报告包含了大体和组织学分析的结果,以及一些特殊检查的数据和基于形态学的临床病理相关性。若有延长脱钙的需要,那么就会延误标本用于组织学分析的时间,并因此导致病理报告撰写和发布的延迟。尽管理论上大家都可以理解,但其仍会经常造成病理医生与临床医生之间的摩擦。有鉴于此,我们提倡病理医生和临床医生之间通过交谈、电话、电子邮件及初步报告的方式保持紧密的合作关系,以便一有信息就可以传递,从而填补由延迟的最终报告而带来的空白。

病理报告的格式已成为一个有争议的话题。我们的观点认为最终病理报告是外科病理学家个人领域内的范畴。然而，考虑到病理报告影响重大以及临床方面不断变化的需求，在输入病理报告内容时应征询所有报告接收者意见的这个做法也不无道理。

目前，报告形式采用叙述型还是摘要型这一问题仍未解决。标准的摘要型报告具有易于阅读、透彻及连贯性的优点，举例如图 4.4 所示。然而，许多病理医生更乐于使用传统的叙述型报告。我们在此问题上的意见是两者皆可，选择哪种报告形式最好由病理医生自己决定。美国病理医师协会创作的癌症协议方案中含有推荐的报告元素及建议的格式（Rubin 等，2011；http://www.cap.org/apps/docs/committees/cancer/cancer_protocols/2011/Bone_11protocol.pdf）。

完整报告应当是所有病理检查的最终结果。然而，由于骨肿瘤罕见，很难收集到有关骨肿瘤的大量有意义数据。有鉴于此，骨肿瘤的病理报告应当尽可能详细和完整，尽管有人可能会认为这样是报告过度。报告中应当包含肿瘤各个方面详细而准确的信息：部位、分类、疾病范围、手术切缘，以及在适当的情况下还有术前治疗反应的评估。

摄影技术

有关医学标本摄影原则的详细讨论已超出了本书的范围。然而，考虑到我们做了大量的工作，我们愿意分享一些所发现的有用经验，并在不显著增加工作量的情况下提高摄影质量。

适当的照明：仔细照明是至关重要的。矿化骨基质的篮状编织结构以及位于基质间非矿化组织的回缩，使骨与骨肿瘤表面呈现出一种独特的三维结构。该结构相应地会导致采用单束光摄影时出现广泛的阴影。因此，我们常规使用至少两束光和两个反光镜，以获得均匀照明的表面。

背景：对这个问题的考虑远远没有引起重视。均匀、平整、干净的背景对于防止观察者分心而言是必要的。彩色背景在部分研究者中很受欢迎。然而，这个做法忽视了"光学色彩渗透"的问题。自然界中没有"纯"色。相反，所有生物的颜色实际上是多种颜色的自由组合，其中某个特征通常会被忽视或无视。在使用人工彩色背景时，总会有与单色背景和多色标本相同的颜色存在。结果，标本和背景的颜色会在交界处融合，从而造成标本边缘不清晰，交界处可能模糊或分不清。相反，黑色不存在任何颜色，而且不会发生这种融合，因而可见清晰的标本/背景分界线。我们发现一张冲印过的 X 线片具有均匀一致的、磨砂的、黑色表面，当被非反射性玻璃覆盖时其能成为理想的背景，可将标本放在上面用于摄影。

清洁：没有什么比清洁不到位的标本更令人分心或难看的了。必要时，穿刺活检标本可用水或甲醛冲洗。如前所述，刮除标本通常浸泡在血液里，可用水或甲醛冲洗。对于较大手术标本的处理，其挑战更大，骨锯会产生伪影：骨粉尘和烧灼。髓腔松质骨区域应用水彻底冲洗，通常还需用刷子轻轻擦拭。手术刷很好用，而且通常都是现成的。此外，由于骨锯的高速切割及其与骨皮质的交互作用，骨粉尘往往会被烧灼，从而产生黏附于皮质骨的棕绿色物质。可用解剖刀片的侧边从骨皮质上刮除该物质。

切割面：尽管有例外，但骨摄影大多仅限于含瘤骨的切割面。考虑到便利性和成本−效益，会有人尝试将标本劈开的两个剖面放入单一视图中。然而，如果图像将被用于发表或出版，这样做只会适得其反。当这些图像被投影时，观众们通常会认为如果两个结构一起被展示，它们肯定有所不同。结果就导致他们会来回看图寻找差异（"Wimbledon 视角"）而非聆听演讲者。因此，应分别拍摄每个侧面，构图越

a

侵犯骨骼的肉瘤

分类：   [肿瘤的总体类型]
　　分组：   常规/变异型
　　类型：   [特殊类型；见 Dahlin 和 Unni,1977]
　　　　主要成分：   [类型],＿＿＿%
　　　　次要成分：   [类型],＿＿＿%
部位：
　　哪一侧：   右/左
　　骨：   [骨骼名称]
　　方位：   近端/中间/远端
　　腔室：   髓腔/表面
　　　　区域：   骨骺/干骺端/骨干
侵犯：   是/否
　　皮质：   是/否
　　覆盖的软组织：   是/否,远处
　　血管：   是/否
转移：
　　跳跃式转移：   是/否
　　其他方式：   是/否
局部侵犯：   是/否,哪里
切缘：   [累及？] 是/否
　　与肿瘤的距离：
化疗后状态：   是/否
　　疗效计量：   ＿＿＿%
其他：

结论：

b

侵犯骨骼的骨肉瘤治疗后,切缘未受累

分类：   骨肉瘤
　　分组：   普通型
　　类型：   骨母细胞性骨肉瘤
　　　　主要成分：   骨母细胞性   60%
　　　　次要成分：   纤维母细胞性   25%
　　　　　　　　　　　　 软骨母细胞性   15%
部位：   骨
　　哪一侧：   右侧
　　骨：   股骨
　　方位：   远端
　　腔室：   髓腔
　　　　区域：   干骺端
　　　　　　延伸：   进入骨干
　　　　　　　　　　　　 局部侵犯骨骺
侵犯：   是
　　皮质：   是
　　覆盖的软组织：   侵犯真正的软组织达 3cm
　　血管：   否
转移：   是
　　跳跃式转移：   是

　　　　　　　　　　　　 直径 2cm
　　　　　　　　　　　　 距原发灶最短距离 2.6cm

　　其他方式：   否
局部侵犯：   否
切缘：   无肿瘤累及
　　与肿瘤的距离   肿瘤距切缘最短距离 2.6cm
化疗后状态：   是
　　疗效计量：   80%
其他：

结论：活性肿瘤大多表现为单个和小灶聚集的散在非典型细胞。然而,在骨髓腔内,尤其是在骨膜下、骨外软组织内存在数个 1.0~2.0cm 的活性纤维母细胞性骨肉瘤病灶。

图 4.4　摘要型病理报告的一个示例。(a)报告中包含的一般信息。(b)一个完整报告的具体示例。

紧凑摄影质量也越高。

裁剪：标本在照片中应当尽量占据最大的区域。要记住目前的数字投影只能播放水平面。如果你为了增加图像大小而从垂直平面拍照，那么计算机会自动将图像重新定位调整至某一侧。你可以通过垂直拍照提高像素密度，但必须记得要进行裁剪并重新定位调整图片，否则其将会被投影在某一侧。

两个观点：胶片和计算机存贮便宜，骨标本则罕见。因此，建议多角度拍摄。尤其要记得拍摄特写镜头，这样很容易看到感兴趣的特征。我们建议先用低倍镜浏览整块骨骼，再将视野集中于整个肿瘤（即裁剪掉正常骨），然后再拍摄肿瘤表面的特写镜头，这样肿瘤与正常组织间的变化以及肿瘤颜色和质地等其他方面的内容都可以观察得到。

干燥：记住要使标本干燥。这样可去除残留的血液和碎片。同时还能去除液体，否则会导致无用的反射平面。

颜色再生：最后一条"漏掉还没讲"的意见。在一些情况下标本已经取材并切割，但必须先用甲醛固定然后才能完成拍照。固定后的标本可以拍摄，但除了含软骨肿瘤以外，其他的效果通常不理想。然而，有方法能够给标本重新上色，即"颜色再生"。将固定后的标本浸泡在 80% 的乙醇内一段时间，然后再拍照。应当记住的是这种方法远远不够完善，并有许多局限性。通过这一做法所得到的"颜色"与自然颜色存在一定差异，不过这样总比没有颜色好。标本颜色再生所花时间的长短是由标本固定于甲醛中的时间长短所直接决定的。我们发现，用甲醛固定了 24~48 小时的标本需要花 4~6 小时进行乙醇处理。固定时间越长，再生时间就越长。对于固定时间超过 7 天的标本我们尚未尝试过这种方法。再生过程是暂时性的，一旦标本从乙醇中取出，标本便开始褪色。因此，标本在拍照前必须保存在乙醇中。从字面理解，标本从乙醇转移到拍摄平面上的时候

就应立即拍照。根据我们的经验，颜色再生只有一次机会。换言之，一旦再生过程实施完毕，颜色便会迅速褪回到甲醛固定过组织的"灰褐色"，该过程无法重复。

特殊检测

在碰到特殊的临床情况或病理结果时，可能会使用特殊的检测方法——电子显微镜、免疫组织化学及分子检测。

电子显微镜

在过去，所有骨标本的采样都会行电子显微镜检查。然而，这是因为当时电子显微镜检查大多都有外部基金的支持。如今，只有疑似小细胞肿瘤的组织以及先前活检材料未得到特异性诊断结果的组织才会常规送电子显微镜检查。我们在 24 小时内完成戊二醛固定和材料包埋。直到标本的光镜结果已被审核并且明显有确切需求行该检测时才会最终决定采用电子显微镜检查。

免疫组织化学

我们目前的固定和脱钙方法所生成的材料似乎能保持完整的抗原性，并能常规进行免疫组织化学检测。对于通过初始筛选技术（例如，冰冻切片或细胞学分析的过程）就强烈提示为某种特定鉴别诊断（例如，小细胞肿瘤）的病例，则要将未染色切片与 HE 染色切片一同准备好。此方法能够实现一次切割蜡块同时满足多种用途，在有效利用组织的同时，最大限度地保留组织以备将来检测并减少重整时间。我们采用"三明治"的方式来切割组织，即预定好切片数目，并将组织贴附于切片上以用于免疫组织化学分析。第一张和最后一张切片用 HE 染色并观察。如果病变存在于第一张和最后一张切片，那么我们就推测它也存在于中间的切片，从而可用于特殊检查。

分子检测

部分骨和软组织肉瘤与一些反复发生的特定染色体易位相关，通常是平衡易位或相互易位，从而导致各个染色体上的一段基因发生融合而产生一个特定的嵌合基因。这些易位通常为特定肉瘤所特有，但已有报道在不同的组织学亚型中存在相同的转录体，比如透明细胞肉瘤与血管瘤样纤维组织细胞瘤（Hallor 等，2006）。融合基因转录体通常会编码一个独特的且调节异常的转录因子以促进基因转录，在罕见肿瘤中，这些基因对于肿瘤生长，也可能对其恶性转化都很重要（Lazar 等，2006）。

尤文肉瘤是最早发现有重现性染色体易位的肉瘤。其特征性易位涉及染色体 11 和 22 长臂相互异位，被命名为 t（11;22）(q24;q12)（图 4.5a，b）。染色体 11q24 上存在 FLI1 基因，它是 ETS 基因家族成员之一，具备转录因子的功能（图 4.5b~e）。EWSR1 基因位于染色体 22q12 上，它有一个 RNA 结合域和一个活化结构域（图 4.5e）。该融合基因由 EWSR1 基因活化结构域（外显子 1~7）与 FLI1 基因 DNA 结合域融合而成，从而产生了一个新转录因子，其异常调节基因的转录，其被认为对该肿瘤的生物学很重要（Delattre 等，1992）。该活性融合基因在衍生的 22 号染色体上形成，而受影响的 11 号染色体上并没有产生有功能的嵌合基因，因此包含了被称为"沉默断点"的结构域。算在一起的话，估计 90% 以上的尤文肉瘤病例中存在多种嵌合型 EWSR1-FLI1 融合转录体，其中包括了这两个基因外显子的各种组合。至少还有 6 个位于不同染色体上的 ETS 基因家族的其他成员也可替代参与易位。其中最常见的是位于 21q22 上的 ERG，其存在于约 5% 的病例中。其余的融合配对则几乎碰不到，所有病例加起来的总数也不到 1%，但随着对这些少见融合转录体的检测越来越常见使这一比例可能会有所增加（Romeo 和 Dei

Tos 2010）。

目前人们普遍认识到，细胞遗传学及分子检测辅助技术对尤文肉瘤的诊断至关重要，而基因鉴定正逐渐发展成为该诊断的标准（Folpe 等，2005）。在遇到一些不寻常的临床或组织学表现时，基因鉴定就显得尤其重要。当诸如 CD99（O13）和 FLI1 之类的免疫组化指标染色为阳性且其他相关免疫染色为阴性时，该结果对于诊断是有帮助的，但这些方法常因缺乏敏感性和特异性而无法给出一个可靠的明确诊断。

当有来自于手术或穿刺活检的新鲜组织可用于细胞遗传学实验室时，则证实染色体易位的传统金标准是染色体核型分析（图 4.5a）。该技术具有开放式的优点；因此其可显示当前任何细胞遗传学事件。仅需要少量纯正的活性肿瘤即可。该技术的缺点是肿瘤通常难以培养生长，大多需要 1 周以上的时间才有明确结果，而且由于 MD 安德森癌症中心是一个转诊中心，转诊来的患者常常只有甲醛固定、石蜡包埋的材料可用于证实诊断。核型可以非常复杂，而且易位可能微小且隐秘，但诸如光谱核型分析（spectral karyotyping，SKY）和荧光原位杂交（fluorescence in situ hybridization，FISH）的方法可帮助阐明染色体状态。

在 MD 安德森癌症中心，用于尤文肉瘤细胞遗传学检测最常见的方式，是用 FISH 法检测甲醛固定、石蜡包埋过的标本（图 4.5c）。该方法采用高度特异的杂交 DNA 探针，其作用于 EWSR1 位点侧面。我们使用的是 Vysis/Abbott 分子生物公司（Des Plaines, IL）的商用探针。每个探针都用不同的荧光发色团标记，红色标记的探针与 EWSR1 位点的着丝粒侧杂交时，而绿色标记的探针则与端粒侧杂交。当探针与一个完整的 EWSR1 位点杂交时，探针之间会非常接近，而它们重叠的光谱则会产生单一的黄色信号。因此，如果一个细胞缺乏 EWSR1 基因重排，则显示两个黄色信号——

每个黄色信号代表成对 22 号染色体中的一条。当 2 个 *EWSR1* 位点中的一个发生重排，那么红色和绿色信号就不再彼此重叠而无法产生黄色信号，如此就可记录到 3 种信号（红色、绿色和黄色）。该过程如图 4.5c 所示，可见典型核型，同时也显示了完整的和重排后的信号。该方法的优点是其具有强大的能力可以检测到所有 *EWSR1* 位点的重排而不管是否有 ETS 家族成员的参与，因此一套探针就可适用于所有病例。唯一的例外则是不涉及 *EWSR1* 位点的罕见尤文肉瘤。例如，有些报道发现该基因的同源体 *TLS/FUS*（16p11）可以替代 *EWSR1*。FISH 方法可用于石蜡切片、细胞学涂片和印片，还可确认在细胞分裂中期的改变以进行传统的核型分析。该方法的缺点是无法提供融合配对基因的相关信息。至少有 5 种其他类型的肉瘤——促结缔组织增生性小圆细胞肿瘤、骨外黏液样软骨肉瘤、透明细胞肉瘤及黏液性脂肪肉瘤和血管瘤样纤维组织细胞瘤这两种肿瘤的亚型——也包含 *EWSR1* 位点的重排，但并不涉及 ETS 家族成员（Romeo 和 Dei Tos，2010）。幸运的是，这些其他类型病变的临床、组织学及免疫表型特征通常很容易与尤文肉瘤相鉴别，因此，该方法在实际应用中出现的非特异性结果通常不成问题。然而，对一些体积小或保存欠佳的活检标本而言该方法可能有问题。在某一肿瘤及患者的完整临床病理学特征尚未明确时，绝不可以单独做出分子诊断学结果。

最后，聚合酶链式反应（PCR）方法可用于阐明精密的融合转录体，该法从新鲜、冷冻的或甲醛固定、石蜡包埋的肿瘤标本中提取 RNA 并反转录为 cDNA。该法的缺点是很难从甲醛固定的组织中提取高质量 RNA，而且要可靠地检测所有变异的易位则需要多套 PCR 和引物。根据我们的经验，要从固定了 5 年以上的石蜡块中提取高质量 RNA 越来越难。对 PCR 的扩增产物行 DNA 测序以验证其一致性是非常重要的，如图 4.5d 所示。该法在 MD 安德森癌症中心已被使用。通常，我们只使用 FISH 或反转录（reverse transcription，RT）-PCR，因为这两种方法可提供分子诊断学的确认。在实践中，那么 RT-PCR 往往比 FISH 更快获得结果，但是如果检测中没有包括少见融合基因所对应的探针，RT-PCR 则可能无法检测到该基因。另外，需要注意的是，FISH 可能比 RT-PCR 更能提供关于脱钙标本的可解释结果，因此标本的固定类型和处理过程对于选择何种分子诊断学方法也非常重要。

有初步证据显示融合配对基因 *EWSR1* 与 *FLI1* 和 *EWSR1* 两个基因断点之间的一致性或许能提供预后相关信息（de Alva 等，1998），但最近针对儿科群体的大样本前瞻性研究没能重复这一结果（van Doorninck 等，2010）。原发性尤文肉瘤患者治疗后在外周血或骨髓中检测到的融合转录体与复发相关（Avigad 等，2006）。尽管这些结果耐人寻味，但在目前只是初步结果，因为其都是基于相对较小样本的回顾性研究，还需要进一步研究来证实。然而不管怎样，很显然，FISH、RT-PCR 和其他遗传学检测所提供的信息在尤文肉瘤和其他疾病中的作用将会变得越来越重要。

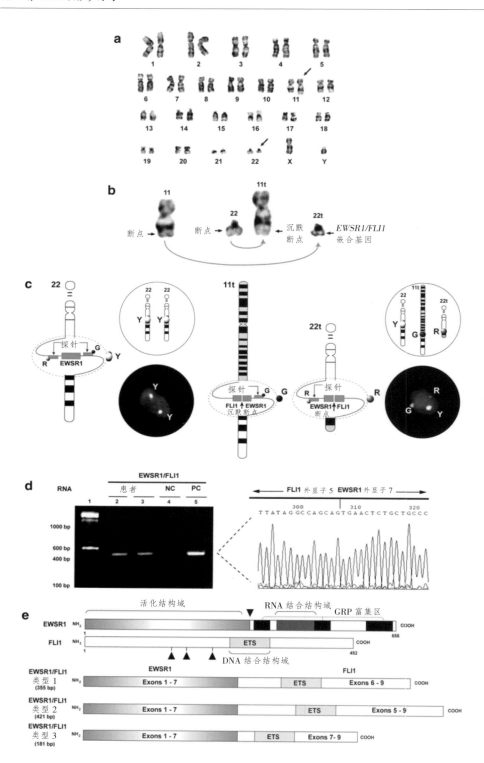

图 4.5　尤文肉瘤的染色体易位。(a)该常规核型显示 11 和 22 号染色体之间的平衡相互易位(黑箭头所示)。(b)11 号和 22 号染色体的放大图可显示断点,包括位于衍生的 11 号染色体上的沉默断点和位于衍生的 22 号染色体上可生成功能性嵌合基因的活性位点。(c)荧光原位杂交(FISH)法依靠两个特异性 DNA 探针分别杂交至 *EWSR1* 位点的着丝粒侧(R,红色标记探针)和端粒侧(G,绿色标记探针)区域。当这两个探针定位在一起时,其光谱重叠形成黄色(Y)信号,因此在正常有丝分裂中期的细胞核中存在两个黄色信号[用 4',6–双脒基–2–苯基吲哚(DAPI)行核复染]。在尤文肉瘤中,端粒侧探针(绿色)最常转移至 11 号染色体上的 *FLI1* 位点。着丝粒侧探针(红色)仍然留在衍生的 22 号染色体上。因为这两个衍生的染色体(11 和 22)相互独立分开,因此可检测到细胞核中存在一个红色、一个绿色和一个黄色信号(分别代表易位的 22 号染色体、易位的 11 号染色体和未受影响的 22 号染色体)。(d)EWS-FLI1 融合转录体也可用 RT-PCR 法从肿瘤细胞中萃取 RNA 来检测。来自一位患者的两个独立样本(第 2 和 3 列)显示 2 型 EWS-FLI1 融合转录体,即在框架中由 *FLI1* 第 5 外显子连接 *EWSR1* 第 7 外显子(已经 DNA 扩增测序证实)。该检测按常规设有阴性和阳性对照(标为"NC"和"PC")。(e)*EWSR1* 基因编码的蛋白包括一个活化结构域和一个 RNA 结合结构域;*FLI1* 基因则是 ETS 转录因子家族的成员之一, 并有一个 DNA 结合结构域。在众多变异的嵌合基因组合中显示了 1~3 型,每一型均由 *EWSR1* 的活化结构域(N 末端)和 *FLI1* 的 DNA 结合结构域(C 末端)组成,形成一个新的转录因子。1 型融合转录体最常见,占所有融合转录体的 50%以上。(Portions of this figure are courtesy of Lynne V. Abruzzo, Kimberly J. Hayes, Bogdan A. Czerniak, Dolores Lopez-Terrada, and Kim Vu [MD Anderson Cancer Center and Texas Children's Hospital, Houston, TX].)

实践要点

- 必须联合分析临床、影像学和组织学的检查结果。
- 代表性切片原则能让我们在有限样品的基础之上对肿瘤标本开展可靠的组织学分析,其要求病理学家熟悉骨肿瘤的大体外观,从而能够选择必要的范围用于研究。
- 所有骨肿瘤标本均需脱钙,除非在特定情况下有令人信服的理由来放弃这一步骤。
- 术前化疗实施以后的特征性反应是细胞脱落[即凋亡(通常被称为肿瘤坏死)]。
- 肿瘤坏死程度的总范围可能具有定性意义,但仍不足以成为定量判断术前治疗反应的手段。
- 化疗后标本的详细映射是得以精确测量肿瘤坏死率的唯一可靠方法。
- 通过 FISH 或 RT-PCR 分子生物学检测来确认诊断,并适当联合临床、放射学和组织学数据,是诊断尤文肉瘤的金标准。

(侯英勇 译　邵叶波 校)

推荐文献

Avigad S, Cohen IJ, Zilberstein J, et al. The predictive potential of molecular detection in nonmetastatic Ewing family of tumors. Cancer. 2006;100:1053–8.

Ayala AG, Raymond AK, Ro JY, Carrasco CH, Fanning CV, Murray JA. Needle biopsy of primary bone lesions. M.D. Anderson experience. Pathol Annu 1989;24:219–51.

Bjonsson J, McCleod RA, Unni KK, Ilstrup DM, Pritchard DJ. Primary chondrosarcoma of long bones and limb girdles. Cancer. 1998;83:2105–19.

Dahlin DC, Unni KK. Osteosarcoma of bone and its important recognizable varieties. Am J Surg Pathol. 1977;1:61–72.

Dahlin DC, Coventry MB, Scanlon PW. Ewing's sarcoma: a critical analysis of 165 cases. J Bone Joint Surg Am. 1961;43:185–92.

Dayton AS, Ro JY, Schwartz MR, Ayala AG, Raymond AK. Raymond's paragraph system: an alternative format for the organization of gross pathology reports and its implementation in an academic teaching hospital. Arch Pathol Lab Med. 2009;133:298–302.

de Alva E, Kawai A, Healey JH, et al. *EWS-FLI1* fusion transcript is an independent determinant of prognosis in Ewing's sarcoma. J Clin Oncol. 1998;16:1248–55.

Delattre O, Zucman J, Plougastel B, et al. Gene fusion with an ETS DNA-binding domain caused by chromosome translocation in human tumours. Nature. 1992;359:162–5.

Dorfman H, Czerniak BA (1998) Bone tumors. Mosby, Saint Louis

Evans HL, Ayala AG, Romsdahl MM. Prognostic factors in chondrosarcoma of bone: a clinico-pathologic analysis with emphasis on histologic grading. Cancer. 197740:818–31.

Fletcher CDM, Unni KK, Mertens F (eds). World Health Organization classification of tumours. Tumours of soft tissue and bone. Pathology & genetics. IARC Press, Lyon: 2002.

Folpe AL, Goldblum JR, Rubin BP, et al. Morphologic and immunophenotypic diversity in Ewing family tumors: a study of 66 genetically confirmed cases. Am J Surg Pathol. 2005;29: 1025–33.

Hallor KH, Micci F, Meis-Kindblom JM, et al. Fusion genes in angiomatoid fibrous histiocytoma. Cancer Lett. 2006;251:158–63.

Jaffe HL, Lichtenstein L. Benign chondroblastoma of bone: a reinterpretation of the so-called calcifying or chondromatous giant cell tumor of bone. Am J Pathol. 1942;18:969–91.

Lazar A, Abruzzo LV, Lee S, Pollock RE, Czerniak BA. Molecular diagnosis of sarcomas: chromosomal translocations in sarcomas. Arch Pathol Lab Med. 2006;130:1199–207.

Lewis MM, Kenan S, Yabut SM, Norman A, Steiner G. Periosteal chondroma. A report of ten cases and review of the literature. Clin Orthop. 1990;256:185–92.

Lichtenstein L, Jaffe HL. Chondrosarcoma of bone. Am J Pathol. 1943;19:553–89.

Nakashima Y, Unni KK, Shives TC, Swee RG, Dahlin DC. Mesenchymal chondrosarcoma of bone and soft tissue: a review of 111 cases. Cancer. 1986;57:2444–53.

Raymond AK, Ayala AG. Specimen management after osteosarcoma chemotherapy. Contemp Issues Surg Pathol. 1988;11:157–83.

Raymond AK, Chawla SP, Carrasco CH, et al. Osteosarcoma chemotherapy effect: a prognostic factor. Semin Diagn Pathol. 1987;4:212–36.

Romeo S, Dei Tos AP. Soft tissue tumors associated with EWSR1 translocation. Virchows Arch. 2010;456:219–34.

Rubin BP, Antonescu CR, Gannon FH, et al. Protocol for the examination of specimens from patients with tumors of bone. Washington DC: College of American Pathologists; 2011. Available at http://www.cap.org/apps/docs/committees/cancer/cancer_protocols/2011/ Bone_11protocol.pdf. Accessed 19 Jun 2012.

Subbiah V, Anderson P, Lazar AJ, Burdett E, Raymond K, Ludwig JA. Ewing sarcoma: standard and experimental treatment options. Curr Treat Options Oncol. 2009;10:126–40.

Toomey EC, Schiffman JD, Lessnick SL. Recent advances in the molecular pathogenesis of Ewing sarcoma. Oncogene. 2010;29:4504–16.

Turcotte RE, Kurt AM, Sim FH, Unni KK, McLeod RA. Chondroblastoma. Hum Pathol 1993;24:944–9.

Unni KK, Inwards CY. Dahlin's bone tumors: general aspects and data on 10,165 Cases, 6th edn. Wolters Kluwer/Lippincott, Williams & Wilkins, Philadelphia: 2009.

Unni KK, Inwards CY, Bridge JA, Kindblom LG, Wold LE. Tumors of the bones and joints. AFIP atlas of tumor pathology. Series 4; Fascicle 2. ARP Press, Silver Spring: 2005.

van Doorninck JA, Ji L, Schaub B, et al. Current treatment protocols have eliminated the prognostic advantage of type 1 fusions in Ewing sarcoma: a report from the Children's Oncology Group. J Clin Oncol. 2010;28:1989–94.

第 **5** 章

骨肉瘤

Patrick P. Lin,Shreyaskumar Patel

目 录

P.P. Lin
美国得克萨斯州（77230）休斯敦市得克萨斯大学 MD 安德森癌症中心外科部 1448 单元骨肿瘤科　邮政信箱
301402
邮箱：plin@mdanderson.org

S. Patel
美国得克萨斯州（77030）休斯敦市 Holcombe 大街 1400 号得克萨斯大学 MD 安德森癌症中心癌症医学部 450 单元肉瘤内科
邮箱：spatel@mdanderson.org

MD 安德森癌症诊疗系列丛书《骨组织肉瘤诊疗学》,P.P. Lin 和 S. Patel(主编)
DOI 10.1007/978-1-4614-5194-5_5

本章概述　骨肉瘤的治疗已成为大多数其他类型肉瘤治疗的基础。最初用于骨肉瘤分期、病理分析、化疗和手术治疗的概念已应用于许多其他肿瘤的治疗。大多数骨肉瘤属于普通型骨肉瘤，一种主要发生于青少年或年轻成人的高级别肿瘤。这些患者的标准治疗包括术前化疗、广泛手术切除、仔细分析切除肿瘤的病理并根据肿瘤坏死率进行术后化疗。还有许多少见类型的变异型骨肉瘤，其与普通型骨肉瘤的表现不同。颅面骨骨肉瘤在组织学上与普通型骨肉瘤类似，但是转移少，预后不同。本章中讨论的其他变异型都具有特征性的影像学、组织学或人口学特征。继发性骨肉瘤发生于原有的骨病变基础上，比其他类型骨肉瘤的预后更差。

引言

骨肉瘤是最常见的骨原发性肉瘤，和所有肉瘤一样，是一种少见的肿瘤。在美国，每年大约有1000例的新发病例，大多发生于年轻患者，高发年龄为20岁左右。原发性普通型骨肉瘤也可发生于年龄较大的患者，但是随着年龄的增加，发生继发性骨肉瘤的可能性更大。这些肿瘤发生于已有骨病灶或病变的患者中，如Paget病。继发性骨肉瘤的诊断意义在于对预后和疗效的预测作用。继发性骨肉瘤的化疗疗效差，预后比原发性普通型骨肉瘤更差。

"骨肉瘤"这个词通常是指发生于青少年的高级别、成骨性肉瘤。实质上，这种描述体现了普通型骨肉瘤的特点，是这种疾病的专有名称。虽然普通型或经典型骨肉瘤占骨肉瘤的大多数，但还存在许多其他少见的变异型骨肉瘤，它们具有不同的临床特征、预后和治疗方法。因此，在讨论这种疾病时，应该明确区分是哪种类型的骨肉瘤。

普通型骨肉瘤的治疗代表了多学科综合治疗的模式，是治疗其他肉瘤的范例。一些少

见肉瘤的治疗是根据普通型骨肉瘤的治疗方案进行的，如去分化软骨肉瘤。如果将来可以发现更新、更有效的药物，希望目前被认为治疗抵抗的肉瘤有一天可采用相似的策略成功治疗。

现在认为某些其他肿瘤与骨肉瘤密切相关，特别是第8章（"罕见的骨组织肉瘤"）中讨论的骨恶性纤维组织细胞瘤(MFH)，可能是骨肉瘤的一种变异型。虽然在组织学表现上骨MFH与软组织MFH几乎完全相同，但是骨MFH的生物学行为和治疗反应更类似于普通型骨肉瘤。

本章节将讨论骨肉瘤拟诊病例的分期和诊断检查，以及普通型骨肉瘤及其变异型的治疗。骨肉瘤的分类如表5.1所示，该分类以世界卫生组织(WHO)成骨性肿瘤分类(Schajowicz 1993)为基础并做一些修改。特别需要指出的是，表5.1所列的几种临床变异型不属于原来的WHO分类。颅面骨骨肉瘤和继发性骨肉瘤是两种重要的类型，与普通型骨肉瘤的特征明显不同。这些疾病将在下面的章节单独进行讨论。此外，也将提及几种少见的组

表5.1　骨肉瘤的分类

普通型(经典型)骨肉瘤
　骨母细胞性骨肉瘤
　软骨母细胞性骨肉瘤
　纤维母细胞性骨肉瘤
高级别骨肉瘤的少见变异型
　毛细血管扩张型骨肉瘤
　小细胞性骨肉瘤
　上皮样骨肉瘤
　巨细胞型骨肉瘤
颅面骨骨肉瘤
分化良好的髓内骨肉瘤
骨旁骨肉瘤
骨膜骨肉瘤
高级别骨表面骨肉瘤
继发性骨肉瘤

织学变异型,如毛细血管扩张型、小细胞性、上皮样和巨细胞型骨肉瘤。本章将重点讨论具有独特临床表现、预后或治疗的变异型。其他变异型的组织学表现可能不同,但是治疗和预后与普通型骨肉瘤相同,因此仅做简单介绍。

诊断检查和分期

　　骨肉瘤的检查包括详细的病史采集和体格检查。典型症状包括深部、持续性疼痛和受累部位的肿胀。多部位疼痛可能预示骨转移的存在,应进行相应的检查。家族史是很重要的,可提供家族性遗传性疾病的线索,如视网膜母细胞瘤和 Li-Fraumeni 综合征(*TP53* 基因突变),这两种疾病均可引起骨肉瘤。除病史和体格检查外,对疑似骨肉瘤病例的标准评估检查包括实验室检查、整个受累骨的 X 线片和磁共振成像(MRI)扫描、胸部 X 线片和计算机断层(CT)扫描、全身骨锝扫描和影像引导下经皮穿刺活检。

　　实验室检查应包括全血细胞计数,血清电解质、血尿素氮、肌酐、钙、磷、镁测定以及肝功能试验。有些作者认为,碱性磷酸酶和乳酸脱氢酶水平升高可以初步反映肿瘤负荷高,其与预后不良有关(Meyers 等,1992)。

　　受累骨的 X 线片是一项重要的检查,其可以提供诊断信息并定量评估治疗反应。为了诊断的需要,检查必须包括整段骨在内以除外跳跃性转移,这是骨原发部位不连续的病灶。骨肉瘤的典型表现为软组织中存在稀疏、云雾状骨化,并伴有穿凿样骨质破坏(图 5.1)。骨化的数量可以有很大的变化。最初可能没有太多的骨化,特别是毛细血管扩张型骨肉瘤,几乎都是溶骨性病变。当治疗有效时,骨外软组织肿块出现骨化,并且密度更高。肿瘤的边缘出现非常清晰、成熟的骨化,预示着全身治疗的反应好。

　　MRI 横截面和多平面成像可提供肿瘤侵犯骨外软组织和骨髓范围的详细解剖学信息,再次强调,应该包括整段骨扫描。胸部 X 线片和 CT 扫描对于筛查肺转移是很重要的。[99m] 锝全身骨扫描用于评估可能存在的骨转移。骨扫描偶尔可以显示肺部病灶的活性,并可能有助于确定该病灶是否为转移。

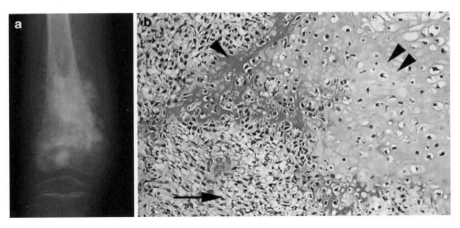

图 5.1　骨肉瘤的影像学和组织学表现。(a)骨肉瘤一般发生于少儿或年轻患者的股骨远端。软组织中存在稀疏的骨化,而骨内病灶一般为硬化和溶骨混合的区域。(b)在组织学上,同一肿瘤中可见不同程度的骨母细胞(单三角箭头所示)、软骨母细胞(双三角箭头所示)和纤维母细胞(单箭头所示)分化区域。恶性梭形细胞形成骨样组织是诊断骨肉瘤的必要标准。Image © 2013, A. Kevin Raymond used with permission.(图 b 见彩图)

除了这些标准检查外，^{18}F 示踪的氟脱氧葡萄糖(^{18}F-FDG)正电子发射断层(PET)CT 显像是另一种初诊时常用的影像学检查。虽然PET/CT 还不是被广泛接受的标准检查，但是，由于在筛查隐匿性转移灶及预测治疗反应中的应用潜力，其对临床医生而言是一种具有吸引力的检查手段。进一步提高其特异性和敏感性可使其作为一种肿瘤切除术前反映化疗疗效的替代手段。无论是对肿瘤内科医生还是骨科医生，PET/CT 评估对于指导治疗均具有重要意义。

与 PET/CT 一样，肿瘤动脉血管造影也不是一项标准检查，但其对于动脉内的治疗至关重要。动脉血管造影为监测治疗反应提供了一种很好的方法。血供丰富区域造影剂摄取的明显减少表明化疗反应好。

骨肉瘤的确诊仍需通过活检组织病理学检查。在 MD 安德森癌症中心，历来主张穿刺活检而非开放活检。活检技术在第 3 章("用于诊断骨组织肉瘤的影像学引导下的经皮穿刺活检")中进行了详细讨论。在罕见的情况下，穿刺活检没有取到诊断需要的组织时，应该由经验丰富的骨肿瘤科医师进行小切口活检。重要的是，活检切口与以后的肿瘤手术切口位置应保持一致，以确保活检路径随后一并切除。

通常采用传统的肌肉骨骼肿瘤协会(MSTS)分期系统(表 5.2)进行分期。根据该分期系统，非转移性普通型骨肉瘤一般属于ⅡB期。ⅡA 期适用于少数情况下，即肿瘤仅限于髓内且不伴骨外生长。无论转移部位在何处，只要有转移则为Ⅲ期。最常见的转移是通过血行播散至肺。第二个常见的部位是骨骼。淋巴结累及罕见，且一般发生于疾病的晚期。

以 MSTS 为基础的分期系统目前仍在广泛使用中，并且 MD 安德森癌症中心也更为推崇该分期系统。然而，对于这种分期系统的质疑之一在于，除了根据转移外，它没有将普通型骨肉瘤患者进行分层。根据定义，普通型骨

表5.2　肌肉骨骼肿瘤协会分期系统

分期	分级	原发肿瘤	转移
ⅠA	G1	T1	M0
ⅠB	G1	T2	M0
ⅡA	G2	T1	M0
ⅡB	G2	T2	M0
Ⅲ	任何	任何	M1

缩略词：G1,任何低级别肿瘤；G2,任何高级别肿瘤；T1,肿瘤位于间室内(局限于骨)；T2,肿瘤位于间室外；M0,无转移；M1,任何转移(区域或远处转移,包括淋巴结)。
Adapted with permission from Enneking WF, Spanier SS, Goodman MA. 肌肉骨骼系统肉瘤外科分期系统。*Clin Orthop Relat Res* 1980;(153):106–120.

肉瘤是一种高级别的肿瘤，因此，至少应属于Ⅱ期，而非Ⅰ期。骨内与骨外肿瘤(ⅡA 期对ⅡB 期)之间的差别并不能将具有不同预后的患者区分开来。

最新版(第 7 版)的美国癌症联合委员会(AJCC)分期系统(Edge 等，2010)将肿瘤的大小以及是否存在跳跃性转移纳入其中（表5.3）。Ⅰ期仍指低级别肿瘤，而Ⅱ期则以高级别肿瘤为特征。根据肿瘤大小分为 A 组和 B 组，以 8cm 为分界点。Ⅲ期表示有跳跃性转移。新版中Ⅳ期的特点是存在转移性肿瘤。在撰写本文时，这个分期系统尚未得到普遍的接受和采用。人们并未普遍接受 8cm 作为区分大、小肿瘤的最适合的分界点。尚不清楚这个分期系统在今后的版本中是否会进一步修改或保留现有的样式作为标准。随着对这种疾病的生物学基础的认识持续深入，将来的分期系统可能会整合更多以分子为基础的参数。

普通型骨肉瘤

临床特征

普通型骨肉瘤是以年轻患者为主的疾病。

表5.3　美国癌症联合委员会骨肿瘤分期系统

分期	原发肿瘤	区域淋巴结	远处转移	组织学分级
ⅠA	T1	N0	M0	G1,2 低级别, Gx
ⅠB	T2	N0	M0	G1,2 低级别, Gx
	T3	N0	M0	G1,2 低级别, Gx
ⅡA	T1	N0	M0	G3,4 高级别
ⅡB	T2	N0	M0	G3,4 高级别
Ⅲ	T3	N0	M0	G3,4
ⅣA	任何 T	N0	M1a	任何 G
ⅣB	任何 T	N1	任何 M	任何 G
	任何 T	任何 N	M1b	任何 G

定义：T1,肿瘤最大径≤8cm；T2,肿瘤最大径>8cm；T3,骨原发部位不连续的肿瘤；N0,区域淋巴结无转移；N1,区域淋巴结转移；M0,无远处转移；M1a,肺；M1b,其他部位；G1,分化好——低级别；G2,中分化——低级别；G3,分化差；G4,未分化；Gx,分级不能评估。Reprinted with permission of the American Joint Committee on Cancer(AJCC), Chicago, Illinois. The original source for this material is the *AJCC Cancer Staging Manual*, 7th edition (2010), published by Springer Science and Business Media LLC, www.springer.com.

高发年龄为 20~30 岁,老年人罕见,有意思的是幼年患者也很少见。男性略多见。最常见的发病部位是膝关节周围,首先是股骨远端的干骺端,其次是胫骨近端的干骺端,这些部位总计约占所有病例的 1/2。其他常见的发病部位有股骨近端和肱骨近端的干骺端。所幸,发生于骨盆和脊柱的骨肉瘤较为罕见,因为这些部位的手术难度更大,复发率相对更高。

普通型骨肉瘤有 3 种组织学亚型:纤维母细胞性、软骨母细胞性和骨母细胞性骨肉瘤。3 种亚型均存在由恶性梭形肉瘤细胞产生的骨样组织(不成熟的骨基质)。实质上,骨样组织的存在有助于确定骨肉瘤。通常,在任何普通型骨肉瘤中,都不同程度地存在这 3 种细胞亚型。肿瘤特定亚型的命名仅仅是根据其主要的细胞组成成分。在纤维母细胞性骨肉瘤中,相比骨样组织的数量,纤维母细胞性梭形细胞的比例更多。在软骨母细胞性骨肉瘤中,相比骨样组织的数量,软骨细胞和软骨基质的比例更高。骨母细胞性骨肉瘤主要由骨母细胞和致密、丰富的骨样组织组成。

初始治疗

方法及原理

在 MD 安德森癌症中心,普通型骨肉瘤的治疗方案较为独特。与其他中心相同的是,治疗包括全身化疗和手术。但是,不同之处在于,术后化疗方案的调整和术前动脉内化疗的使用。如下所述, 这种治疗方法的原理是基于 MD 安德森癌症中心的理论基础和经验。

已发表的许多文章报道了普通型骨肉瘤的不同化疗方案。不同研究之间的比较是困难的,由此推断一种治疗方案优于另一种也是有风险的。虽然不同的研究采用的化疗药物基本相同,但是,不同的剂量与方案会影响结果的可比性。

根据已发表的经验得出一些治疗原则。首先,成功的治疗需要包括全身化疗和肿瘤的手术切除。单一治疗的治愈率是很低的,当然也不一定是零。在应用有效的化疗之前,直接接受截肢术患者的治愈率为 15%~20%。治愈率低表明,大多数患者在起病时已存在微小的转移性肿瘤。与单纯手术一样,单纯化疗对肿瘤长期控制的概率也很低。MD 安德森癌症中心的经验显示,仅接受积极的化疗并获得持续缓解的患者最终仍会复发(Jaffe 等,2002)。

根据已发表的经验得出的另一个原则是,为获得最佳治疗效果必须联合有效的药物。目前最有效的药物包括多柔比星、顺铂、异环磷酰胺和甲氨蝶呤。从历史上看,甲氨蝶呤是第一个对骨肉瘤确实有效的药物,但是作为单药,它的有效率比其他药物低。多柔比星和顺铂的有效率更高,现在是一线药物。其次有效的药物是异环磷酰胺和甲氨蝶呤。近来,吉西他滨和多西他赛(泰素帝)联合也显示出一定的抗肿瘤活性,被认为可能是二线方案的合理选择。其他一些活性较低的老药包括放线菌素 D、博来霉素和环磷酰胺。

迄今为止,有几个关于化疗的关键性问题悬而未决。关于化疗药物的最佳组合,仍有争论。应该采用两药、三药、四药还是更多药物?联合更多的药物并不是完全有益的,反而可能会影响最有效药物的剂量强度。关于"个体化"化疗的策略是否有可取之处也存在争论。这个概念涉及改变对于初始药物未获得良好反应的患者的术后化疗药物。最后,对于动脉内与静脉内化疗的疗效也有争议。

为了使这些争论有现实意义,应当牢记肿瘤之间存在的固有差异,所有肿瘤生来并不相同。有些肿瘤对化疗反应好,有些没有反应。更为重要的是,有些肿瘤对某些特定的药物反应好,而其他药物可能无效。这些差异是肿瘤遗传异质性的表现。

在这种背景下,MD 安德森癌症中心化疗方案的基本原理就变得更为清晰。我们在治疗方案中增加了灵活性,而不是采用相同的药物组合来治疗所有的肿瘤。术前所给予的多柔比星和顺铂这两种药物是在过去的研究中疗效最好的。由于它们的作用机制和毒性反应并不

重叠,因而成为足量联合治疗的理想药物。这种联合使患者对初始治疗有反应的可能性最大。术前化疗 4 个周期后,患者接受手术切除原发肿瘤。如果肿瘤坏死率不明显(即小于95%),那么术后改用另两种有效的药物:异环磷酰胺和甲氨蝶呤。高剂量给予这些药物以保证其疗效最大化。

根据患者的治疗反应进行个体化化疗的概念已经存在一段时间了。纪念斯隆-凯特琳癌症中心的 Meyers 等在一项研究中(1992)尝试了个体化化疗,但并未发现其对生存有显著的改善。值得注意的是,在这个研究和其他研究中,术前化疗方案包括了很多种药物,而临床医生不可能知道哪些药物有效、哪些药物无效。如在纪念斯隆-凯特琳癌症中心的 T12 方案中,术前治疗包括了甲氨蝶呤、多柔比星、顺铂、博来霉素、环磷酰胺和放线菌素 D。

MD 安德森癌症中心的个体化化疗方案与以前的尝试明显不同。术前仅给予多柔比星和顺铂这两种药物。如果肿瘤反应不好,换成其他药物更为合理,而不是继续保留不敏感的药物。事实上,MD 安德森癌症中心的回顾性数据表明,一线化疗方案疗效不佳的患者,在换成大剂量异环磷酰胺和甲氨蝶呤后,生存率显著改善。1980~1992 年期间,123 例 16 岁及以上的肢体原发、普通型骨肉瘤患者接受了治疗。在此期间,患者接受了多柔比星和顺铂的初始治疗,而这也是早些年仅有的药物。在研究阶段的后期,从 1989~1992 年期间,对一线化疗反应差(肿瘤坏死率小于 90%)的患者给予了大剂量异环磷酰胺和甲氨蝶呤。这些患者的 5 年持续无病生存率为 67%,显著优于化疗反应差、术后未接受异环磷酰胺和甲氨蝶呤的患者,后者仅为 24%($P=0.015$,Benjamin 等,1995)。值得注意的是,接受甲氨蝶呤单药的患者并未获得与异环磷酰胺和甲氨蝶呤联合治疗相同的疗效。即使术后调整为异环磷酰胺和甲氨蝶呤联合治疗,这些患者的生存率明显低

于术前化疗反应好的患者(坏死率至少 90%)，后者的 10 年持续无病生存率和总生存率分别为 74% 和 76%。

个体化化疗仍然处于婴儿期。目前，我们在分子水平上了解肿瘤的能力也处于起步阶段。可能有一天，我们会通过一种手段，在诊断时就能确定患者的肿瘤是否携带某些特定药物的生物靶点。随着我们认识肿瘤分子特征能力的提高，可以想象，以后将根据肿瘤耐药细胞株的生物靶点来指导术后化疗药物的选择。

个体化化疗的好处之一在于，患者不再需要千篇一律地承受化疗毒性反应。以上所提到的药物均有严重的长期毒性反应。对所有患者不加选择地追求化疗剂量强度的最大化，将使很多患者出现并发症，从而严重影响他们的总体生活质量和功能。发现那些术后仅需适度化疗的患者，应该成为将来治疗中一个值得努力改善的重要方面。

除了个体化化疗，MD 安德森癌症中心化疗方案的另一个独到之处在于，在可行的情况下，术前动脉内给予顺铂。这种策略的理论基础是，与其他的给药方法相比，其能够将更高剂量的化疗药物注入原发部位。Rizzoli 研究所的数据显示，与静脉内给药相比，接受动脉内顺铂化疗的患者对初始治疗反应好的比例更高(Bacci 等，1992)。而且，MD 安德森癌症中心的数据清楚地表明，局部复发率与患者对化疗的反应直接相关。对诱导化疗反应良好的患者，其局部复发率显著降低。在增强原发部位化疗疗效的同时，症状也得到迅速缓解。此外，该给药方法也促进了保肢手术的实施，从而使更多的患者成功获得保肢。

化疗方案

我们的标准治疗方案如图 5.2 所示。总而言之，患者接受术前 4 周期多柔比星($90mg/m^2$)静脉给药和顺铂($120mg/m^2$)动脉内注射。通过对切除标本的仔细病理检查来确定肿瘤坏死率。在我们现在的临床实践中，根据 95% 来区分最优和次优的坏死，而不是 MD 安德森癌症中心发表的数据中所采用的 90%(如上所述)。这种改变是基于另一项对我们自己数据库的分析，这项研究结果显示，肿瘤坏死率为 85%~90% 的患者，其持续的无病生存率反而优于坏死率为 91%~95% 的患者。因此，我们将坏死率分层细化为 5% 而不是 10%。对此结果的一个可能解释是，坏死率为 85%~90% 组转换为异环磷酰胺和甲氨蝶呤方案，而坏死率为 91%~95% 组未接受这种术后强化治疗。目前，化疗反应良好的患者(肿瘤坏死率至少 95%)接受术后短程治疗：4 个周期多柔比星($75mg/m^2$)和异环磷酰胺($10g/m^2$)。虽然对于化疗反应好的患者也可以继续用顺铂而非异环磷酰胺，但是 MD 安德森癌症中心更倾向于在术后阶段选用异环磷酰胺。而对于化疗反应欠佳的患者(肿瘤坏死率小于 95%)，则对于更换为异环磷酰胺($14g/m^2$)和甲氨蝶呤($10~12g/m^2$)的方案。根据患者的耐受性，每隔 3~4 周给予大剂量异环磷酰胺，共 6 周期；每隔 2 周给予大剂量甲氨蝶呤，共 6 周期；每 3 周期交替使用。

关于给药有几点值得注意。72~96 小时以上持续输注方式给予多柔比星可减轻心脏毒性。动脉内注射顺铂($120mg/m^2$)的同时可以经中心静脉注射多柔比星。治疗前给予 5% 葡萄糖生理盐水水化，治疗后静脉注射甘露醇溶液水化，其对于减少顺铂的肾毒性很重要。

外科手术

骨肉瘤的根治性治疗需要原发病灶的扩大切除术，切缘阴性。过去，不同的作者推荐的骨切缘为 3~7cm，但这些推荐大多是在 MRI 应用之前。现在 MRI 能够显示肿瘤的边界，因而可以接受更小的切缘。只要可行，1~3cm 的切缘是可取的，特别是在骨干切除时，多切除 1cm 骨一般不会影响功能。然而，对于保留骨骺的切除术以及在其他困难的情况下，如果术

术前方案

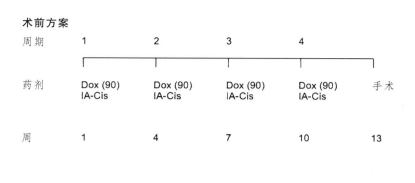

术后方案–反应好的

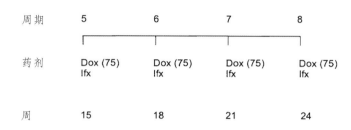

术后方案–反应差的

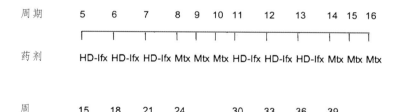

图 5.2   MD 安德森癌症中心普通型骨肉瘤标准化疗方案的示意图。所有患者接受同样的术前化疗方案。术后化疗是根据术前化疗的反应，由切除标本中的肿瘤坏死率来确定。过去，如果观察到至少 90% 的坏死率，就认为患者是"反应好的"。目前，在 MD 安德森癌症中心，"反应好的"分界点更倾向于 95% 的坏死率。获得这一肿瘤反应率的患者接受术后短程化疗。相反，反应不佳的患者术后接受异环磷酰胺和甲氨蝶呤治疗（根据患者的耐受性，每种药各 6 周期）。Dox：多柔比星（90 或 75mg/m²）；IA-Cis：动脉内注射顺铂；Ifx：异环磷酰胺；HD-Ifx：大剂量异环磷酰胺；Mtx：甲氨蝶呤。

前 MRI 显示了清晰的肿瘤边界，那么 1cm（或更小）的切缘可能也是可以接受的。但术中应与病理科医生一起仔细检查切缘附近，这对于减少局部复发的机会是重要的。

更难定义的是软组织切缘多大才合适。据 MD 安德森癌症中心的手术经验中得到的数据显示，局部复发的风险很大程度上取决于对化疗的反应。肿瘤坏死率达 99%~100% 的患者，其局部复发率仅为 1%。这个结果与手术切缘的争论有关。武断地确定一个数值作为所有情况下都适用的"充分"切缘，虽然简单，但是并不特别有用。目前的挑战在于在术前如何确定患者对化疗有反应。这些信息有助于外科医生根据不同的区域调整相应的切缘。

目前,没有哪项检查与预测肿瘤坏死率有高度相关性。仔细评估所有的影像学检查结果是确定术前化疗有效性的重要方法。值得注意的是,实体肿瘤疗效评价标准(RECIST)的规则不适用于骨肉瘤,不应采用。在 X 线片、CT 和 MRI 扫描上显示的肿瘤缩小确实是一个好的迹象,但缩小的程度各不相同,因为肿块可能骨化而不缩小。除了肿瘤大小,肿瘤血供也是反映疗效的指标。就这一点而言,系列动脉血管造影是重要的监测手段。有人认为,所有富血供区域的消失是预后好的一个表现。

肿瘤出现钙化表现和清晰的边界是治疗有效的表现。这种现象可以在 X 线片上观察到。在模棱两可的情况下,CT 扫描是很有帮助的,尤其当肿瘤与重要的血管神经和软组织结构相邻时。如果肿瘤的边缘出现光滑、连续的钙化区,则表示化疗反应好。在这个钙化区域以外的组织不可能被肿瘤侵犯,可以安全地保留。对于股骨远端和胫骨近端的肿瘤,在确定保留腘窝的神经、血管是否安全时,这种评估是极为重要的。在肿瘤没有出现钙化的区域,切除肿瘤周围更大的范围、获得更大的切缘是必要的。

大多数普通型骨肉瘤患者可行保肢手术。如果术前 MRI 和 CT 扫描没有显示血管神经或大范围的软组织侵犯,则可以安全地切除肿瘤和肢体重建。在手术切除时,为了确保骨切缘阴性,病理科医生要通过冰冻切片评估骨髓切缘,并对肿瘤进行切片评估。

在常见的股骨远端和胫骨近端部位,通常可进行关节内切除术。然而,首先必须认真研究术前 MRI 扫描以确保肿瘤没有沿着十字韧带或侧副韧带侵入膝关节。在 MD 安德森癌症中心,正如第 9 章("骨组织肉瘤切除后的骨重建")中所讨论的,我们更愿意用人工假体重建股骨远端,用异体骨–假体复合物重建胫骨近

端。在肱骨近端,由于肿瘤侵入盂肱关节的可能性明显增加,因此在这种情况下,必须在关节囊外进行关节外切除。此外,肿瘤可能直接侵犯三角肌,因此有必要切除这块肌肉。可是,回顾我们的手术经验表明,在大多数情况下,可以进行保留三角肌的关节内手术。如果肩袖得以保留,那么异体骨–假体复合物可以确保完好的功能。如果无法保留肩袖,但是三角肌和腋神经保存完好,那么,逆置式肩关节人工假体可提供良好的功能。

在一些情况下,由于肿瘤广泛侵犯相邻的神经血管结构或软组织,而难以获得阴性切缘时,则需要进行截肢术。对于股骨远端和胫骨近端的骨肉瘤,需要进行膝关节以上的截肢。虽然传统认为患者在心理上接受截肢更困难,但截肢确实可以使患者更快地恢复活动,也可以避免保肢术可能出现的人工假体和异体骨的相关并发症。采用现代人工假体可以获得相当好的功能。

随访

无转移的普通型骨肉瘤患者的预后相当好。5 年总生存率为 65%~75%(图 5.3;Meyers 等,1992;Bacci 等,1998;Meyers 等,1998;Le Deley 等,2007;Meyers 等,2008;Bielack 等,2009)。如上所述,影响生存率的最重要因素是对化疗的反应。其他影响生存时间的预后因素包括肿瘤的大小、肿瘤的部位、患者的年龄和遗传基因突变。

长期密切随访是治疗成功的关键。如第 14 章("骨组织肉瘤治疗后的随访评估和监测")所述,高级别肉瘤的一般随访时间采用修订的美国国立综合癌症网络(NCCN)指南。最初 2 年中,患者每 3 个月随访 1 次,此后逐步减少频率。在 5~10 年间,患者每年随访 1 次。我们的经验表明,10 年以后,即使复发或发生继发性肿瘤的风险极低,也仍需要对骨科植入物、心脏功能和听力等因素进行评估。

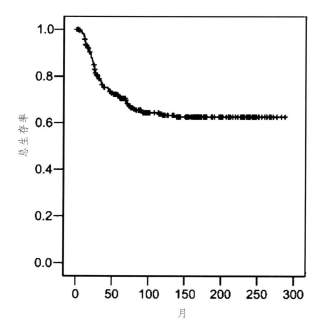

图 5.3　MD 安德森癌症中心在 1980~2005 年之间治疗的 314 例无转移的普通型高级别骨肉瘤患者的总生存持续时间。

在这里,几点与骨肉瘤相关的问题尤其值得强调。患者需要评估至少 10 年,原因在于有效化疗的使用改变了这种疾病的自然史。过去,肿瘤常在 5 年内复发,而现在化疗延迟了其复发的时间。而且,治疗相关的并发症可能在 5 年后出现。有必要阐述特殊的化疗相关并发症。多柔比星引起的心肌病与药物的累积剂量和输注持续时间有关。受影响的患者应根据临床表现进行超声心动图和心脏负荷试验。异环磷酰胺和顺铂的治疗可出现肾毒性。异环磷酰胺对肾脏的影响可能会在治疗停止前都不明显,有时在使用非甾体类抗炎药物和其他肾毒性药物后会加重其表现。顺铂的主要毒性反应是耳毒性和感觉神经病变。在累积剂量大于 300mg/m² 的患者中,这些毒性反应以不同的程度持续存在。大剂量异环磷酰胺会加重这些反应。应根据患者的临床表现进行耳科检查以评估听力损伤程度,并判断是否有必要安装辅助听力设备。

手术并发症通常因为重建方式的不同而不同。安装了某种类型人工假体的所有患者,术后需要终身监测远期并发症,如无菌性松动和硬件故障。用异体骨,特别是用关节异体骨重建的患者,最终都可能因为发生关节炎而需要进行关节置换术。截肢术后,患者也需要定期在假体修复专家那里随访,以维护人工假体的功能。

肿瘤的复发和转移

局部复发

局部复发是一个重要的问题,发生于大约 10% 的患者(图 5.4;Grimer 等,2005a;b)。为了获得最大可能的长期生存,局部复发的肿瘤需要完全切除。如果肿瘤的大小和部位允许行局部扩大切除术,那么在保证切缘阴性的情况下,应进行保肢手术。然而,这种情况往往是例外而非惯例。复发的病灶一般大而广泛。软组织累及范围大,在 MRI 或其他扫描上难以确定其边界。在股骨远端和胫骨近端的复发常累及腘窝的神经血管结构。同样,肱骨近端的复发可侵犯臂丛神经和动脉。因为化疗的选择可能有限,

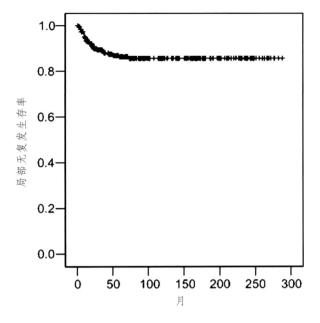

图 5.4 同一组 314 例高级别普通型骨肉瘤患者的局部无复发生存持续时间。

所以通过化疗获得肿瘤局部控制的可能性也随之减少。这样,在大多数情况下,局部复发不能通过广泛切除来获得充分的治疗,需要进行截肢。在最近的两个报道中,对于需要通过手术治疗的局部复发患者,其中 50% 以上需要接受截肢术(Grimer 等,2005a;b;Nathan 等,2006)。

局部复发往往伴有远处转移。在这种情况下,疾病的范围往往反映了肿瘤本身的侵袭性,并且化疗的效果一般较差。在这些情况下,对局部复发肿瘤的治疗可能更多的是姑息而非根治。虽然可尝试放射治疗,但是过去的资料未显示这种手段可有效控制肿瘤。也可考虑有放射活性的亲骨性药物,如钐,但这种治疗方法的骨髓毒性可能限制其使用。虽然,对于无法治愈的肿瘤患者来说,截肢不一定是理想的治疗方法,但与其他措施相比,它能够更好地控制肿瘤和缓解疼痛。

转移

对于伴有明显转移的肿瘤患者,其预后更差,5 年生存率为 30%~50%(Bielack 等,2009;

Chou 等,2009)。起病时发现的转移灶可能需要在将来进行复查确认,因为大多数患者在起病时已伴有微小的转移性肿瘤。多年来,肺部 CT 扫描技术的发展使其分辨率越来越高,因此,以前在胸部 X 线片上看不见的肺部微小结节,现在 CT 扫描上可以发现。尚不能确定这些发现将如何影响分期和治疗。

与肿瘤复发时伴有转移的患者相比较,最初表现为转移的患者具有重要的治疗意义。起病时伴有转移的患者没有经过化疗,因此治疗方案可以选择。这些患者的初始术前治疗方法和没有转移性肿瘤的患者的方法是相同的。如果认为所有肉眼所见的肿瘤均是可切除的,那么应手术切除原发病灶和肺(或其他)转移灶。术后应进行积极的化疗,直至达到最大耐受量。

对于表现为多发骨转移或广泛肺转移的患者,手术根治并不可行,也不可能治愈。对于这些患者,可以考虑参加临床试验。然而,在大多数情况下,治疗的目的只在于缓解症状和改善生活质量。

与诊断之初伴有转移的患者相比,在一段

时间的无病生存后出现复发伴异时性转移的患者，其治疗难度更大。无病生存时间和转移病灶的数量都是影响生存期的因素。15%~20%的复发转移患者获得超过 5 年的长期生存(Harting 等，2006)。可选择的化疗方案有限，尤其是既往化疗反应差、药物累积剂量较高的患者。当然，可以考虑采用标准药物重新治疗，如多柔比星、顺铂、异环磷酰胺和甲氨蝶呤。对于不能耐受既往治疗药物进一步化疗的患者，也可以给予吉西他滨联合多西他赛的方案。其他替代方案也包括参加新药临床试验。

复发时表现为单发肺结节的患者，其预后相对较好，有时单行开胸手术即可获得治愈。对于这些患者，可以考虑先进行手术切除，术后再给予辅助化疗。但大多数情况下，转移病灶为多发的，在考虑外科手术前先进行全身药物治疗更为合理。在复发肿瘤无法进行手术切除时，对所有患者而言，治愈都是不可能的。

高级别骨肉瘤的少见变异型

高级别骨肉瘤的少见组织学变异型有毛细血管扩张型、小细胞(圆细胞)性、上皮样和巨细胞型骨肉瘤。与普通型骨肉瘤相似，这些肿瘤起源于骨髓腔内，而非骨表面，后者是其他亚型的特征，如骨旁骨肉瘤(见下文)。

在影像学上，这些变异型多为溶骨性病变，不伴有普通型骨肉瘤常见的大量稀松的骨化组织。因此，许多情况下可能误诊为其他肿瘤，如良性的骨巨细胞瘤。这些肿瘤缺少钙化的原因可能是这些肿瘤只产生很少量的骨样组织，因而在 X 线片上钙化不明显。在组织学上，这些肿瘤的名称反映了它们自身的特点。毛细血管扩张型骨肉瘤的特征性表现为大量血管样腔隙；小细胞性骨肉瘤由成片的蓝色小圆细胞组成；上皮样骨肉瘤以上皮样细胞为特征，巨细胞型骨肉瘤的特点是富含多核巨细胞。

毛细血管扩张型骨肉瘤在少见变异型中较为常见，对治疗普通型骨肉瘤的标准化疗药物反应良好。其他变异型对化疗反应确实不好。尤其是小细胞性骨肉瘤，其对骨肉瘤的标准治疗方案往往没有反应。因此，这种变异型需要不同的治疗方法。对于这种小细胞变异型，可能需要考虑使用对尤文肉瘤、横纹肌肉瘤和其他原始肉瘤有效的药物。

颅面骨骨肉瘤

颅面骨骨肉瘤在组织学上与普通型骨肉瘤相似，但临床表现不同。对于这种生物学行为上令人困惑的差异，其原因并不清楚。有人认为部分原因在于颅面骨是由骨膜骨化形成的，而长骨是由软骨骨化形成的。在不同的颅面骨中，下颌骨最常受累，其次为上颌骨。与普通型骨肉瘤不同，颅面骨骨肉瘤发生于年龄更大的患者，发病高峰为 30~40 岁。颅面骨骨肉瘤更为惰性，转移的可能性极小(Clark 等，1983)，主要的治疗方法是广泛的手术切除，最重要的生存预测因素是足够的手术切缘。颅面骨骨肉瘤与原发肢体的普通型骨肉瘤不同，其对化疗往往没有反应。但是，人们逐渐认识到化疗可能提高部分患者的生存率(Smeele 等，1997)。在 MD 安德森癌症中心，如果在技术上难以获得切缘阴性时，我们会采用类似于普通型骨肉瘤的全身化疗。

分化良好的髓内和骨旁骨肉瘤

分化良好的骨肉瘤有两种类型(有时称之为低级别骨肉瘤)。顾名思义，分化良好的髓内骨肉瘤发生于骨皮质内；相反，骨旁骨肉瘤发生于骨表面。骨皮质和骨外肿块间仅有小块区域相接触。在大约 25%的病例中，肿瘤可部分侵入髓腔内(Okada 等，1994)。大多数骨旁骨肉瘤发生于股骨远端的后方。这两种类型的骨肉瘤都很少见，不过，骨旁骨肉瘤较分化良好的髓内骨肉瘤相对常见些。

这些肿瘤的诊断可能并不那么简单。这两种类型的肿瘤在影像学上都可表现为致密的骨化肿块，但是，在病变中也可存在纤维组织和骨化少的区域（Bertoni 等，1985）。另一个难点是，无论从影像学还是组织学上，将这些肿瘤与其他骨化的病变进行鉴别均很困难。鉴别诊断包括外伤、骨旁反应性骨形成、骨髓炎和其他肿瘤，如骨样骨瘤可以产生明显的骨皮质。骨旁骨肉瘤必须与异位骨化（也称作骨化性肌炎）进行鉴别，后者是肌肉创伤后的直接急性反应。

在 MD 安德森癌症中心，对于拟诊为分化良好的骨肉瘤病例，应进行与普通型骨肉瘤相似的检查。只有一个例外值得注意，即通常需要进行动脉血管造影以协助选择活检的部位。如果发现血管丰富的区域，特别是伴有低密度区域，那么其是活检部位的首选，其可能代表了去分化的区域。诊断骨旁骨肉瘤易犯的错误之一在于漏诊去分化区域，因为骨旁骨肉瘤和去分化骨旁骨肉瘤的预后和治疗完全不同。讨论如下。

分化良好的骨肉瘤通常只需手术切除，即使是低级别的肿瘤，仍应进行扩大的完整切除，确保切缘阴性。由于骨旁骨肉瘤常发生于骨表面而无明显的骨内侵犯，因此适合进行半侧骨皮质切除并用半侧皮质异体移植骨进行重建。在这个过程中，通过后切口或内侧和外侧联合切口暴露股骨后侧，并经由正常组织切除远端股骨的背侧。然后，用同样大小的异体移植骨进行重建。半侧皮质异体移植骨优于全周移植骨之处在于前者愈合更快、更可靠。正常膝关节功能通常可恢复。

如果骨旁骨肉瘤部分延伸到髓腔内，则半侧皮质异体移植骨可能并不合适。如果对半侧骨皮质切除术是否可获得安全切缘存有疑问时，宁可做全周骨切除，也不要冒随后复发的风险。同样的，分化良好的髓内骨肉瘤通常不

适合行半侧骨皮质切除术。在这种情况下，常规切除受累的骨段，然后用内置假体或异体移植骨进行重建。

分化良好的骨肉瘤预后良好，并且 5 年总生存率约为 95%（Okada 等，1994）。不良预后往往与肿瘤局部复发有关，因此需要强调原发肿瘤周围广泛切除术的重要性。肿瘤一旦复发，往往会变成高级别的骨肉瘤。这种改变可能为低级别肿瘤发生了转化，或者是由于原发肿瘤中少量去分化成分没有被发现。

骨膜骨肉瘤

骨膜骨肉瘤与骨旁骨肉瘤相似，均起源于长骨的表面，而普通型骨肉瘤起源于骨髓腔内。虽然名字相似，但是，骨膜骨肉瘤有几个不同于骨旁骨肉瘤的特征。骨膜骨肉瘤主要发生于长骨骨干而不是干骺端。骨膜骨肉瘤在组织学上往往是软骨母细胞型，成骨不太明显。最后，也是最重要的，骨膜骨肉瘤在组织学上是一种中级别的肿瘤，较骨旁骨肉瘤表现出更大程度的异型性和多形性。

虽然，毋庸置疑的是，骨膜骨肉瘤的主要治疗方法是广泛切除，但化疗的作用在某种程度上仍存在争议。已发表的数据也存在矛盾。有些研究支持化疗，而另一些研究则相反。有些差异可能源于骨膜骨肉瘤的诊断标准在不同研究之间存在差异。鉴别骨膜骨肉瘤与发生于骨干的普通型软骨母细胞型骨肉瘤、骨膜软骨肉瘤是极具挑战性的。

根据欧洲肌肉骨骼肿瘤协会的经验，骨膜骨肉瘤患者的总体预后良好。据报道，大多数接受多柔比星为基础化疗的患者，其 5 年总生存率为 89%（Grimer 等，2005a；b）。但是，这项研究中对照组的数据和其他回顾性研究一样，均可能存在选择性偏倚。MD 安德森癌症中心的数据也支持对骨膜骨肉瘤进行化疗。术前采用与治疗普通型骨肉瘤相同的药物（多柔比星

和顺铂)。如果化疗反应明显,则患者可以继续进行术后化疗。但是,如果术前化疗的肿瘤坏死率低(远低于90%),则术后继续化疗的获益可能不大。

去分化骨旁骨肉瘤

去分化骨旁骨肉瘤的诊断要求为,在低级别骨旁骨肉瘤中有部分高级别的肉瘤成分,意即肿瘤发生于分化良好的骨旁骨肉瘤,不过部分肿瘤转化为去分化的高级别肉瘤。高级别部分在影像学上可更多地表现为溶骨性、骨化更少的肿瘤,肿瘤呈侵袭性、边界不清。在动脉血管造影中,这部分肿瘤相应地表现为血管丰富的区域。

虽然肿瘤的去分化部分可能仅占肿瘤的一小部分,但它却决定了该肿瘤的生物学行为。当肺内出现转移时,转移灶一般表现为肿瘤高级别部分的形态学特征。因此,即使去分化成分仅占很小一部分,也应强烈推荐进行全身化疗。但这种治疗方法是有争议的,确有部分患者通过广泛切除就获得了治愈。

去分化骨旁骨肉瘤的化疗策略与普通型骨肉瘤相似,并且化疗反应率几乎一样。如果发现早,则去分化骨旁骨肉瘤的预后良好。虽然在已发表的系列报道中该患者例数均较少,但显示其预后与普通型骨肉瘤相仿。在不同的报道中,长期生存率约为50%。由于该肿瘤的罕见性,因此化疗的疗效难以确定。

继发性骨肉瘤

继发性骨肉瘤发生于已有病变的基础上(最常见的是Paget病)、骨接受过放疗、骨纤维发育不良或骨梗死。继发性骨肉瘤发生于老年患者,高发年龄为60岁左右。其预后明显比普通型骨肉瘤差,5年总生存率为10%~20%(Frassica等,1991;Shaylor等,1999;Longhi等,2008)。患者一般对化疗反应差。而且,这些老年患者对化疗的耐受性也不如年轻患者,因而剂量需要下调。对于较为健康、无合并疾病的患者可尝试标准的术前化疗、保肢手术和术后化疗。

实践要点

- 骨肉瘤有很多变异型,包括低、中、高级别肿瘤。
- 普通型骨肉瘤是指原发于骨的高级别肉瘤,好发年龄低于30岁。
- 骨肉瘤的检查包括病史采集、体格检查、实验室检查、整段受累骨的X线片和MRI扫描、胸部X线片和CT扫描、全身骨锝扫描和穿刺活检。
- 普通型骨肉瘤的治疗成为很多其他高级别骨肉瘤的治疗基础,包括骨MFH、去分化骨旁骨肉瘤和去分化软骨肉瘤。
- 没有转移的普通型骨肉瘤的治疗包括术前诱导化疗、原发肿瘤的扩大切除、化疗反应的组织病理学定量评估和术后化疗。
- 标准治疗方案中有效的一线药物是多柔比星、顺铂、异环磷酰胺和甲氨蝶呤。有效的二线药物包括吉西他滨和多西他赛。
- 普通型骨肉瘤的术前化疗包括4个周期的多柔比星($90mg/m^2$),静脉持续输注72~96小时(以减少心脏毒性)以及动脉内注射顺铂($120mg/m^2$)。
- 普通型骨肉瘤的术后化疗根据切除标本中的肿瘤坏死率决定。对于术前化疗反应没有达到最佳(坏死率至少95%)的患者,应给予大剂量异环磷酰胺($14g/m^2$,6个周期)和大剂量甲氨蝶呤($10\sim12g/m^2$,6个周期)。对于化疗反应好的患者,应给予短疗程、更为温和的化疗,通常包括 3 个周期的多柔比星($75mg/m^2$)和异环磷酰胺($10g/m^2$)。

- 如果可行的话,应切除肉眼可见的肺转移灶。
- 对分化好的骨旁骨肉瘤的治疗,只需要进行扩大切除手术,而患者的生存率可以超过 90%,且预后良好;而去分化骨旁骨肉瘤的治疗包括术前和术后化疗。
- 继发性骨肉瘤的预后明显比普通型骨肉瘤差,而且这些患者的化疗疗效通常不佳。

(周宇红 译　庄荣源 校)

推荐文献

Bacci G, Picci P, Avella M, et al. Effect of intra-arterial versus intravenous cisplatin in addition to systemic adriamycin and high-dose methotrexate on histologic tumor response of osteosarcoma of the extremities. J Chemother. 1992;4:189–95.

Bacci G, Ferrari S, Mercuri M, et al. Neoadjuvant chemotherapy for extremity osteosarcoma–preliminary results of the Rizzoli's 4th study. Acta Oncol. 1998;37:41–8.

Benjamin RS, Chawla SP, Carrasco CH, et al. Preoperative chemotherapy for osteosarcoma with intravenous adriamycin and intra-arterial cis-platinum. Ann Oncol. 1992;3(Suppl 2):S3–6.

Benjamin RS, Patel SR, Armen T, et al. The value of ifosfamide in postoperative neoadjuvant chemotherapy of osteosarcoma [meeting abstract]. Proc Annu Meet Am Soc Clin Oncol. 1995; 14:A1690.

Bertoni F, Present D, Hudson T, Enneking WF. The meaning of radiolucencies in parosteal osteosarcoma. J Bone Joint Surg Am. 1985;67:901–10.

Bielack S, Jurgens H, Jundt G, et al. Osteosarcoma: the COSS experience. Cancer Treat Res 2009;152:289–308.

Chou AJ, Kleinerman ES, Krailo MD, et al. Addition of muramyl tripeptide to chemotherapy for patients with newly diagnosed metastatic osteosarcoma: a report from the Children's Oncology Group. Cancer. 2009;115:5339–48.

Clark JL, Unni KK, Dahlin DC, Devine KD. Osteosarcoma of the jaw. Cancer. 1983;51:2311–6.

Edge SB, Byrd DR, Compton CC, Fritz AG, Greene FL, Trotti A III (eds). AJCC cancer staging manual, 7th edn. Springer, New York: 2010.

Edmonson JH, Green SJ, Ivins JC, et al. A controlled pilot study of high-dose methotrexate as postsurgical adjuvant treatment for primary osteosarcoma. J Clin Oncol. 1984;2:152–6.

Eilber F, Giuliano A, Eckardt J, et al. Adjuvant chemotherapy for osteosarcoma: a randomized prospective trial. J Clin Oncol. 1987;5:21–6.

Enneking WF, Spanier SS, Goodman MA. A system for the surgical staging of musculoskeletal sarcoma. Clin Orthop Relat Res. 1980;153:106–20.

Fleming ID, Cooper JS, Henson DE, et al (eds). AJCC cancer staging manual, 5th edn. Lippincott-Raven, Philadelphia: 1997.

Frassica FJ, Sim FH, Frassica DA, Wold LE. Survival and management considerations in postir-radiation osteosarcoma and Paget's osteosarcoma. Clin Orthop Relat Res. 1991;270:120–7.

Gorlick R, Anderson P, Andrulis I, et al. Biology of childhood osteogenic sarcoma and potential targets for therapeutic development: meeting summary. Clin Cancer Res. 2003;9:5442–53.

Grimer RJ, Bielack S, Flege S, et al. Periosteal osteosarcoma—a European review of outcome. Eur J Cancer. 2005a;41:2806–11.

Grimer RJ, Sommerville S, Warnock D, et al. Management and outcome after local recurrence of osteosarcoma. Eur J Cancer. 2005b;41:578–83.

Harting MT, Blakely ML, Jaffe N, et al. Long-term survival after aggressive resection of pulmonary metastases among children and adolescents with osteosarcoma. J Pediatr Surg. 2005b;41: 194–9.

Jaffe N, Knapp J, Chuang VP, et al. Osteosarcoma: intra-arterial treatment of the primary tumor with cis-diamminedichloroplatinum II (CDP). Angiographic, pathologic, and pharmacologic studies. Cancer. 1983;51:402–7.

Jaffe N, Raymond AK, Ayala A, et al. Effect of cumulative courses of intraarterial cis-diamminedichloroplatinum-II on the primary tumor in osteosarcoma. Cancer. 1989;63:63–7.

Jaffe N, Patel SR, Benjamin RS. Chemotherapy in osteosarcoma. Basis for application and antago-nism to implementation; early controversies surrounding its implementation. Hematol Oncol Clin North Am. 1995;9:825–40.

Jaffe N, Carrasco H, Raymond K, Ayala A, Eftekhari F. Can cure in patients with osteosarcoma be achieved exclusively with chemotherapy and abrogation of surgery? Cancer. 2002;95: 2202–10.

Kleinerman ES, Jia SF, Griffin J, et al. Phase II study of liposomal muramyl tripeptide in osteosar-coma: the cytokine cascade and monocyte activation following administration. J Clin Oncol. 1992;10:1310–6.

Le Deley MC, Guinebretiere JM, Gentet JC, et al. SFOP OS94: a randomised trial comparing preoperative high-dose methotrexate plus doxorubicin to high-dose methotrexate plus etopo-side and ifosfamide in osteosarcoma patients. Eur J Cancer. 2007;43:752–61.

Link MP, Goorin AM, Miser AW, et al. The effect of adjuvant chemotherapy on relapse-free sur-vival in patients with osteosarcoma of the extremity. N Engl J Med. 1986;314:1600–6.

Longhi A, Errani C, Gonzales-Arabio D, et al. Osteosarcoma in patients older than 65 years. J Clin Oncol. 2008;26:5368–73.

Meyers PA, Heller G, Healey J, et al. Chemotherapy for nonmetastatic osteogenic sarcoma: the Memorial Sloan-Kettering experience. J Clin Oncol. 1992;10:5–15.

Meyers PA, Gorlick R, Heller G, et al. Intensification of preoperative chemotherapy for osteogenic sarcoma: results of the Memorial Sloan-Kettering (T12) protocol. J Clin Oncol. 1998;16: 2452–8.

Meyers PA, Schwartz CL, Krailo MD, et al. Osteosarcoma: the addition of muramyl tripeptide to chemotherapy improves overall survival—a report from the Children's Oncology Group. J Clin Oncol. 2008;26:633–8.

Nathan SS, Gorlick R, Bukata S, et al. Treatment algorithm for locally recurrent osteosarcoma based on local disease-free interval and the presence of lung metastasis. Cancer. 2006;107: 1607–16.

Okada K, Frassica FJ, Sim FH, et al. Parosteal osteosarcoma. A clinicopathological study. J Bone Joint Surg Am. 1994;76:366–78.

Patel SR. Radiation-induced sarcoma. Curr Treat Options Oncol. 2000;1:258–61.

Patel SR, Papadopolous N, Raymond AK, et al. A phase II study of cisplatin, doxorubicin, and ifosfamide with peripheral blood stem cell support in patients with skeletal osteosarcoma and variant bone tumors with a poor prognosis. Cancer. 2004;101:156–63.

Schajowicz F. Histological typing of bone tumors. World Health Organization international histo-logical classification of tumors. Springer, Berlin: 1993.

Shaylor PJ, Peake D, Grimer RJ, et al. Paget's osteosarcoma: no cure in sight. Sarcoma. 1999;3:191–2.

Smeele LE, Kostense PJ, van der Waal I, Snow GB. Effect of chemotherapy on survival of cranio-facial osteosarcoma: a systematic review of 201 patients. J Clin Oncol. 1997;15:363–7.

第 **6** 章

尤文肉瘤

Patrick P. Lin, Cynthia E. Herzog, Ashleigh Guadagnolo, Shreyaskumar Patel

目　录

P.P. Lin

美国得克萨斯州（77230）休斯敦市得克萨斯大学 MD 安德森癌症中心外科部 1448 单元骨肿瘤科　邮政信箱 301402

邮箱: plin@mdanderson.org

C.E. Herzog

美国得克萨斯州(77030)休斯敦市 Holcombe 大街 1515 号得克萨斯大学 MD 安德森癌症中心儿科部 87 单元儿科

邮箱: cherzog@mdanderson.org

A.Guadagnolo

美国得克萨斯州(77030)休斯敦市 Holcombe 大街 1515 号得克萨斯大学 MD 安德森癌症中心放射肿瘤部 97 单元放射肿瘤科

邮箱: aguadagn@mdanderson.org

S. Patel

美国得克萨斯州(77030)休斯敦市 Holcombe 大街 1400 号得克萨斯大学 MD 安德森癌症中心癌症医学部 450 单元肉瘤内科

邮箱: spatel@mdanderson.org

MD 安德森癌症诊疗系列丛书《骨组织肉瘤诊疗学》,P.P. Lin 和 S. Patel(主编)

DOI 10.1007/978–1–4614–5194–5_6

本章概述 尤文肉瘤是一种未分化、小细胞肿瘤。尽管其组织学起源尚不明确,但是一般认为可能起源于骨髓的间质干细胞。从年龄分布看,发病高峰期为 20~30 岁,老年患者罕见。化疗是重要的治疗手段,有效的药物包括长春新碱、多柔比星、环磷酰胺、放线菌素D、异环磷酰胺和依托泊苷。骨外肿块显著缩小或肿瘤骨化代表术前治疗有效。原发肿瘤的局部治疗手段主要为广泛的手术切除。对于手术有困难的某些部位如脊柱和颅骨部位的肿瘤,可采用放射治疗。手术和放疗有时会联合应用,但联合治疗可能导致并发症增加。局限期患者的 5 年生存率为 60%~70%。转移性患者的预后极差。

引言

尤文肉瘤是一种与其他类型的肉瘤迥然不同的疾病。骨肉瘤和软骨肉瘤涵盖了骨和软骨的组织学特征,而尤文肉瘤与任何已知的胚层组织不同,其由原始、未分化的小圆细胞组成(图 6.1)。过去认为尤文肉瘤起源于原始神经外胚层细胞,但是,最近的资料显示通过一种特殊的方法改变间充质干细胞的基因后可使其获得尤文肉瘤的表型特征。这种理论为尤文肉瘤主要发生于骨骼提供了较为合理的解释,同时证明在传统分类中将其划分为肉瘤是正确的。

尤文肉瘤与软组织原始神经外胚层肿瘤、外周神经上皮瘤、Askin 瘤等这些肿瘤关系密切。这些疾病的关键分子变异是 11 号和 22 号染色体之间相互易位,即 $t(11;22)(q24;q12)$,从而形成 *EWSR1-FLI1* 融合基因,其起到异常转录因子的作用。在 90%~95% 的尤文肉瘤中存在 *EWSR1-FLI1* 融合基因(Mackintosh 等,2010)。在一些其他病例中,还发现其他一些不同的易位,尤其是 $t(21;22)$,从而形成 *EWSR1-ERG* 融合基因。实际上,*EWSR1-FLI1* 和 *EWSR1-*

ERG 的 DNA 序列一致,因为 *FLI1* 和 *ERG* 的 C-末端具有高度同源性。

临床特征

尤文肉瘤好发于年轻人,发病高峰在 20 多岁,30 岁以后罕见。男性和白种人多见。这种肿瘤几乎可发生于任何部位的骨骼,除长骨外,也多见于扁平骨,如骨盆和肩胛骨。临床表现常为年轻患者的骨盆或肩胛骨出现巨大软组织包块,多伴有疼痛和肿胀,还常出现发热、贫血和体重减轻等感染样症状。必须与尤文肉瘤鉴别的主要疾病之一是骨髓炎。

诊断步骤和分期

尤文肉瘤的分期与其他肉瘤相同。和第 5 章("骨肉瘤")一样,分期可采用肌肉骨骼肿瘤协会(MSTS)和美国癌症联合会(AJCC)的分期系统。MSTS 系统更简单,使用更多。更新的 AJCC 系统并未被广泛接受,其优势在于将肿瘤大小这一被广泛认可的重要预后因素纳入其中(Cotterill 等,2000)。

但这两个分期系统都不是为尤文肉瘤专门设计的,所以都不完全令人满意。所有尤文肉瘤都是未分化的(G4),且极少患者发生淋巴结转移。此外,对于尤文肉瘤的两个重要预后因素,即肿瘤的轴向位置和是否有骨髓累及,两个分期系统均未涉及。分期中最重要的区别仅在于发病时是否有远处转移。和骨肉瘤一样,尤文肉瘤的特点是大多数患者在诊断时已存在微转移。为了易于分期,转移是指在影像学检查中可以发现病灶或骨髓活检阳性。

最常见的转移部位是肺,其次是其他部位的骨。因此,胸片、胸部计算机断层扫描(CT)和锝全身骨扫描是分期检查的标准方法。因为可能存在骨跳跃性转移,所以病变骨的 X 线片和磁共振扫描(MRI)必须包括全段骨。

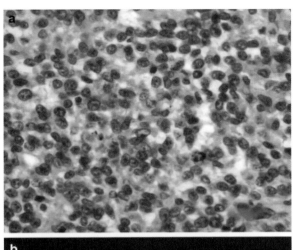

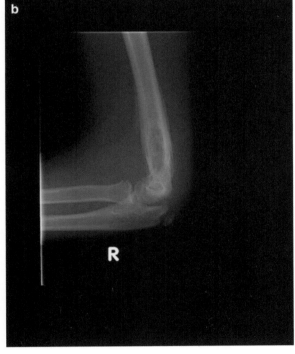

图 6.1　尤文肉瘤。(a)尤文肉瘤在组织学上表现为一种未分化的小细胞,其胞核大且胞浆少。(b)其在影像学上表现为骨膜反应,并常在长骨形成"葱皮样"改变。(图 a 见彩图)

尤文肉瘤与其他骨组织肉瘤有一个重要的区别,即其他骨组织肉瘤不会累及骨髓,而在尤文肉瘤中却是常见的现象。累及骨髓往往意味着预后极差。尽管一些作者提倡将骨髓针吸术纳入分期检查,但是骨髓涂片检查的阳性率低,而且此项检查的实用价值并不明确。仍不清楚是否有其他非侵袭性的检查方法可以发现广泛存在的骨髓累及。正电子发射断层扫描等代谢扫描的作用还没有明确,但可能有助于发现少见部位的转移,包括骨髓。目前,这种扫描方法可以作为其他诊断检查的补充,但不能代替它们。

初始治疗

全身治疗

尤文肉瘤对化疗敏感,常常能看到令人满

意的肿瘤退缩(图 6.2)。在一些病例中,肿瘤的软组织肿块可完全消退,从而预示着组织学反应良好。在其他一些病例中,肿瘤的"葱皮样"骨膜反应区域可以完全骨化,在这种情况下,即使肿瘤的大小没有改变,也被认为是反应良好的征兆。不应当把肿瘤没有完全消退看作诱导化疗失败,并且实体肿瘤疗效评价标准(RECIST)并不适用。治疗反应良好的患者通常表现为肿瘤退缩和骨膜骨化,从而使骨外肿块并不能完全消失。

传统的治疗药物包括长春新碱(V)、多柔比星(A)、环磷酰胺(C)和放线菌素 D(Ad)。近些年,异环磷酰胺酰胺(I)被认为是一种有效的药物而引入一线治疗中。依托泊苷(E)通常与异环磷酰胺联合使用,其原理在于依托泊苷作为拓扑异构酶Ⅱ抑制作用可强化作为 DNA-烷化剂的异环磷酰胺的作用。然而,在尤文肉瘤中,依托泊苷是否真的增加了异环磷酰胺的疗效尚缺乏充足的证据。有效的

治疗方案包括 VAC、VACAd、VAI、VAIAd 和VACAd+IE 等。

前期研究

在 MD 安德森癌症中心,就目前的治疗理念而言,前期研究的结果是非常重要的。一个引人瞩目的早期报告来自于第一个尤文肉瘤国际组间研究(IESS-I)(Nesbit 等,1990),这个研究证实含多柔比星的方案疗效显著。基础治疗方案由长春新碱、环磷酰胺和放线菌素 D 组成。对于在基础方案中加入多柔比星(即 VACAd)的患者,其 5 年无复发生存率达 60%,而对于仅接受基础方案而未加多柔比星的患者,其 5 年无复发生存率仅为 24%。

随后的 IESS-II 研究也做出了重要的贡献(Burgert 等,1990)。在这个研究中,214 例患者随机进入高剂量、间歇治疗组或中等剂量、"持续"治疗组,药物包括长春新碱(1.5mg/m²)、多柔

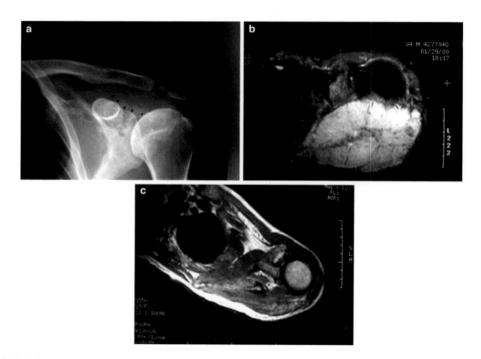

图 6.2　化疗在尤文肉瘤中的反应。(a)尤文肉瘤常见于扁平骨,包括骨盆和肩胛骨。在这张 X 线片中,肩峰的原发肿瘤表现为小的溶骨性病变。(b)起病时,MRI 扫描显示巨大软组织肿块,其为扁平骨尤文肉瘤的典型表现。(c)术前化疗后,软组织肿块基本消退。

比星（高剂量 75mg/m²；中等剂量 60mg/m²）、环磷酰胺（高剂量 1400mg/m²；中等剂量 500mg/m²）和放线菌素 D（0.45mg/m²）（值得注意的是，即使在高剂量组，其剂量仍低于现在使用的剂量，而且总的治疗时间超过 76~78 周，比现在 MD 安德森癌症中心的标准治疗时间明显延长）。IESS-II 研究的重要性不仅在于其验证了 VACAd 联合方案的有效性，而且还显示了剂量强化方案的价值。对于非盆腔原发的局限期患者而言，高剂量、间歇治疗组的生存率显著提高，其 5 年总生存率为 77%，而中等剂量组为 63%。对于骨盆肿瘤的患者，剂量强化方案的获益更显著，高剂量组的 5 年总生存率为 63%，中等剂量组为 35%。然而，在高剂量组中有 3 例患者死于心脏相关事件，正如预期的那样，剂量强化的化疗毒副反应更大。

在 IESS-II 研究以后，主要的进展在于证实了异环磷酰胺是治疗尤文肉瘤的一个有效药物。在欧洲尤文肉瘤协作研究中（CESS-86），异环磷酰胺用于治疗复发高危的患者（Paulussen 等，2001）。这项研究采用长春新碱、多柔比星、异环磷酰胺和放线菌素 D（VAIAd）治疗高危患者，高危患者定义为肿瘤体积大于 100mL 或肿瘤位于中轴部位。标危组患者接受长春新碱、多柔比星、环磷酰胺和放线菌素 D（VACAd）治疗。尽管预期高危患者的预后更差，但两组间的 10 年无事件生存率几乎相同，高危组和标危组分别为 52% 和 51%。由此，作者认为包含异环磷酰胺的治疗能够提高生存率。

在北美儿童肿瘤协作组/儿科肿瘤学组的大规模研究中，发现异环磷酰胺和依托泊苷可以使局限性肿瘤患者获益（Grier 等，2003）。基础治疗包括 VACAd 方案：长春新碱（2mg/m²）、多柔比星（75mg/m²）、环磷酰胺（1.2g/m²）和放线菌素 D（1.25mg/m²），当多柔比星的累积剂量达到 375mg/m² 时，用放线菌素 D 替代。在基础治疗外，患者通过随机分配决定是否再接受异环磷酰胺[1.8g/(m²·d)]和依托泊苷[100mg(m²·d)]治疗共 5 天。治疗时间为 49 周，共 17 个周期，在 12 周时进行手术或放射治疗。没有转移、进入试验组即接受了异环磷酰胺和依托泊苷（VACAd+IE）治疗的患者，5 年无事件生存率达 69%，显著优于仅接受基础治疗的患者（54%）。令人感兴趣的是，对有转移的患者增加异环磷酰胺和依托泊苷没有获益。

有关异环磷酰胺的有效性在其他几项研究中也得到了证实。在一项英国的研究中（Craft 等，1998），应用长春新碱、多柔比星和异环磷酰胺（VAI）治疗 52 周，中位随访 58 周，无复发生存率达 62%。诊断时伴有转移的患者的生存率低，仅为 23%，这个结果与其他的报道一致。同样，在意大利的协作研究中，采用 VACAd+IE 方案的强化治疗后，3 年无事件生存率为 78%，总生存率为 84%，其优于历史对照，例如 IESS 研究的数据（Rosito 等，1999）。

MD 安德森癌症中心经验

就尤文肉瘤化疗中所用药物而言，MD 安德森癌症中心的方案和其他文献报道的相似。但是，我们的治疗方案有一些独特之处。特殊之处在于成人和儿童患者的使用方法不同。在某种程度上，这种差异可能基于儿童患者可耐受更高剂量的化疗。在 MD 安德森癌症中心治疗的患者，其总生存率（图 6.3）和其他中心相似。伴有转移的患者较局限期患者的预后更差。

正如第 5 章所述，骨肉瘤的治疗策略包括根据手术标本中肿瘤坏死率来选择术后化疗方案，对于疗效不佳的患者，术后治疗方案可换为其他药物联合方案。与之相反，对于大多数尤文肉瘤的治疗方案而言，根据疗效调整术后化疗方案并非常规，目前也没有文献能证实这种理论可用于尤文肉瘤的治疗。在 MD 安德森癌症中心，会根据肿瘤坏死率调整部分术后化疗方案（见后续的"成人篇"），如提高异环磷酰胺的剂量或加入依托泊苷。然而，

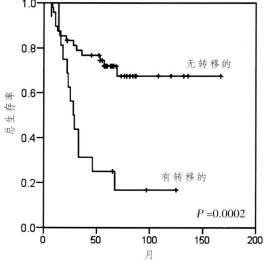

图 6.3 Kaplan-Meier 总生存率分析, 1990~2000 年, 在 MD 安德森癌症中心治疗的患者 48 例, 无转移的患者预期 10 年生存率为 67%, 有转移的患者预期 10 年生存率为 17%。Reprinted from Lin et al.(2007)with permission.

由于尤文肉瘤治疗中没有可作为"交叉"目的的标准药物, 因此, 并不能认为其是严格意义上的"个体化治疗"。

在某些特殊部位, 如骨盆尤文肉瘤的处理中, 由于手术的并发症高, 可能影响到化疗开始的时间。对于临床和影像评估后预测化疗疗效好的患者, 即使不是所有, 大部分的化疗可以在手术或局部治疗前做。在这种病例中, 任何手术并发症, 如伤口愈合不良, 不应该使化疗停止时间过久或减少治疗的总剂量。

成人篇

目前, 成人患者首选 VAI 方案。根据影像学表现和患者的耐受性, 术前接受 6 周期化疗: 长春新碱 (常规剂量 2mg)、多柔比星 (75mg/m²)、异环磷酰胺 (10mg/m²)。术后持续化疗至患者最大耐受度。对于术前化疗反应良好、肿瘤几近完全坏死(至少 99%)的患者, 可以继续相同或相似的方案化疗 3~6 周期。对于肿瘤坏死率差一些的患者, 可根据耐受

情况换成大剂量异环磷酰胺(14mg/m²)联合或不联合依托泊苷(100mg/m²)。在 MD 安德森癌症中心使用的 VAI 方案和文献报道一致, 但有些特殊之处值得探讨。使用了比早期研究更为强化的高剂量。这种方案和 IESS-Ⅱ研究的结果一致, 高剂量和间歇方案疗效更好。多柔比星持续几天静脉输注的方法可显著降低心脏毒性, 因此患者可耐受更高的累积剂量, 这种给药方法可避免换成药效较弱的放线菌素 D。

儿科篇

儿科患者通常接受常规剂量的 VACAd 方案化疗。另外, 目前在 MD 安德森癌症中心正进行一项研究, 采用高剂量强化方案(HD-VAC)联合或不联合免疫调节剂 ImmTher。这个方案包含 6 个周期的长春新碱(2mg/m², 1 次最大剂量 2mg)、多柔比星(90mg/m²)和心脏保护剂右丙亚胺以及环磷酰胺(4g/m²)。在儿科患者中, 高剂量化疗较成人患者的耐受性更好。成人患者的毒性反应更大, 而且并发症更多。

除了 HD-VAC 以外, 患者随机接受 ImmTher 治疗。ImmTher 是一种脂质体包裹的、亲脂性、胞壁酰二肽的二糖三肽衍生物, 其机制在于刺激患者的免疫系统以协同抗肿瘤。在化疗和局部治疗[手术和(或)放疗]后开始 ImmTher 治疗。在体外, 该药物能够活化单核细胞介导的肿瘤细胞杀伤作用。同时, 在静脉输注后, 该药物增加了患者的血浆肿瘤坏死因子和新蝶呤的水平。对于这种治疗是否可以提高生存期, 在撰稿之际, 尚无结论。

局部治疗

过去认为放射治疗是原发肿瘤的治疗选择, 而手术治疗仅用于适宜切除的部位。事实上, James Ewing 本人推动了放疗在尤文肉瘤治疗中的应用。在许多中心, 包括 MD 安德森癌症中心, 随着保肢技术的改进, 手术治疗已经替代放射治疗而作为原发肿瘤治疗的首选。

实际上,所有肢体部位的肿瘤都被认为是潜在可切除和可重建的,中轴骨切除和重建的困难更多。但是,即使是脊柱、骨盆、骶骨和颅骨等区域,仍可行整块切除术,并有选择地对部分患者的受累区域施行修复。

在很多文献中详细讨论了手术相对于放射治疗的优势。尽管如此,必须认识到,目前尚无随机的前瞻性研究可以明确哪种治疗方法更优。回顾性研究本身可能存在潜在选择性偏倚的缺陷。对无法切除的骨盆和骶骨的巨大肿瘤可行放射治疗。此外,化疗方案的差异影响了不同中心和方案间的对比。

手术需要考虑许多问题。目前,重建术使大部分患者在术后恢复了良好的功能,手术切除肿瘤让肿瘤内科医生可以根据肿瘤坏死率来评估术前化疗的疗效。对于化疗耐药和放疗抵抗这类预后不良的患者,也需要进行手术切除。目前,影像学检查还无法在治疗前发现这些患者。在放化疗联合治疗尤文肉瘤后,发生第二原发肿瘤的风险更高。

对于如骨盆、骶骨、脊柱和颅骨等中线部位的肿瘤,则对手术的追捧热情是下降的。在这些部位,手术难以达到既保证足够的切缘,又必须保护关键结构的目标。例如,在骶1和骶2椎体进行的高位骶骨肿瘤切除术可能会损伤所有的骶丛神经根,从而导致大便失禁、尿失禁和会阴神经损伤。中轴骨的重建也是一个巨大的挑战,不仅并发症的发生率高,功能恢复也不可能如四肢手术那么好。在过去的几十年间,组合式假体和技术日益完善。尽管存在这些缺点,但对于中线部位肿瘤的手术,仍然应当根据具体情况考虑。一个重要的原因在于中线部位的肿瘤往往预后差。有时,积极的治疗如手术和放疗联合,可能会获得最大的治愈机会(Evans 等,1991)。随着外科技术的进步,越来越多的患者可能进行手术切除,并将并发症减低至可接受的程度。

外科手术

广泛切除中的手术切缘应以诱导化疗后的 MRI 扫描为依据。骨外软组织肿块通常在化疗后明显缩小,从而有利于促进手术的进行。术前计划的一个重要方面在于评估肿瘤在髓内的侵犯范围。在某些病例中,尤文肉瘤可能会广泛累及骨髓。由于刺激骨髓产生红细胞和中性粒细胞的这类药物的广泛使用,MRI 上可以显示为骨髓的异常信号,这使其对骨髓累及的范围难以准确判断。

外科医师必须准备切除和重建骨干的整个长度,在术中获得骨髓的冰冻标本以明确截骨部位以外的骨髓有无受累是至关重要的。如果骨髓已经累及,必须切除更多的骨。重建术可能需要用同种异体骨–假体复合物来重建大段的骨,在特殊情况下,用假体或同种异体骨替代整块的骨。

化疗反应对于手术能否获得局部控制的成功十分重要。近期的一项分析显示,在 MD安德森癌症中心治疗的患者中,化疗反应是预测局部复发最重要的因素(Lin 等,2007)。肿瘤坏死率达 99%~100% 的患者较坏死率为 90%~98% 的患者预后更好(图 6.4a)。肿瘤坏死率低于 90% 的患者,其局部复发率显著增加。

在这个研究中,另一个影响肿瘤局部复发的重要因素是肿瘤位于中线位置(如骨盆带、骶骨、肩胛带或胸壁)(图 6.4b)。这些部位的肿瘤手术切缘更小。如果专门比较手术切缘的预后,则手术切缘越宽,总体预后趋势更好(图6.4c)。

根据这些发现,对于肿瘤坏死率低(小于90%)、肿瘤位于中线位置和切缘阳性的患者,则需要认真考虑手术联合放疗。但在推荐这种激进的治疗前,必须审慎地权衡联合治疗所带来的毒性反应以及并发症。所幸具有这些不良预后因素的患者相对较少。进一步的研究将会阐明手术联合辅助放疗的益处,从而细化这种

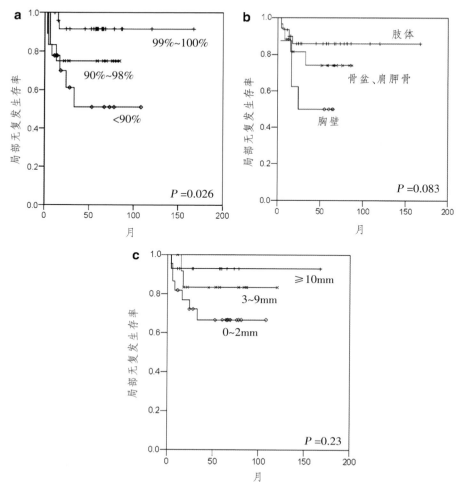

图 6.4 在 MD 安德森癌症中心的手术治疗患者中,分析已发现的影响局部复发风险的因素。对 1990~2001 年间 64 例接受手术治疗的尤文肉瘤患者的局部复发因素进行研究。(a)局部无复发生存(LRFS)率与化疗反应有关。根据组织病理学反应,肿瘤近乎完全坏死的患者的 LRFS 最好(5 年的 LRFS 为 92%)。(b)肿瘤部位影响 LRFS 率,中线部位肿瘤患者比肢体部位肿瘤患者差。(c)手术切缘越宽,LRFS 的趋势更好。但由于例数少,差异无统计学意义。Reprinted from Lin et al.(2007)with permission.

综合治疗模式的指征。

放射治疗

放疗是尤文肉瘤局部控制的多学科综合治疗之一。虽然全身治疗完成后,手术是原发肿瘤的首选治疗。但是,在手术创伤太大或患者拒绝手术的情况下,放疗可以有效达到局部控制的目的。同样,当手术切缘阳性且无法进一步扩大手术切缘时,则推荐辅助放射治疗。

对于不能手术的局部肿瘤患者,受累野放疗的疗效相当于标准的全骨放疗(Donaldson等,1998)。因此,照射野不需要包括整块骨,除非肿瘤覆盖范围使然。然而,必须认真考虑合适的治疗靶区。做靶区计划时应该包括治疗前 MRI 扫描所显示的肿瘤范围,整块骨的冠状和(或)矢状位序列应作为确认骨髓腔内肿瘤范围分析的一部分。

放疗计划需要特别关注制动和定位。定制

的体模最好能确保定位和设置的可重复性。由于肢体不同部位的厚度变化，从而使得整个肢体的放射剂量变化很大。因此，应对整个肢体行多排 CT 扫描以用于等剂量的计算。肢体的放射治疗用 6-MV 的光子束，而深部中央病灶用 18-MV 的光子束。应用适当的光束调整装置如楔形物或同步加量技术而使剂量的不均一性降至最低。调强放疗可用于特殊部位的较大病灶或位于剂量限制性结构附近的病灶。

对于镜下阳性的病灶，其放疗剂量应该达到 50Gy，而放疗靶区应根据化疗前的容积，横向和（或）深度各扩大 2cm；若肿瘤位于肢体，则近端和远端边界应各为 5cm。如果肿瘤延伸至体腔如胸部、腹部或盆腔，但未累及邻近脏器，可以调整靶区。放疗靶区需要覆盖化疗前的任何可能被浸润的病变。然而，如果正常组织被突起的肿瘤推移但并未被肿瘤累及，那么化疗使肿瘤突起部分消退后，放疗靶区不必包括正常组织。

肉眼残留病灶的放疗剂量应达到 55~60Gy，其剂量可用缩野技术来完成。放疗靶区边缘应根据化疗前的容积设定，剂量为 50Gy，然后根据化疗后的容积设定 2cm 的放射边界，并增量照射至 55~60Gy。当肿瘤累及椎体放疗时，要小心确保脊髓受到的照射剂量不超过 45~50Gy，并且单次分割剂量应限于 1.8Gy。

放疗计划中还要考虑的问题与治疗其他肢体肉瘤相似。在设定放射野时，肢体应保留大于 1cm 的条带区域以利于淋巴回流。如果没有影响到肿瘤覆盖区域的话，放射野也应避让出一条骨的条带区域。除非关节受累或肿瘤的大小影响到关节，否则应争取保留 1/2 的关节。如果不可行，那么应当努力使全关节受到的放疗剂量小于 40~45Gy。术后放疗时，放射野应包括术区和瘤床。如果手术过程中需要从远端切口进入腹腔或胸腔以切除深部肿瘤时，则是个例外。在 MD 安德森癌症中心，对于手术瘢痕处，我们不会常规放置组织等效填垫材料，除非在个别情况下有证据显示该区域的复发风险非常高。

肿瘤的复发和转移

局部复发

局部复发是预后不良的因素。尽管局部复发可以不伴远处转移，但大多与远处转移同时或在转移之后发生。一般来说，如有必要，应当在对局部复发病灶治疗前，首先进行全身化疗。

与原发肿瘤的处理一样，局部复发可行外科手术或放射治疗。选择哪一种治疗方法应部分根据临床具体情况。如果以根治性治疗为目的，且挽救化疗的疗效良好，则应考虑积极的外科手术。在许多情况下，这种方法可能意味着根治性截肢。不幸的是，复发患者获得完全根除肿瘤的机会很小。在大多数情况下，治疗更多是姑息性而非根治性的。这种情况下，在患者有生之年，更保守的手术联合放疗对于控制局部肿瘤和疼痛可能较为适合。

转移

转移可发生于起病之时，或发生于初始治疗之后。无论哪种情况，预后均不良，而且根治的机会明显减少。对于仅有肺转移的患者，其生存率比伴有骨或骨髓转移的患者高。20%~30% 肺转移患者的生存期超过 5 年（Paulussen 等，1998），而仅有极少数的骨或骨髓转移患者可能生存那么久。

目前，CT 对肺转移性肿瘤的诊断可能是模棱两可的，尤其是现代高分辨率扫描技术的敏感性增加。现在，在分期检查中经常发现 1~2mm、性质不确定的小结节。仅有这些结节的出现并不能表明患者存在转移。如果这些结节在诱导化疗后消失，则可以有理由认为该患者已有过转移。反之，如果在全部化疗停止后，这些结节仍然存在并且没有变化，则其很可能是肉芽肿或其他良性病变。

起病时即伴有转移的患者的治疗与复发患者的治疗可能有所不同。起病时即伴有转移的患者由于没有蓄积任何治疗相关的毒性反应，因此，他们有更多化疗方案的选择。一般来说，这些患者初始采用的化疗方案和局限期患者相同。术后化疗需要根据肿瘤标本所反映的化疗反应和转移部位残留肿瘤的数量进行指导。化疗反应好的患者可能需要行开胸术并切除残留病灶。

复发患者的治疗选择可能比初治患者的更少。如果他们已经接受过 VAI 或 HD-VAC 的治疗，那么他们的累积剂量或许已经接近多柔比星最大剂量。在这种情况下，可以尝试大剂量异环磷酰胺联合或不联合依托泊苷。挽救治疗还可包括伊立替康、吉西他滨/多西他赛和其他临床研究方案。近来，长春新碱、替莫唑胺和伊立替康的联合方案已经在儿科患者中获得了良好的初步研究结果。现在正在进行一项 I 期研究，以评价在复发肺转移患者中替莫唑胺联合鲁比替康气雾剂的疗效。

最近，在复发的尤文肉瘤治疗中，抗胰岛素样生长因子 -1 受体(IGF-1R)抗体的使用得到很大关注。初步结果令人鼓舞，并且人源化单克隆抗体获得了一些显著的疗效(Olmos 等, 2010)。然而，疗效可能不持久，停药或者持续治疗一段时间后仍然可能复发(Subbiah 等, 2011)。

在 MD 安德森癌症中心，对于孤立性肺转移的成人患者，我们并不常规使用全肺放疗。然而，放疗是一种缓解转移病灶症状的有效方法，尤其是骨转移。尤文肉瘤的姑息放疗剂量和分割次数与其他肿瘤的相似，对于有症状的骨转移，通常会给予 30Gy。

采用清髓性治疗和干细胞解救的研究结果都未显示出令人满意的结果。虽然早期报道似乎带来一丝希望，但是，远期复发和高毒性已经表明了这种方法本身的局限性。纪念斯隆－凯特林癌症中心的 Kushner 和 Meyers

(2001 年)报道了一项研究，采用清髓的剂量强化 P6 方案治疗骨或骨髓转移的患者。P6 方案交替使用 HD-VAC，包括长春新碱($2mg/m^2$)、多柔比星($75mg/m^2$)和环磷酰胺($4.2g/m^2$)，以及异环磷酰胺($9g/m^2$)和依托泊苷($500mg/m^2$)。一些患者接受放疗以控制局部肿瘤。在诱导治疗后，采用清髓性治疗进行巩固(全身照射联合马法兰或噻替派加卡铂)。在该研究入组的 21 例患者中，长期存活者只有 1 例，且保持完全缓解达 7 年之久。作者认为，使用现有化疗药物的剂量强化治疗，无论是疗效还是毒性均已达到极限，并且进一步的治疗进展有待于全新治疗方法的发展。

随访

治疗结束后，应定期密切监测患者的肿瘤复发和治疗并发症。美国国立综合癌症网络(NCCN)指南提供了一个良好的随访流程(见第 14 章"骨组织肉瘤治疗后的随访评估和监测")。最初 2 年，每 3 个月随访 1 次以监测肿瘤。之后 3 年，随访间隔时间逐渐延长至每 4~6 个月。5 年以后，每年随访 1 次。即使在 5~10 年间，尤文肉瘤仍可能观察到远期复发。

患者的病史、体格检查、胸部和受累肢体的 X 线片是随访评估的重要项目。原发部位的检查包括仔细触诊软组织以发现可能预示复发的肿块，以及评估肢体功能。很多患者使用的金属物会影响在 MRI 和 CT 扫描上发现肿瘤的复发。一般说来，这些扫描和超声检查不是评估软组织肿块的常规手段。大多数局部复发可以在体格检查中触及或者在 X 线片中发现。

除非术前发现性质不确定的小结节需要随访，否则不常规进行胸部 CT 扫描。如果这些结节在治疗停止 1 年后仍然稳定，那么它们不太可能与肿瘤相关。

除了监测肿瘤的复发，还必须评估患者的功能和治疗的并发症(见第 12 章"骨组织肉瘤患者的围术期管理")。较年轻的患者可能需要进行肢体长度的影像学测量。应注意活动范围、步态、肌肉强度、疼痛和活动是否受限。影像学检查中应分析是否有植入失败、松脱、骨修复不良和感染等征象。所有接受多柔比星治疗的患者需要定期评估心脏功能和可能存在的心肌病。

在尤文肉瘤的幸存者中，必须对放疗过的患者进行长期监测，因为烷化剂联合放疗与第二原发肿瘤的发生风险相关，并且随着年龄的增长而增加。值得注意的是，即使没有进行过放疗，第二原发肿瘤也会发生。大多数新发肿瘤包括肉瘤、白血病和其他血液系统恶性肿瘤。

由于各种原因，经过手术治疗的原发肿瘤患者需要长期随访至 10 年以上。对于这些患者，与重建相关的远期并发症比新发肿瘤的发生更值得关注。现在，大多数患者使用金属假体、同种异体移植骨或是两者结合进行重建。每一种类型都会由于不同原因而导致最终失效（见第 9 章"骨组织肉瘤切除后的骨重建"），因此需要长期定期监测。

实践要点

- 尽管介绍了许多不同的化疗方案，但是 MD 安德森癌症中心首选的治疗方案包括剂量强化的长春新碱、多柔比星和异环磷酰胺(VAI)或长春新碱、多柔比星和环磷酰胺(VAC)方案。
- 长疗程治疗的 VAI 方案的耐受性更好，其更适合成年患者。
- 大剂量异环磷酰胺单药或联合依托泊苷和其他药物可用于化疗疗效差或肿瘤复发的患者。
- 对于肢体原发、无转移的患者，手术切除是获得肿瘤局部控制的首选治疗方式。
- 肿瘤坏死率是决定预后的一个重要因素，但尚不能确定是否能将此有效地用于指导术后治疗。
- 在治疗难度较大的病例中，放射治疗具有重要价值，如肿瘤位于中线部位、转移性肿瘤以及原发肿瘤无法手术切除的患者。
- 对于肿瘤位于中线部位、术前化疗肿瘤坏死率低、手术切缘阳性的患者，其局部复发率最高。
- 尽管手术联合辅助放疗的并发症有所增加，但是，对于局部复发高危的患者应该强烈推荐。

（冯艺 译 周宇红 庄荣源 校）

推荐文献

Burgert Jr EO, Nesbit ME, Garnsey LA, et al. Multimodal therapy for the management of nonpelvic, localized Ewing's sarcoma of bone: intergroup study IESS-II. J Clin Oncol. 1990;8:1514–24.

Cotterill SJ, Ahrens S, Paulussen M, et al. Prognostic factors in Ewing's tumor of bone: analysis of 975 patients from the European Intergroup Cooperative Ewing's Sarcoma Study Group. J Clin Oncol. 2000;18:3108–14.

Craft A, Cotterill S, Malcolm A, et al. Ifosfamide-containing chemotherapy in Ewing's sarcoma: the Second United Kingdom Children's Cancer Study Group and the Medical Research Council Ewing's Tumor Study. J Clin Oncol. 1998;16:3628–33.

Donaldson SS, Torrey M, Link MP, et al. A multidisciplinary study investigating radiotherapy in Ewing's sarcoma: end results of POG #8346. Pediatric Oncology Group. Int J Radiat Oncol Biol Phys. 1998;42:125–35.

Evans RG, Nesbit ME, Gehan EA, et al. Multimodal therapy for the management of localized Ewing's sarcoma of pelvic and sacral bones: a report from the second intergroup study. J Clin Oncol. 1991;9:1173–80.

Grier HE, Krailo MD, Tarbell NJ, et al. Addition of ifosfamide and etoposide to standard chemotherapy for Ewing's sarcoma and primitive neuroectodermal tumor of bone. N Engl J Med. 2003;348:694–701.

Kushner BH, Meyers PA. How effective is dose-intensive/myeloablative therapy against Ewing's sarcoma/primitive neuroectodermal tumor metastatic to bone or bone marrow? The Memorial Sloan-Kettering experience and a literature review. J Clin Oncol. 2001;19:870–80.

Lin PP, Jaffe N, Herzog CE, et al. Chemotherapy response is an important predictor of local recurrence in Ewing sarcoma. Cancer. 2007;109:603–11.

Mackintosh C, Madoz-Gurpide J, Ordonez JL, et al. The molecular pathogenesis of Ewing's sarcoma. Cancer Biol Ther. 2010;9:655–67.

Nesbit Jr ME, Gehan EA, Burgert Jr EO, et al. Multimodal therapy for the management of primary, nonmetastatic Ewing's sarcoma of bone: a long-term follow-up of the First Intergroup study. J Clin Oncol. 1990;8:1664–74.

Olmos D, Postel-Vinay S, Molife LR, et al. Safety, pharmacokinetics, and preliminary activity of the anti-IGF-1R antibody figitumumab (CP-751,871) in patients with sarcoma and Ewing's sarcoma: a phase 1 expansion cohort study. Lancet Oncol. 2010;11:129–35.

Paulussen M, Ahrens S, Craft AW, et al. Ewing's tumors with primary lung metastases: survival analysis of 114 (European Intergroup) Cooperative Ewing's Sarcoma Studies patients. J Clin Oncol. 1998;16:3044–52.

Paulussen M, Ahrens S, Dunst J, et al. Localized Ewing tumor of bone: final results of the Cooperative Ewing's Sarcoma Study CESS 86. J Clin Oncol. 2001;19:1818–29.

Rosito P, Mancini AF, Rondelli R, et al. Italian cooperative study for the treatment of children and young adults with localized Ewing sarcoma of bone: a preliminary report of 6 years of experience. Cancer. 1999;86:421–8 [Note: dosage error in text. Erratum appears in *Cancer* 2005;104:667.].

Subbiah V, Naing A, Brown RE, et al. Targeted morphoproteomic profiling of Ewing's sarcoma treated with insulin-like growth factor 1 receptor (IGF1R) inhibitors: response/resistance signatures. PLoS One. 2011;6:e18424.

第 **7** 章

软骨肉瘤

Alan W. Yasko, Vinod Ravi, Ashleigh Guadagnolo

目　录

A.W. Yasko
美国伊利诺伊州芝加哥市西北大学伯格医学院骨外科
Yasko 博士在本书完稿期间去世。本章的进一步修订由 Vinod Ravi, Ashleigh Guadagnolo 和 Patrick P. Lin 完成

V. Ravi
美国得克萨斯州(77030)休斯敦市 Holcombe 大街 1400 号得克萨斯大学 MD 安德森癌症中心癌症医学部 450 单元肉瘤内科
邮箱：vravi@mdanderson.org

A. Guadagnolo
美国得克萨斯州(77030)休斯敦市 Holcombe 大街 1515 号得克萨斯大学 MD 安德森癌症中心放射肿瘤部 97 单元放射肿瘤科
邮箱：aguadagn@mdanderson.org

MD 安德森癌症诊疗系列丛书《骨组织肉瘤诊疗学》，P.P. Lin 和 S. Patel(主编)
DOI 10.1007/978-1-4614-5194-5_7

本章概述　软骨肉瘤包括一组少见的、能产生软骨基质的恶性肿瘤。这些肿瘤的临床表现多种多样，大多对化疗和放疗相对不敏感，因此外科手术是主要的治疗方法。肿瘤的异质性会干扰诊断的准确性，并导致不适当的外科手术。几十年来，由于缺乏新的、有效的辅助治疗，治疗方法基本保持不变，临床预后相对稳定。目前，仍需要解决的问题在于治疗前活检的价值、组织学上低级别肿瘤刮除术的作用、辅助放疗的作用以及如何寻找有效的全身治疗药物。

引言

软骨肉瘤是继骨肉瘤（不包括骨髓瘤）之后第二常见的原发性骨恶性肿瘤，占所有原发性骨恶性肿瘤的 25% 左右（Unni 和 Inwards，2010）。约 80% 的软骨肉瘤是普通型，肿瘤细胞可产生透明软骨（Unni 和 Inwards，2010）。其余的软骨肉瘤由少见的变异型组成，包括去分化型、间充质型、透明细胞型和骨膜软骨肉瘤。

软骨肉瘤年龄分布广泛，50~60 岁时发病最高，男性略多于女性。典型的症状、体征包括持续性钝痛和可触及的肿块，偶见病理性骨折。

原发性软骨肉瘤大多好发于长骨的髓腔内，骨盆、肩胛骨和其他扁平骨也是常见的发病部位。继发性软骨肉瘤由扁平骨原有的良性软骨肿瘤（骨软骨病最多见）的基础上引起。组织学上，普通型软骨肉瘤可表现为低级别、中级别和高级别，常由多种组织学类型组成（详见软骨肉瘤的组织学和影像学特征，Bertoni 等，2002；Huvos，1991；Unni 和 Inwards，2010）。

软骨肉瘤的治疗进展甚微，大多数病例的治疗方法是手术切除。由于非手术治疗手段的缺乏，极大地限制了疾病特异性生存率的提高。局限期肿瘤患者最可靠的预后因素是组织学分级（图 7.1）。最近的研究着重于明确低级别软骨肉瘤创伤性手术切除的适宜范围以降低局部复发和并发症。然而，高级别软骨肉瘤的治疗没有取得可以改善患者预后的实质性进展。

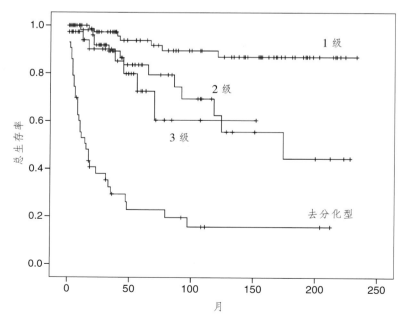

图 7.1　1986~2008 年在 MD 安德森癌症中心治疗的 253 例无转移、原发性软骨肉瘤患者的总生存率。1 级肿瘤患者的长期生存率最高，而 2 级和 3 级肿瘤患者的生存率明显降低，去分化型软骨肉瘤患者的预后最差，长期生存率为 18%（未发表的数据）。(Image courtesy of patrick P. Lin).

诊断步骤

罕见的肌肉骨骼肿瘤的活检价值毋庸置疑。包括放射科医生和病理科医生在内,很少有医生可以凭经验能在没有组织学确认的情况下,对任何一种类型的肿瘤都能做出正确的诊断。软骨肉瘤的准确诊断是制订合理治疗推荐的关键。由于非选择性的活检标本不能准确地反应肿瘤的生物学行为,肿瘤较大的原发性和继发性软骨肉瘤瘤体内的异质性往往会影响到诊断专家的判断。虽然和其他的肌肉骨骼肿瘤的诊断一样,但软骨肉瘤更应该在制订最后治疗建议前确定,活检的病理诊断与影像学检查是相一致的。

大的肿瘤内部的异质性使人们担心活检的价值。正如第 3 章所述,在 MD 安德森癌症中心,常规应用影像学引导下经皮穿刺活检术来评价绝大多数肌肉骨骼肿瘤。在应用这些技术时,选择性取样对于正确的诊断是至关重要的。非选择性的经皮穿刺或手术活检会影响对肿瘤的正确分级和诊断,不能真实地反映肿瘤的生物学侵袭性,这种错误可能导致肿瘤治疗过度或不足。尽管选择性活检有助于了解到更精确的组织学特征,手术活检也可能为诊断提供更大的组织样本量,误诊的可能性仍然是一个值得关注的问题,除非活检标本中包含了高级别的组织学成分。诊断低级别肿瘤的风险在于可能低估了其含有的高级别、异质性成分。而且即使有足够的肿瘤样本,良性软骨瘤与低级别软骨肉瘤间的鉴别仍具有挑战性。即使是经验丰富的骨病理学家,不同的观察者间也存在发现这些肿瘤的差异。

最近,在 MD 安德森癌症中心分析了活检诊断与最后手术确诊之间的相关性,以明确从长骨、肩胛骨和骨盆等部位软骨病变的活检中能获得多少可靠的信息(尚未发表的数据)。就确定软骨是否存在而言,术前和术后的组织学诊断有 90%~100% 的相关性。但区分高级别和低级别的肿瘤,两者方法间的相关性要少得多,只有 35%~70% 的病例相一致,仅 30%~40% 的活检样本能够明确组织学分级(活检标本与最终手术切除标本相比)。从诊断为软骨到明确软骨肉瘤的分级之间,差异最大的是骨盆肿瘤。活检方法以及活检是否在我们机构进行之间,预后并无差异。总体诊断错误率(活检标本与最终手术切除标本相比)为 66%,其中 2/3 为诊断不足。一般在最终的病理报告中经常强调,由于肿瘤样本少,组织学诊断存在不确定性,建议组织学诊断要与影像学特征相结合。

这些数据表明,活检对于确定软骨肿瘤的存在是重要的,但是活检未必能明确这种肿瘤的特殊性质。因此,在 MD 安德森癌症中心和其他一些肉瘤转诊中心,如果通过影像学检查可以比较有把握的诊断为软骨肿瘤(软骨肉瘤)的情况下,并不认为活检是治疗前评估的关键步骤。但如果应用一种或多种影像学检查方法诊断软骨肿瘤仍有疑问时,应当通过活检明确软骨成分的存在。

影像学检查

如上所述,由于组织学检查的不一致性,根据影像学上的表现对手术的性质和范围做出的判断则更为重要。来自于对 30 年来治疗的数百名患者的组织学、影像学和临床资料的分析,即使没有明确病理的情况下,通过对影像学检查的准确解读也能为治疗决策提供关键的信息,这也是 MD 安德森癌症中心的独到之处。

双平面 X 线片仍然是评价可疑软骨肉瘤的关键一步。在所有影像检查方法中,包括 X 线片(图 7.2)、计算机断层成像(CT)和磁共振成像(MRI),一致出现典型的病灶内基质钙化时要考虑到软骨肿瘤存在的可能性。钙化的形

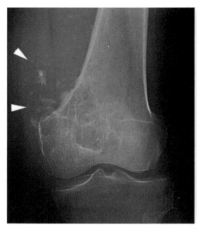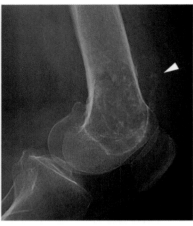

图 7.2 X 线片（前后位和侧位）显示远端股骨 3 级软骨肉瘤的钙化灶。这些钙化灶是软骨肿瘤的常见表现，包括良性和恶性。这种肿瘤的侵袭性表现为肿瘤向骨外生长，侵入周围软组织。肿瘤内可见"爆米花"或"戒指"样小的钙化灶（三角箭头所示）。(image courtesy of Patric P. Lin)。

式多种多样，有密集的、点状的或圈状的。钙化呈小叶分布，可类似于"爆米花"或"戒指"。

尽管多种成像技术均可用于诊断，但是鉴别良性和低级别恶性软骨肿瘤仍是困难的，必须要考虑到所获得的影像资料的临床背景。长骨的低级别恶性软骨肉瘤常有肿瘤基质钙化，伴有局灶性、浅表的骨内扇贝样改变，可有溶骨。局部出现疼痛是低级别侵袭性病变的表现。在低级别恶性肿瘤中，骨皮质增厚、长骨受累部位的膨胀和软组织肿块并不常见。内生性软骨瘤一般无症状，肿瘤边缘几乎没有活性。

一些长骨病变在影像学上表现为有一定的活性（骨内扇贝样改变或溶骨区），而没有相关的侵袭性改变（皮质增厚、萎缩或局灶性骨质破坏伴软组织肿块）。临床医生、病理学家和放射科医生把这些有活性但没有侵袭性的病变称为交界性肿瘤，分别命名为 1~2 级软骨肉瘤、恶性潜能不确定的软骨肿瘤、不典型软骨瘤、1 级软骨病变、0 级软骨肉瘤和原位软骨肉瘤。显然这些术语、定义对肿瘤性质的不确定性说明，对于低级别的肿瘤需要更为精确的诊断手段。目前影像学上是否存在侵袭性表现是病理诊断的一种补充。

对于那些少见的没有基质钙化的软骨肉瘤，横断面 CT 和（或）MRI 或许有用。在软骨

肉瘤的诊断中，CT 比 MRI 更好，特别是肿瘤位于骨盆、肩胛骨和脊柱时，MRI 反而难以识别骨质破坏的类型和基质钙化的存在。CT 也能更好地显示长骨中钙化软骨的分布，骨表面骨膜的活性（扇形改变），局部皮质萎缩、膨胀或破坏等。而 MRI 对于描述髓内肿瘤对骨的侵犯形式（通常为分叶状）以及肿瘤侵犯皮质外软组织的程度是有用的。

中级别和高级别的软骨肉瘤可表现出相应的改变，如骨皮质局部膨胀、增厚，或出现诸如骨膜扇贝样改变、骨皮质破坏、病理性骨折、骨膜反应和伴有轻度不规则钙化和无肿瘤基质钙化的软组织内侵犯等侵袭性表现。去分化软骨肉瘤通常存在非侵袭性的肿瘤基质钙化表现，而周围伴有溶骨性破坏，这些改变与高级别肿瘤一致。对于这种有着双重表现的肿瘤，MRI 有助于辨别出高级别成分，并将其选定为活检的靶区。在一些去分化的肿瘤中，低级别成分可能被高级别成分所掩盖。

对于有经验的检查者来说，影像学上的侵袭性表现是否足以明确中级别或高级别肿瘤存在？在一项对 100 例软骨肿瘤的研究分析中，要求检查者(MD 安德森癌症中心的 8 名肌肉骨骼放射科医师和骨肿瘤外科医师)仅根据 X 线片的表现确定组织学级别并推荐治疗

方案。放射科医师和骨科医师之间的意见非常一致。分析的结果显示,15%的低级别肿瘤可能被过度治疗,但高级别肿瘤患者中没有治疗不足的(未发表的数据)。外科医师和放射科医师多年的肌肉骨骼肿瘤临床工作经验越丰富,其一致性也越高。根据这些资料,在制订外科手术的策略时,我们会常规结合肿瘤的影像学表现。

原发肿瘤的治疗

外科手术

由于软骨肉瘤缺乏可靠、有效的辅助治疗方法,软骨肉瘤患者获得长期无病生存的唯一机会是手术治疗。对于任何肿瘤,手术治疗可以包括瘤内切除,通过刮除术联合或不联合其他辅助外科技术,也可行广泛切除。原则上,即使进行了活检,外科医生在制订合适的手术计划时,必须兼顾到肿瘤的影像学特征和组织学诊断。对于组织学上为中、高级别的软骨肉瘤以及去分化、透明细胞和间充质型这些罕见的变异型,推荐大范围的整块切除术,以确保手术切缘阴性。组织学上没有确诊而影像学上有侵袭性表现的软骨样肿瘤均应行广泛切除。

尽管所有级别和亚型的软骨肉瘤均推荐完整切除术,但是对于一些低级别的肿瘤,达到这个目标的最佳方式仍是有争议的。这些肿瘤的生物学行为并不完全相同,广泛切除可能适合一些低级别肿瘤的患者,而对于另一些患者来说可能是过度的治疗(Bauer 等,1995)。发生于长骨的一些有活性但非侵袭性的肿瘤(所谓的交界性恶性肿瘤)可以行瘤内切除,通过刮除术,用高速磨钻打磨空腔内壁。手术残腔内可注射苯酚、液氮等辅助材料,也可通过热烧灼等以扩大切缘。相反,长骨的软骨肉瘤如有相应的侵袭性改变时,无论是哪种组织学级别,均推荐广泛切除。

骨盆和肩胛骨的软骨肉瘤也推荐广泛切除,这是由于它们大多骨外组织过多而非因为组织学级别。我们的分析表明,只有通过积极的手术切除才能获得肿瘤局部控制(Pant 等,2005; Sheth 等,1996)。因为肿瘤难免会播散到周围的软组织,瘤内切除这种术式被认为是无作用的,其术后的局部复发的可能性极高。我们认为,这些中线部位的软骨肉瘤,由于肿瘤均很大,与原发于四肢长骨中同样组织学级别的髓内软骨肉瘤相比,即使接受了手术切除,其局部复发也很常见。

放射治疗

如上所述,软骨肉瘤的首选根治性治疗方法是广泛切除。在某些情况下,如颅底和骶骨区的软骨肉瘤,被认为是不可切除的,可以考虑放射治疗。如果没有做外科手术,单纯放射治疗的局部控制率低。这些肿瘤的表现可类似于脊索瘤,两者间有可能误诊。对肿瘤进行活检并由经验丰富的病理学家阅片是至关重要的,因为发生于这些部位的软骨肉瘤,其预后比脊索瘤好,也可通过较低剂量的放射治疗进行控制。由于两者表现相似,颅底和骶骨区的软骨肉瘤放射治疗后的效果经常与脊索瘤的治疗效果一起报道。这两种肿瘤的治疗计划和治疗方法相似(见第 8 章"罕见的骨组织肉瘤",脊索瘤部分)。然而,许多研究者发现,治疗软骨肉瘤只需要较低的照射剂量,肉眼可见肿瘤的照射剂量需要控制在 70CGE(1CGE=1.1Gy)的范围内。

放射治疗还可用于整块切除后、切缘阳性的辅助治疗,对于因手术并发症原因无法手术或不能切除的患者,放射治疗有姑息减症的作用。然而,由于软骨肉瘤对放射治疗不敏感,放射治疗没有成为原发肿瘤术后辅助治疗的基础。事实上,在 MD 安德森癌症中心,即使手术无法达到切缘阴性,在治疗模式中,外部放射治疗也不是常规应用的。这些肿瘤细胞有丝分裂指数低以及相对乏氧的基质微环境,导致其对放射治疗不敏感。如果进行放射治疗,推荐剂量大于 60Gy。但是由于肿瘤切除部位邻近重要的组织结构，其对射线的耐受剂量低于这个实际需要的剂量，因此限制了放射治疗的应用。调强放射治疗（IMRT）或质子治疗的作用尚不明确，但一些中心正在进行研究。

化学治疗

软骨肉瘤的多学科治疗中，化疗的作用仍在研究中。尽管化疗在普通型软骨肉瘤的治疗中大多不起作用。但是在间充质型和去分化型软骨肉瘤的治疗中，化疗可能有一定的作用。多药化疗已经用于治疗这些含有高级别成分的特殊亚型，其组织学特征类似于骨肉瘤、尤文肉瘤和其他一些高级别梭形细胞恶性肿瘤。特殊亚型软骨肉瘤的化疗经验叙述如下。

普通型软骨肉瘤

无论哪种级别的普通型软骨肉瘤，主要的治疗方法是手术和放射治疗，目前缺乏有效的全身治疗手段。一些回顾性研究显示，全身治疗是无效的。与不做全身治疗相比，预后没有改变（Lee 等，1999）。普通型软骨肉瘤（任何级别）的全身化学治疗应该仅适用于临床研究中。

间充质型软骨肉瘤

间充质型软骨肉瘤有双相组织学表现，一些区域癌细胞相当密集，另一些区域癌细胞丰富，分布于较为稀疏的软骨样基质中。癌细胞区域由小的间变样细胞组成，形态类似于尤文肉瘤（Unni 和 Inwards，2010）。间充质型软骨肉瘤的治疗策略与尤文肉瘤类似，因为这两种肿瘤均由蓝色小圆细胞组成，对治疗尤文肉瘤的药物也敏感。

间充质型软骨肉瘤需要综合治疗手段，多药化疗方案至少应包括下列药物中的三种：异环磷酰胺和（或）环磷酰胺、依托泊苷、多柔比星和长春新碱。支持间充质型软骨肉瘤使用化学治疗的证据来自于 Rizzoli 研究所 Cesari 等

报道的一项 26 例患者的回顾性研究（2007）。这项研究表明，在根治性手术后的患者中，接受了化疗的患者，其 10 年无病生存率为 76%，没有化疗者为 17%（P =0.008）。值得注意的是，阴性切缘是预测长期生存的重要因素，尤其是对接受了多药化疗的患者而言。在这项研究中，所有患者，无论手术切除的状况如何，化疗组的生存率趋于更高。接受化疗的患者，10 年无病生存率为 31%，而没有接受化疗的患者为 19%（差异没有统计学意义）（Cesari 等，2007）。其他支持间充质型软骨肉瘤化疗的证据来自一项儿科的研究，其观察了 1~25 岁患者所入组的有关多药化疗的不同临床研究。研究显示，接受化疗的所有患者中（n =15），仅 1 例出现转移。他们的 10 年总生存率为 67%。在切缘阴性的 8 例患者中，7 例在报道时还活着（中位随访时间为 14.6 年）（Dantonello 等，2008）。

鉴于在罕见病中进行前瞻性随机试验的困难，基于这两项研究和专家的共识性意见，肯定了化疗在治疗间充质型软骨肉瘤中的作用。推荐术前化疗 12~24 周，每两个周期进行影像学检查。肿瘤局部治疗[手术和（或）放射治疗]后，建议进一步辅助化疗，直至达到最大耐受量。在我们的研究机构中，在生长因子支持下，采用长春新碱（2mg/m²，最大单次剂量 2mg）、异环磷酰胺（10g/m²）和多柔比星（75mg/m²）联合治疗，每 21 天重复一次。

去分化型软骨肉瘤

去分化型软骨肉瘤容易出现转移，其治疗颇具挑战性。虽然在大多数情况下，肿瘤可以得到局部控制，但是仍有 90% 的患者发生远处转移（Dickey 等，2004）。目前，去分化型软骨肉瘤的治疗共识是采取类似于骨肉瘤的多学科治疗方法，通常包括术前使用阿霉素和顺铂化疗，接着进行广泛的手术切除和进一步化疗。这种治疗方法是基于回顾性数据，并没有前瞻

性研究证实其有效性。1995 年，Benjamin 等人报道了他们的经验，采用持续静脉输注阿霉素和动脉内灌注顺铂治疗 15 例去分化型软骨肉瘤患者，随访 30 个月，无复发生存率为 51%（Benjamin 等，1995）。有些患者也接受了异环磷酰胺和（或）甲氨蝶呤治疗。这项研究没有设不化疗的患者作为对照组。但在 MD 安德森癌症中心以往的一个报道中，观察了 17 例仅接受了局部治疗的可切除的去分化型软骨肉瘤患者，其中位复发时间为 5 个月，中位生存时间为 10 个月。所有的患者均在 25 个月内死亡（Johnson 等，1986）。采用这项研究作为历史对照表明，接受化疗的患者似乎预后更好。

在另一项回顾性研究中，英格兰伯明翰皇家骨科医院的 22 例去分化型软骨肉瘤患者，中位总生存期为 9 个月，5 年生存率为 18%。术前或术后接受化疗的患者，中位生存期为 14 个月，5 年生存率为 36%。仅接受手术切除（未行化疗）的 6 例患者在一年内死亡，中位生存期为 8 个月。因此，这项研究提示，接受化疗的患者预后更好。在接受化疗的患者中，阿霉素联合顺铂是最常用的（Mitchell 等，2000）。

梅奥诊所的两项回顾性研究质疑了去分化型软骨肉瘤的化疗获益。第一项研究发表于 1986 年，回顾了 78 例该病患者的治疗效果。作者报道，患者是否接受辅助治疗[化疗和（或）放射治疗]，5 年生存率在统计学上没有显著差异。然而，在接受手术和化疗的亚组中（$n=9$），22% 的患者在 5 年内还存活，而单纯手术亚组中（$n=41$），只有 10% 的患者在 5 年内还存活（Frassica 等，1986）。2004 年，发表了第一项研究的后续报道，回顾了 1986 年和 2000 年之间的 42 例患者的治疗结果。接受手术和化疗的患者的中位生存期为 8.4 个月，而单纯手术组为 6.4 个月，但是差异并没有统计学意义（$P=0.69$）。化疗后无病生存期也没有改善（$P=0.54$）。患者的化疗方案包括多柔比星、异环磷

酰胺、顺铂、甲氨蝶呤或这些药物的联合应用（Dickey 等，2004）。同样，另一项欧洲肌肉骨骼肿瘤学会（EMSOS）的大型回顾性研究，观察了 337 例去分化型软骨肉瘤患者的结果，发现接受化疗的患者未获得具有统计学意义的生存改善。然而，在 242 例潜在的可治愈的患者（发病时没有转移）中，看到了化疗有益的趋势，接受化疗患者的 5 年生存率为 33%，而没有接受化疗的为 25%。同样，在转移性疾病的患者中，与支持治疗相比，应用化疗和外科手术的患者生存时间更长（分别为 7 个月和 3 个月），然而，差异并没有统计学意义。当然，治疗结果可能是由于诊断时患者体力状态不同所致，而非治疗方法本身所致（Grimer 等，2007）。

总的来说，诊断为去分化型软骨肉瘤的患者预后不良。细胞毒性药物化疗的疗效和总生存期均不如骨肉瘤。尽管如此，在 MD 安德森癌症中心，局部肿瘤患者仍然采用类似于骨肉瘤的化疗方案积极治疗。目前，我们的标准治疗方法是术前采用多柔比星和顺铂化疗，然后进行保肢手术，术后再行化疗，化疗药物可包括异环磷酰胺和大剂量的甲氨蝶呤等（见第 5 章"骨肉瘤"）。

随访

低级别长骨肿瘤患者在完成治疗后 5 年内，每 6 个月进行体格检查、受累部位 X 线片和胸部影像检查。然后，每年一次，至少 10 年。中、高级别肿瘤患者以同样的方式进行随访，但更为频繁，每 3~6 个月一次，共 5 年，以后每年一次，至少 10 年。除了 X 线片外，骨盆、肩胛骨和脊柱的局部 MRI，加或不加 CT，推荐用于识别在术后复杂的解剖结构中难以明确的微小复发灶。如果发现复发，这些方法还有助于明确手术的可行性。

肿瘤的复发和转移

局部复发

　　软骨肉瘤局部复发的可能性取决于许多因素，包括肿瘤切除的完整性和原发肿瘤的组织学分级。低级别肿瘤可在术后 10 年出现局部复发，其后很少复发。骨盆和脊椎肿瘤复发率高于长骨肿瘤（图 7.3）。已发表的资料显示，一组在 MD 安德森癌症中心治疗的 67 例骨盆软骨肉瘤患者，局部复发率为 28%，中位复发时间为手术之后的 23 个月（范围是 1~111

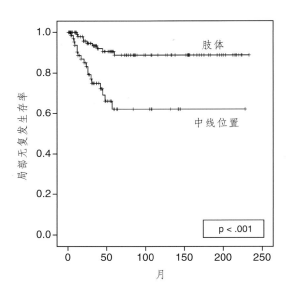

图 7.3 在 MD 安德森癌症中心治疗的 182 例普通型软骨肉瘤患者的局部无复发生存率（LRFS）。在这组患者中，肢体肿瘤患者的 LRFS 率明显低于中线位置的肿瘤患者（未发表的数据）。(image courtesy of Patrick P. Lin).

个月）(Sheth 等，1996)。这些数据与其他骨盆软骨肉瘤的部位特异性分析是一致的。

　　肢体、骨盆或肩胛骨局部复发的推荐治疗是在可行的情况下行广泛切除(Lin 等，2012)。如果复发的肿瘤不可切除或保肢手术无法达到切缘阴性，建议截肢以控制局部肿瘤。截肢经验的报道最多见于复发的骨盆或肩胛骨周围的软骨肉瘤。据我们的经验来看，仅在极少数多病灶复发不能有效地进行整块切除时，截肢才有必要。对于发生于中轴骨不可切除的局部复发肿瘤，在手术不能有效控制肿瘤的情况下，推荐放疗以缓解症状。目前，对于姑息放疗的疗效和持续时间仍缺乏数据支持。

转移

　　软骨肉瘤诊断时很少出现转移。在原发肿瘤治疗成功后，系统复发更为常见，但由于缺乏有效的系统治疗手段，其治疗也成为一个具有挑战性的问题。据报道，远处复发率为 20%~60%，高级别原发肿瘤的复发率更高(Sheth 等，1996)。一系列大型研究报道，普通型软骨肉瘤（所有级别加在一起）的生存率大约有 70%(Bjornsson 等，1998；Fiorenza 等，2002；Lee 等，1999；Sheth 等，1996)。不同组织学级别的软骨肉瘤，生存率不同。去分化型软骨肉瘤的预后最差（5 年生存率为 10%~36%)，透明细胞型软骨肉瘤和低级别普通型软骨肉瘤的预后最好（5 年生存率 > 90%)。我们研究所的经验和其他大型系列报道显示，无病生存持续 10 年后，肿瘤复发罕见。进展期患者应考虑进入新型全身治疗的临床研究。

实践要点
<ul><li>软骨肉瘤具有生物学和组织学的多样性。</li><li>肿瘤较大的软骨肉瘤,获得的活检组织有可能不能反映其侵袭性。</li><li>影像学特征是决定软骨肉瘤正确的手术方式的关键。</li><li>普通型软骨肉瘤的术后辅助治疗缺乏统一的结论。</li><li>放射治疗有时用于无法手术的部位,如颅底。</li><li>在普通型软骨肉瘤的治疗中,化疗没有确立的地位。但在间充质型和去分化型软骨肉瘤中可能有些获益。</li><li>建议定期监测肿瘤复发(治疗结束至少 10 年)。</li></ul>

(庄荣源 译　周宇红 校)

推荐文献

Bauer HC, Brosjo O, Kreicbergs A, Lindholm J. Low risk of recurrence of enchondroma and low-grade chondrosarcoma in extremities. 80 patients followed for 2–25 years. Acta Orthop Scand. 1995;66:283–8.

Benjamin RS, Chu P, Patel SR, et al. Dedifferentiated chondrosarcoma: a treatable disease. Proc Am Assoc Cancer Res. 1995;36:243 [abstract].

Bertoni F, Bacchini P, Hogendoorn PC. Chondrosarcoma. In: Fletcher CDM, Unni KK, Mertens F, editors. World Health Organization classification of tumours. Pathology and genetics of tumours of soft tissue and bone. Lyon: IARC Press; 2002. p. 247–51.

Bjornsson J, McLeod RA, Unni KK, Ilstrup DM, Pritchard DJ. Primary chondrosarcoma of long bones and limb girdles. Cancer. 1998;83:2105–19.

Cesari M, Bertoni F, Bacchini P, Mercuri M, Palmerini E, Ferrari S. Mesenchymal chondrosarcoma. An analysis of patients treated at a single institution. Tumori. 2007;93:423–7.

Dantonello TM, Int-Veen C, Leuschner I, et al. Mesenchymal chondrosarcoma of soft tissues and bone in children, adolescents, and young adults: experiences of the CWS and COSS study groups. Cancer. 2008;112:2424–31.

Dickey ID, Rose PS, Fuchs B, et al. Dedifferentiated chondrosarcoma: the role of chemotherapy with updated outcomes. J Bone Joint Surg Am. 2004;86:2412–8.

Eefting D, Schrage YM, Geirnaerdt MJ, et al. Assessment of interobserver variability and histologic parameters to improve reliability in classification and grading of central cartilaginous tumors. Am J Surg Pathol. 2009;33:50–7.

Fiorenza F, Abudu A, Grimer RJ, et al. Risk factors for survival and local control in chondrosarcoma of bone. J Bone Joint Surg Br. 2002;84:93–9.

Frassica FJ, Unni KK, Beabout JW, Sim FH. Dedifferentiated chondrosarcoma. A report of the clinicopathological features and treatment of seventy-eight cases. J Bone Joint Surg Am. 1986;68:1197–205.

Giuffrida AY, Burgueno JE, Koniaris LG, Gutierrez JC, Duncan R, Scully SP. Chondrosarcoma in the United States (1973 to 2003): an analysis of 2890 cases from the SEER database. J Bone Joint Surg Am. 2009;91:1063–72.

Grimer RJ, Gosheger G, Taminiau A, et al. Dedifferentiated chondrosarcoma: prognostic factors and outcome from a European group. Eur J Cancer. 2007;43:2060–5.

Huvos AG. Chondrosarcoma. In: Bone tumors: diagnosis, treatment, and prognosis. 2nd ed. Philadelphia: W.B. Saunders Company; 1991. p. 343–61.

Johnson S, Tetu B, Ayala AG, Chawla SP. Chondrosarcoma with additional mesenchymal component (dedifferentiated chondrosarcoma). I. A clinicopathologic study of 26 cases. Cancer. 1986;58:278–86.

Lee FY, Mankin HJ, Fondren G, et al. Chondrosarcoma of bone: an assessment of outcome. J Bone Joint Surg Am. 1999;81:326–38.

Leerapun T, Hugate RR, Inwards CY, Scully SP, Sim FH. Surgical management of conventional grade I chondrosarcoma of long bones. Clin Orthop Relat Res. 2007;463:166–72.

Lin PP, Alfawareh MD, Takeuchi A, Moon BS, Lewis VO. Sixty percent 10-year survival of patients with chondrosarcoma after local recurrence. Clin Orthop Relat Res. 2012;470:670–6.

Mitchell AD, Ayoub K, Mangham DC, Grimer RJ, Carter SR, Tillman RM. Experience in the treatment of dedifferentiated chondrosarcoma. J Bone Joint Surg Br. 2000;82:55–61.

Normand AN, Cannon CP, Lewis VO, Lin PP, Yasko AW. Curettage of biopsy-diagnosed grade 1 periacetabular chondrosarcoma. Clin Orthop Relat Res. 2007;459:146–9.

Pant R, Yasko AW, Lewis VO, Raymond K, Lin PP. Chondrosarcoma of the scapula: long-term oncologic outcome. Cancer. 2005;104:149–58.

Sheth DS, Yasko AW, Johnson ME, Ayala AG, Murray JA, Romsdahl MM. Chondrosarcoma of the pelvis. Prognostic factors for 67 patients treated with definitive surgery. Cancer. 1996;78:745–50.

Skeletal Lesions Interobserver Correlation among Expert Diagnosticians (SLICED) Study Group. Reliability of histopathologic and radiologic grading of cartilaginous neoplasms in long bones. J Bone Joint Surg Am. 2007;89:2113–23.

Unni KK, Inwards CY. Chondrosarcoma (primary, secondary, dedifferentiated, and clear cell). In: Dahlin's bone tumors: general aspects and data on 10,165 cases. 6th ed. Philadelphia: Lippincott Williams & Wilkins; 2010a. p. 60–91.

Unni KK, Inwards CY. Mesenchymal chondrosarcoma. In: Dahlin's bone tumors: general aspects and data on 10,165 cases. 6th ed. Philadelphia: Lippincott Williams & Wilkins; 2010b. p. 92–7.

van der Geest IC, de Valk MH, de Rooy JW, Pruszczynski M, Veth RP, Schreuder HW. Oncological and functional results of cryosurgical therapy of enchondromas and chondrosarcomas grade 1. J Surg Oncol. 2008;98:421–6.

第 8 章

罕见的骨组织肉瘤

Valerae O. Lewis, Ashleigh Guadagnolo, Laurence D. Rhines, Shreyaskumar Patel

目 录

V.O. Lewis
美国得克萨斯州（77230）休斯敦市得克萨斯大学 MD 安德森癌症中心外科部 1448 单元骨肿瘤科　邮政信箱 301402
邮箱: volewis@mdanderson.org

A. Guadagnolo
美国得克萨斯州(77030)休斯敦市 Holcombe 大街 1515 号得克萨斯大学 MD 安德森癌症中心放射肿瘤部 97 单元放射肿瘤科
邮箱: aguadagn@mdanderson.org

L.D. Rhines
美国得克萨斯州(77030)休斯敦市 Holcombe 大街 1400 号得克萨斯大学 MD 安德森癌症中心外科部 442 单元神经外科
邮箱: lrhines@mdanderson.org

S. Patel
美国得克萨斯州(77030)休斯敦市 Holcombe 大街 1400 号得克萨斯大学 MD 安德森癌症中心癌症医学部 450 单元肉瘤内科
邮箱: spatel@mdanderson.org

MD 安德森癌症诊疗系列丛书《骨组织肉瘤诊疗学》,P.P. Lin 和 S. Patel(主编)
DOI 10.1007/978-1-4614-5194-5_8

本章概述　罕见的骨肿瘤包括脊索瘤、造釉细胞瘤、血管内皮瘤、血管外皮细胞瘤、低级别恶性骨纤维肉瘤和恶性纤维组织细胞瘤(MFH)。这些特殊而有趣的肿瘤具有独有的特征。它们与各种不同间叶组织之间存在一定的联系。脊索瘤可能起源于脊索细胞，好发部位是骶骨和蝶枕骨。另一方面发现，造釉细胞瘤大多数发生在胫骨，有独特的上皮分化倾向。其他一些肿瘤在体内分布更为广泛。血管内皮瘤和血管外皮细胞瘤与血管组织之间有一定的关系，低级别恶性纤维肉瘤和MFH可能起源于梭形、纤维母细胞样细胞。

引言

　　一些原发性骨肿瘤很难归类于特定的亚群，包括脊索瘤、造釉细胞瘤、血管内皮瘤、血管外皮细胞瘤和低级别恶性骨纤维肉瘤。我们通常把它们放在一起讨论，其具有以下特点：罕见、低级别、低转移潜能、病变局限时首选外科手术治疗。经过适当治疗，这些肿瘤患者的总体预后良好。本章节将讨论上述肿瘤及MFH，尽管后者是一种高级别恶性肿瘤，需要联合外科手术和化疗，但因其同样罕见，可能代表了骨纤维肉瘤的另一极端，因此在本章节中一并讨论。

脊索瘤

临床特征

　　脊索瘤是一种罕见的骨肿瘤，由残留脊索恶变而来，属低、中级别恶性肿瘤，占所有原发性骨肿瘤的1%~4%(Healey 和 Lane,1989)。男性比女性多见，白种人较非裔美国人好发，发病年龄大多数是50~70岁。

　　由于脊索瘤起源于残留的脊索组织，因此好发于脊柱中轴骨。脊索瘤最常见于脊柱的末端，即骶骨和蝶枕骨区。约15%的脊索瘤发生在可活动的脊柱(Bergh 等,2000)。尽管脊索瘤仅占所有原发骨肿瘤的5%或不足，却是最常见的脊柱原发恶性骨肿瘤(Boriani 等,2006；Sundaresan 等,2009)。

诊断检查和分期

　　疼痛是脊索瘤最常见的症状,随着病程的发展,疼痛会逐渐加重。其他症状取决于肿瘤的部位以及压迫的脏器。骶骨的病变可引起直肠功能紊乱,如便秘及顽固性便秘;蝶枕骨的病变可引起颅神经压迫症状;椎体的病变可引起脊索或神经根压迫症状。起病时,疼痛及其他症状通常比较隐匿。

　　影像学上,脊索瘤表现为位于中线的溶骨性病变,边界不清。三维成像[计算机断层成像(CT)或磁共振(MRI)]常显示为软组织肿块,近50%的病例伴有钙化。CT和MRI有助于明确病灶的部位及其对周围软组织侵犯的范围。

　　在我们诊所,患者一旦拟诊为原发脊柱的骨肿瘤,在决定下一步治疗方案前必须明确病理诊断。由于细针穿刺活检标本缺乏准确诊断所必需的组织结构信息,因此我们首选CT引导下的空心针活检获取组织学诊断。应仔细规划活检途径,以便其随后可与肿瘤一并切除。应尽量避免经内脏活检,如经口行上颈椎肿瘤活检或经直肠行骶骨肿瘤活检。这些活检途径会使原本不必切除的解剖结构有肿瘤细胞污染的风险。

　　组织学上,脊索瘤呈分叶状生长、富含黏液。小叶间由梭形细胞分隔,特征性的细胞是空泡样细胞,胞浆丰富,胞浆内含有许多空泡,细胞核小而圆。这些组成成分使细胞呈透明、"肥皂泡"样表现。这些细胞周围是含黏蛋白的黏液基质。1/3的蝶枕骨病灶含有软骨样成分,是脊索瘤的一种变异亚型,含有半透明的软骨成分。

　　脊索瘤应与良性的脊索残留组织相鉴别,

后者病变位于骨内，与脊索瘤的解剖学分布一致。组织学上，两者表现相似，都是由大片空泡细胞组成，但良性的脊索组织没有核分裂活性和周围黏液样基质。脊索瘤还应与骨髓瘤、黑色素瘤和软骨肉瘤进行鉴别诊断。

　　与其他骨肿瘤一样，分期诊断包括受累部位（本病指脊柱）X 线片和 MRI 显像、骨扫描及胸部 CT。根据 Enneking 分期系统（Enneking，1986；Enneking 等，1980），脊索瘤大多属于ⅠB期，为低级别恶性肿瘤，可侵犯其他间室（突破椎体）。

治疗

外科手术

　　与脊柱外原发恶性骨肿瘤一样，脊索瘤的最佳手术方法是整块（en bloc）切除并尽可能保证包含有足够正常组织的切缘。脊索瘤的切除手术颇具挑战性，并发症多。这些复杂的病例发生感染、伤口愈合障碍、失血和局部结构损伤等风险均很高。

　　有关我们自己手术的策略在既往的报道中已有详细描述（Bohinski 和 Rhines，2003）。在过去 20 年里，尽管整块切除脊柱肿瘤的技术已有很大改进（Boriani 等，1996；Tomita 等，1997；Marmor 等，2001），但是在技术上这些手术仍有很高的要求，需要经过严格培训以及丰富经验的外科团队方可进行。脊柱外科医师必须精通脊柱及脊柱旁解剖结构，才能完成脊柱脊索瘤的整块切除术。该团队还应包括有肿瘤外科学家、血管外科医师、整形外科医师和骨科医师，有时甚至还需要神经病学家。对于这类肿瘤的治疗无论怎样强调多学科外科团队的价值都不为过（Bohinski 和 Rhines，2003）。

　　对于脊索瘤而言，不管手术切缘是边缘性还是广泛性，保证整块切除、切缘阴性是延长患者无病生存期的最好方法，也是获得手术根

治的唯一机会。越来越多有关外科手术的报道已证实，整块切除术比囊内切除术预后好（Rich 等，1985；Tomita 等，1997；York 等，1999；Boriani 等，2000，2006）。既往已注意到（Bohinski 和 Rhines，2003），在某些情况下，由于肿瘤解剖结构的关系，仅做部分囊内切除手术会导致造成手术切缘污染，而在这种情况下，整块切除术可能比单纯囊内切除术预后好（Boriani 等，1996；Tomita 等，1997）。

　　大多数脊索瘤在诊断时没有发生转移。显然，如果已发生了转移，需要通过整块切除来获得治愈和延长无病生存期的意义已不那么重要了。一旦经胸部 CT 和骨扫描明确脊柱内的肿瘤是孤立的病变，就要对肿瘤进行严格的影像学评估以制订整块切除手术方案，手术包括骨切除和必要的软组织切除。严格的治疗计划需要评估脊柱旁的相关结构，包括邻近脊柱的内脏和血管结构。此外，还要评估所牵涉的神经根。为了获得切缘阴性的整块切除，可能需要切除部分内脏器官、血管和神经组织。因此，必须与患者进行积极沟通，例如，为了完整切除骶骨的脊索瘤，常常会损伤贯穿肿瘤的骶丛神经根。尽管切除这些神经根可能对患者的肠道功能、膀胱功能和性功能造成严重损伤，但是为了提高治愈的可能性，这样做可能也是必要的。必须与患者坦诚地反复讨论这些利弊得失，最终必须使患者能接受手术可能带来的结果。根据我们的经验，如果在初次手术时不付出这些代价，肿瘤非常容易复发。而一旦复发，可能引起的正是那些我们试图极力避免的并发症。

颈胸腰段脊柱脊索瘤

　　据报道（Bohinski 和 Rhines，2003），在整块切除术中，为了安全地切除椎体，外科医生必须通过一侧的椎弓根和对侧椎板或者横跨双侧的椎弓根，从而完全游离后方源自硬脑膜管的复杂结构。在病变脊柱整块切除中，应当确保脊椎环留有一定的间隙使硬脑膜管通畅。

以前我们在对颈胸腰段脊柱脊索瘤制订整块切除的术前计划时,使用 Weinstein-Boriani-Biagini(WBB)系统(Boriani 等,1997)对其进行分期。该系统中,脊柱分为 12 个放射状区域和 5 个同心层。通过在 WBB 图形上叠加肿瘤的几何结构,可选择椎体骨切开术的最佳位置。该系统的应用不仅有助于手术计划的制订,也便于以此进行交流。

整块切除术通常先行后路手术,然后再行前路手术(Bohinski 和 Rhines,2003)。如果肿瘤广泛累及椎旁结构(如腰椎肿瘤侵犯腰大肌或胸椎肿瘤侵犯胸壁)时,需要两种入路同时进行以便于直视脊柱的后面、两侧和前面。在处理胸椎时, 由于可以不考虑保留神经根,Tomita 等(1997)报道了一种通过后路可以将椎体整块切除的术式。

骶骨的脊索瘤

由于解剖结构和手术方法差异明显,有人认为骶骨的脊索瘤不同于颈胸腰段脊柱的脊索瘤。在这个复杂而危险的区域中进行手术,必须了解该区域的解剖结构,尤其是腰骶神经根的特点以及肿瘤与髂血管、输尿管和直肠的关系。通常采取联合入路的方法以暴露骶骨,其中包括后路、前路、经会阴和腹膜后侧切等。由于肿瘤巨大(图 8.1)、手术耗时较长,有时手术可分为两个甚至更多的阶段进行。

据我们的经验,低位(S3 及以下)和中位(S2-S3) 骶骨切除术完全可以经后路手术完成。背侧暴露向下延伸至尾骨顶端, 采用 Kraske 方法可切除肛提肌,在直肠后面、骶骨腹侧及肿瘤之间形成平面,这种方法可以摸到肿瘤前面, 在触觉反馈引导下行骶骨切除术。由于直肠受到保护、肿瘤顶端部分易于暴露,完全可以从后路进行整块切除所必需的骨和软组织的切除。

中、低位骶骨切除术一般不必考虑脊柱的稳定性。显然,在 S1 中部水平或以上进行骶骨切除术应当关注腰骶结合部的机械稳定性。在这种情况下,手术通常要辅以大范围的腰骨盆稳定术及关节融合术。

高位和全骶骨切除术时,我们采取分期手术,第一步做前路。这种经腹膜的术式可以游离直肠上端及腰骶干、分离髂内血管,以使这些组织在随后的第二阶段后路骨切除术中得到保护。前路手术的另一个好处在于能提供软组织覆盖面,骶骨大部分切除后会留下一个相当大的软组织缺损,我们一般依靠整形外科医生利用软组织来填补该缺损。在中、低位骶骨切除术中产生的较小缺损可用局部的皮瓣填补,包括臀大肌或股后皮瓣。高位或全骶骨切除术中产生的较大缺损需要大规模的软组织重建。一般在这种情况下,在前路手术中就获

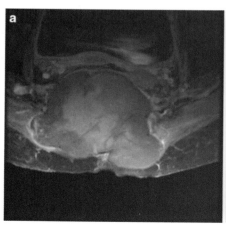
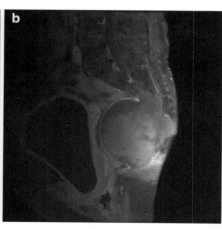

图 8.1　脊索瘤。巨大骶骨肿瘤的 T1 轴位像(a)和矢状位像(b)。

取到腹直肌肌皮瓣（VRAM 皮瓣），保留皮瓣的蒂，放入盆腔内，然后在第二阶段的骶骨肿瘤切除术后取出用以重建缺损部位（图 8.2）。

放疗

如上所述，脊索瘤的首选治疗方法是广泛切除术。然而，由于这些肿瘤的特殊部位（如位于颅底）或大小（如位于骶骨区），完全切除通常是困难的。由于这些肿瘤具有侵袭性且邻近重要组织，术后肿瘤残留往往是不可避免的。这些残留病灶会导致复发。术中肿瘤破裂也可能增加局部复发的风险。在这种情况下，放疗联合手术治疗能够提高局部控制率、延长无复发时间。有些病例中，如预期术后切缘阳性或为了减少术中肿瘤播散的风险，可以采取新辅助放疗。放疗更多地用于术后辅助治疗或初次复发者。关于是否进行放疗及其时机的把握需要放射肿瘤学家与负责手术的外科医生讨论。

对于颅底的肿瘤，推荐使用 CT 和 MRI 来评估肿瘤范围以制订其放疗计划。针对这些肿瘤在 CT 引导下制订三维放疗计划是至关重要的。需要相对较高的放疗剂量来控制局部病变。由于邻近的重要正常组织不能耐受高剂量的照射，因此常规光子照射技术往往无法给予肿瘤本身以足够的照射量。现在多个中心采用质子和光子束混合技术治疗脊索瘤，由于质子束射出剂量快速衰减，在放疗计划中加入质子束使瘤床可以接受到更高的照射剂量，较光子放疗更具适形性。混合光束放疗在确保线性高能照射到靶区的同时减少了对正常组织的暴露。

多个中心报道了质子束治疗脊索瘤的经验。马萨诸塞州总院的临床研究人员报道，质子/光子混合放疗后，患者的局部控制率为53%，5 年总生存率为 50%（Hug 等，1995）。所有局部失败的患者放射剂量均小于 77 CGE（^{60}Co 等效剂量）。该中心报道，使用质子/光子混合放射治疗骶骨脊索瘤，建议镜下切缘阴性者术后放射剂量为 70.2CGE，镜下切缘阳性者为 73.8CGE，肉眼阳性者为 77.4CGE（Park 等，2006）。这些研究报道的急性和远期毒性反应表明，高剂量、混合光束放疗耐受性良好。其他研究学者也证实，使用这样剂量的质子/光子混合放射治疗颅底和骶骨脊索瘤都是安全、有效的（Igaki 等，2004；Noel 等，2005；Weber 等，2005）。如果可行的话，应当考虑将脊索瘤患者转诊到越来越多的具备质子治疗能力的癌症中心。

作为颅底脊索瘤的潜在治疗手段，立体定向分割放射治疗还在研究中（Debus 等，2000）。

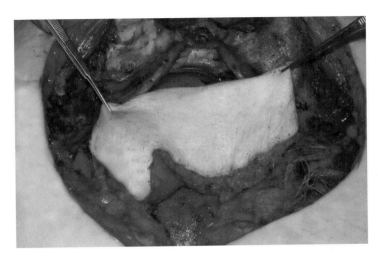

图 8.2　脊索瘤的切除和重建。此术中图片显示已切除的骶骨边界、骶骨侧面的 S1 神经根和结扎的硬膜囊。VRAM 皮瓣在最显著位置。（见彩图）

据报道，中位等中心剂量达 66.6Gy 时，5 年的局控率为 50%。这个小样本研究结果强调了高放射剂量对于局部控制的重要性。目前没有立体定向质子放射治疗与光子束治疗脊索瘤的对照研究。在所有的放疗计划中，应当重视重要的正常组织的耐受剂量，力求将急性毒性和长期毒性反应降至最低。

造釉细胞瘤

造釉细胞瘤是一种罕见的骨肿瘤，占原发骨恶性肿瘤的不到 1%（Unni，1996；Qureshi 等，2000），男性多见（男:女比例为 3:2），好发年龄为 30~40 岁。该肿瘤最常见于下肢，90% 以上发生于胫骨。

造釉细胞瘤有特征性的影像学表现，以胫骨中段的骨皮质病变为主（图 8.3），典型表现为多灶性溶骨性病变，边界清楚，即所谓"肥皂泡"现象（Mori 等，1981；Moon 和 Mori，1986），易侵入髓腔，外被薄层皮质，无骨膜反应。

组织学上，造釉细胞瘤由上皮细胞或上皮

样细胞巢组成，包绕有纤维间质（Unni，1996）。这种肿瘤包括两种细胞群，细胞角蛋白阳性的上皮细胞和阴性的梭形细胞。有人描述了典型造釉细胞瘤的几种组织学变异型，包括管状的、基底细胞样、鳞形细胞性和梭形细胞性亚型（Dorfman 和 Czerniak，1997）。这些亚型是根据细胞形态、分化和上皮样细胞结构进行分类的，一般核分裂象低。造釉细胞瘤的鉴别诊断包括转移性肿瘤、血管肿瘤、纤维发育不良、骨纤维结构不良和恶性混合性骨肿瘤。需要综合影像学、临床特征和组织学特点做出诊断。

釉质瘤总体上是生长缓慢的肿瘤，转移和局部复发潜能有限。如果治疗适当，患者的预后良好（Qureshi 等，2000）。该肿瘤对放疗不敏感，也缺乏化疗对于原发局部病灶有效的证据。外科手术切除是首选治疗，手术治疗根据病变的范围和部位而定，有截肢术和扩大整块切除术（Campanacci 等，1981；Gebhardt 等，1987；Qureshi 等，2000）（图 8.4）。据报道，10 年生存率达 80%~90%（Qureshi 等，2000）。切缘阴性者，局部复发率很低。有些研究显示，男性、初发时疼痛和症状持续时间少于 5 年等是与复发或转移相关的危险因素（Keeney 等，1989；Hazelbag 等，1994）。

血管内皮瘤

血管内皮瘤已经成为血管性肿瘤的统称，生物学活性介于血管瘤和血管肉瘤之间。有几种亚型，上皮样血管内皮瘤最常见。但这些肿瘤仍相当罕见，占原发性骨肿瘤的不到 1%。以 20~30 岁男性最多见（男:女约为 2:1）（Weiss 和 Enzinger，1982；Tsuneyoshi 等，1986；Ignacio 等，1999）。

上皮样血管内皮瘤是一种中级别恶性的肿瘤。这些肿瘤具有局部侵袭性，易于局部复发，远处转移率低（Campanacci 等，1980；Wold 等，1982）。该肿瘤最常见于颅骨、中轴骨和下肢

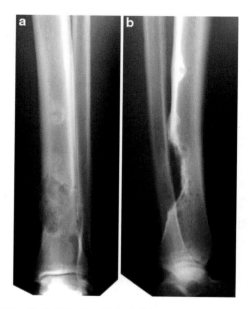

图 8.3 造釉细胞瘤。胫骨造釉细胞瘤的前后位（a）和侧位（b）的 X 线片，可见病灶位于骨皮质，边缘钙化。

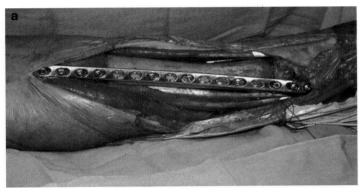

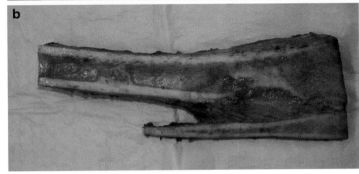

图 8.4　釉质瘤切除和重建。(a)术中照片显示釉质瘤切除术后，重建时夹在中间的异体移植物。(b)手术切除的标本，注意骨皮质上的病灶。(见彩图)

长骨,胫骨和股骨受累最多(Ignacio 等,1999)。50%以上的病例为多灶性病变,同侧骨骼受累常见,病变还可累及肺、肝和脾。因此,推荐诊断时进行胸腹盆 CT 和骨扫描以全面评估其病变范围。如果骨扫描显示病变为多灶性,还应该进行骨显像检查。

　　影像学上,这种肿瘤的典型表现为多灶性的溶骨性病变, 易累及单个解剖区域或四肢(Kleer 等,1996;Adler 等,2005)(图 8.5)。骨膜反应常见,但骨质破坏和皮质膨胀少见。40%以上病例可出现软组织肿块。对于 20~30 岁的患者,鉴别诊断应包括朗格汉斯细胞组织细胞增生症、巨细胞瘤、纤维发育不良和淋巴瘤。在年龄较大的患者,还要考虑转移性肿瘤和骨髓瘤(Tillman 等, 1997)。单纯依赖影像学检查很难诊断为上皮样血管内皮瘤,最后确诊需要组织病理学检查。

　　组织学上,上皮样血管内皮瘤的典型表现为上皮样细胞排列成实性巢状或条索状,显著

的上皮样细胞内衬的血管腔,周围包绕着增殖的肿瘤细胞(Wold 等,1982)。这些肿瘤还表现为血管内由上皮样或组织细胞样细胞组成的乳头状突起(Tillman 等,1997)。

　　骨上皮样血管内皮瘤的临床表现和病程不一。临床病程可介于从良性上皮样血管瘤到恶性血管肉瘤的一系列肿瘤。但是令人感到遗憾的是,根据影像学和组织学特点均无法预测其生物学行为。当然, 系统累及者预后差(Kleer 等,1996)。

　　由于上皮样血管内皮瘤的临床表现和病程不一,因而缺乏明确的标准治疗。治疗手段包括扩大切除术、刮除术和射频消融术。多灶性的病变更适合刮除术和(或)射频消融术(Ignacio 等 ,1999;Kleer 等 ,1996;Gosheger 等 ,2002;Rosentha 等 ,2001)。最近,射频消融术成功联合手术切除以缩小手术范围,避免了患者截肢。当肿瘤位于承重骨、椎体或广泛累及骨、足部时 ,可考虑放疗(Wold 等,1982;

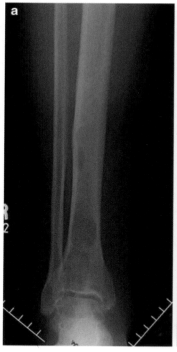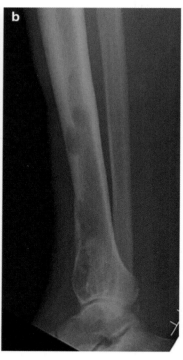

图 8.5　骨血管内皮瘤。前后位(a)和侧位(b)X 线片,显示多灶性血管内皮瘤。注意在胫骨和踝骨上均存在多灶病变。

Faria 等,1985;Welles 等,1994)。放疗也被推荐用于术后辅助治疗,还可单独用于不可手术的和(或)转移性病灶的治疗。4.5~5 周内放射剂量为 45~50Gy 时, 至少 75%的患者的症状能够得到控制(Faria 等,1985)。化疗的疗效尚不明确(Haisley-Royster 等,2002)。尽管长春新碱在治疗卡波西样血管内皮瘤中有效,但是化疗并不推荐用于上皮样血管内皮瘤。化疗在转移性疾病中是否有效仍在研究中。总之,由于上皮样血管内皮瘤疾病本身的多变性,治疗方案也应该个体化。

血管外皮细胞瘤

　　血管外皮细胞瘤是一种罕见的血管源性肿瘤,最常发生于软组织(Conway 和 Hayes,1993)。原发骨血管外皮细胞瘤极为罕见,占原发骨肿瘤的 0.08%和原发骨血管源性肿瘤的 0.1%(Mirra,1989)。据报道,该肿瘤的发病年龄从

12~90 岁不等,发病高峰为 40~50 岁。骨血管外皮细胞瘤可发生于任何部位,但最常见的部位是骶髂部、股骨和颞骨。

　　血管外皮细胞瘤的临床表现是非特异性的,最常见的临床症状是疼痛和肿胀,由于骨血管外皮细胞瘤的生长一般非常缓慢,症状可能会持续相当长的时间(甚至数年)(Tang 等,1988)。据报道,低磷血症性骨软化病与骨血管外皮瘤有关。

　　血管外皮细胞瘤的影像学表现也是非特异性的。肿瘤起源于长骨干骺端,表现为溶骨性病变,它们可能会在骨内膨胀性生长,但是骨膜反应和反应性硬化少见(Conway 和 Hayes,1993)(图 8.6)。影像学上应与具有良性表现的肿瘤相鉴别,包括巨细胞瘤、动脉瘤样骨囊肿、软骨黏液样纤维瘤和纤维发育不良。同时,还应与具有恶性表现的肿瘤相鉴别, 包括转移瘤、纤维肉瘤、浆细胞瘤和血管肉瘤。总之,影像学诊断是靠排除性的。

骨血管外皮细胞瘤在血管造影上具有特征性的表现:1~2 支滋养动脉在肿瘤周围分为大小不等的放射状排列的血管,表现为一种蜘蛛样形状(Juan 等,2000)。肿瘤血管造影显示边界清楚的圆形或椭圆形肿瘤染色。

组织学上,骨血管外皮细胞瘤与软组织血管外皮细胞瘤完全相同。特征性的表现为:①成片的梭形细胞包围无数毛细血管;②单一的圆形到卵圆形核缺乏异型性;③胞质边界模糊;④毛细血管外每个肿瘤细胞周围都有银染的网状鞘(Tang 等,1988)。组织学上需要鉴别诊断的疾病包括间充质软骨肉瘤、良性纤维组织细胞瘤、MFH 和滑膜肉瘤。

有人提出,每一例骨血管外皮瘤都应当视为恶性的,但是恶性潜能各不相同,5 年生存率约为 60%(Tang 等,1988),临床行为难以预料。不过,诸如核分裂指数、细胞是否丰富、有无出血和坏死均与预后相关(Enzinger 和 Smith,1976)。高级别恶性骨血管外皮细胞瘤复发率高、易发生转移,而低级别者不易发生转移,因而生存率高。是否转移和局部控制是否良好均与预后直接相关。转移灶的发展速度可以是缓慢的或者是极其迅速的,甚至于几个月内死亡。晚期复发和远处转移较为常见(Tang 等,1988;Sahin-Akyar 等,1997)。

骨血管外皮细胞瘤根治性治疗方法主要是外科手术(Tang 等,1988;Ferigo 等,2006;Heymans 等,1997)。外科手术范围可以根据病理分级而定,低级别恶性病变可行刮除术和骨移植术,而高级别的病变应行广泛外科切除术。有人提出,不能行广泛切除术时,可以在最佳根治方法和功能保留之间采取折中方案(Sahin-Akyar 等,1997)。

对于不能手术者,放疗也可能是一种治疗选择。辅助放疗显示对原发和复发的血管外皮细胞瘤均有一定疗效。对于局部病变的控制而言,放射剂量应当高于 50Gy。化疗的作用仍有争议,可用于转移性疾病的治疗。尽管仅有少数几个相关研究,多柔比星单药或联合达卡巴嗪也许是最为有效的方案(Ferigo 等,2006;Celik 等,1997;Heymans 等,1997)。

低级别恶性纤维肉瘤

骨纤维肉瘤是一种极为少见的恶性肿瘤。由于骨 MFH 被认为是一种独立的疾病,因此诊断纤维肉瘤的比例下降了(Dorfman 和 Czerniak,1997)。事实上,低级别恶性纤维肉瘤所指的是过去认为是 1 级或 2 级的纤维肉瘤。这种肿瘤在临床上和影像学上需要同硬性纤

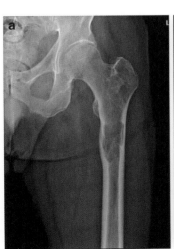
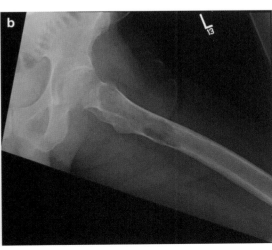

图 8.6 骨血管外皮细胞瘤。近端股骨前后位(a)和侧位(b)X 线片。这是一个起源于长骨干骺端的溶骨性病变,骨边缘膨胀性生长,但无骨膜反应。

维瘤、MFH 和纤维母细胞型骨肉瘤进行鉴别（Taconis 和 Mulder，1984；Dorfman 和 Czerniak，1997；Saito 等，2003）。

X 线片显示膨胀性生长的、多个分叶状的溶骨性病变，边界清楚，病变通常显示为"肥皂泡"现象。病变最多见于长骨干骺端，骨膜反应少见，常常侵犯软组织，可能伴有钙化。好发于股骨远端、胫骨近端、骨盆、股骨近端和肱骨。长管骨病变多位于干骺端，可侵犯骨骺端。该病的年龄和性别分布一致（Bertoni 等，1984）。

大体上，肿瘤切面呈灰白色。组织学上，肿瘤由富含细胞及少细胞区域组成。富含细胞区域包含成束的、均一的成纤维样梭形细胞，细胞异型性小，富含细胞间胶原，可观察到人字形或席纹状分布，缺乏多形性，核分裂象罕见，无不典型表现。缺乏细胞的间质区呈黏液状，有疏散的胶原纤维束，无成骨。组织学上，要排除分化良好的骨肉瘤和促结缔组织增生性纤维瘤。

低级别恶性纤维肉瘤患者的长期预后好。与其他低级别恶性骨肉瘤相似，确切的治疗方法是广泛手术切除，辅助化疗无效，广泛切除和重建术后 10 年生存率为 83%（Bertoni 等，1984）。切缘阴性者转移和局部复发率低。然而，对于大多数原发性骨肿瘤而言，仍需要进行长期随访。

恶性纤维组织细胞瘤

临床特征

与本章节前面讨论的疾病不同，MFH 是一种侵袭性、高级别恶性的原发性骨恶性肿瘤。人们对于骨 MFH 的认识相对较晚，占骨肿瘤的比例不到 5%，临床病理学特征有别于其他骨肉瘤和软组织肿瘤（Dahlin 等，1977；Nishida 等，1977）。

骨 MFH 的男女比例大致相当，男性似乎略多。MFH 年龄分布广，较骨肉瘤的发病年龄大，更多见于成人，尤其好发于 50~70 岁之间（Dahlin 和 Unni，1986；Nishida 等，1997）。

诊断检查和分期

骨 MFH 最常见的临床症状是疼痛，伴或不伴肿胀和肿块。其他症状和体征根据病变部位而不同，包括跛行、畸形、关节僵硬和变形。病变好发于干骺端，最常见的发病部位是股骨远端、胫骨近端和股骨近端（Nishida 等，1997）。最常见的转移部位是肺（82%）（Dahlin 和 Unni，1986）。

影像学上表现为侵袭性、穿凿样骨破坏，边界不清，正常骨和异常骨之间有广泛的移行区。（Capanna 等，1984；Huvos 等，1985；Nishida 等，1997）（图 8.7）。X 线片上通常可见广泛的骨皮质破坏，骨膜反应不规则，基质钙化少见。

许多作者认为骨 MFH 发生于原有骨病的基础上，20% 以上的 MFH 是继发性的，可发生于原有的良性疾病基础上，如骨梗死、Paget 病和纤维发育不良（Huvos 等，1985；Schuh 等，2004）。此外，有几例骨 MFH 发生于人工假体部位（Troop 等，1990；Cole 等，1997；Schuh 等，2004）。文献综述显示 20%~28% 的骨 MFH 发生于放疗后（Mirra 等，1974；Capanna 等，1984；Huvos 等，1985）。

骨 MFH 可以为去分化软骨肉瘤中的高级别组成部分，这种情况并不少见。此外，MFH 也可能是骨肉瘤的一种表现。组织学上，骨 MFH 与起源于软组织的 MFH 极为相似，分化差，细胞显著异形，核染色质深染。肿瘤细胞很可能起源于原始间充质细胞，如纤维母细胞祖细胞，存在向纤维方向分化的区域、组织细胞和间变巨细胞区域（Dahlin 等，1977；Capanna 等，1984；Huvos 等，1985；Bertoni 等，1985）。根据主要的细胞组成成分可分为席纹状–多形性和组织细胞性，在梅奥诊所的一项研究的

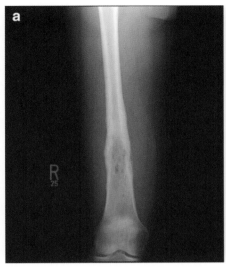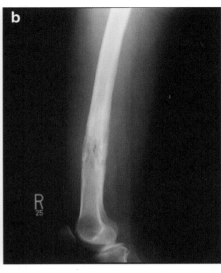

图 8.7　骨 MFH 远端股骨的前后位(a)和侧位(b)X 线片。远端股骨，注意穿凿样骨破坏,边界不清,正常骨和异常骨之间有广泛的移行区。

81 例患者中，这两种类型分别占 63% 和 19%(Nishida 等，1997)。

组织学上，骨 MFH 与纤维母细胞型骨肉瘤很难鉴别,两者之间唯一不同之处在于是否存在骨样组织,伴有肿瘤骨样组织形成者更倾向于骨肉瘤的诊断。因此,骨 MFH 很可能是一系列骨肉瘤类型中的一种,只是这种梭形细胞不产生光镜下可见的骨样组织,但在未来的某个时间有可能会产生骨样组织。文献报道,有些病例最初活检和最终手术病理诊断为 MFH,但是随后的转移性病灶中却出现骨样基质,从而推测,骨 MFH 确有可能是纤维母细胞型骨肉瘤的一种变异型。有趣的是,这两种疾病的自然病程,包括总生存率都相当。

骨 MFH 和骨肉瘤一样,以肺转移为主。因此,MFH 的分期诊断与第 5 章（"骨肉瘤"）中所述一致。

治疗

骨 MFH 的治疗与骨肉瘤的治疗原则相一致。因此应先进行化疗(4 个周期),随后行外科手术切除,再根据术前化疗所产生的坏死程度决定术后化学治疗方案。

文献报道的大多数患者都进行了手术治疗,手术方式包括广泛切除或截肢术(Capanna等,1984;Bacci 等,1997;Nishida 等,1997;Picci等,1997)。但在化疗后行扩大切除且切缘阴性者,预后最好。如前所述,在梅奥诊所的研究中，如果切缘足够充分,1 年、5 年和 10 年的无病生存率分别为 72.8%、66.5% 和 60.9%，而切缘阳性者，则为 59.8%、48.3% 和 26.4%(Nishida 等,1997)。与大多数高级别骨肿瘤一样,手术切除的范围、术式和重建应取决于肿瘤的部位以及化疗的疗效。由于外科手术的目标在于广泛切除,因此,在 MFH 的治疗中,刮除手术是没有价值的。

过去认为放疗有助于略可改善手术切缘不充分患者的预后。然而，由于缺乏强有力的证据,放疗的作用已经弱化了。

未进行化疗的骨 MFH 预后差,5 年生存率仅 15%(Dunham 和 Wilborn,1979)。随着新辅助化疗的应用，有些报道显示化疗明显改善了患者的无病生存率(Bacci 等,1997;Picci等,1997;Bielack 等,1999)。三组报道的结果如下。

MD 安德森癌症中心的经验

我们中心的研究人员发现，手术联合术后

辅助化疗组（n=24）与单纯手术组（n=36，历史对照）比较，化疗能够显著提高持续无病生存期（continuous disease-free survival, CDFS）（中位 24 个月对 8 个月，P =0.001，未发表的资料）。我们因此回顾了本中心术前应用多柔比星联合顺铂治疗局限期 MFH 患者的经验，近 50% 的患者肿瘤坏死率达到 90% 以上。基于 Kaplan-Meier 生命表分析的生存数据显示，所有患者的中位 CDFS 为 19 个月，中位总生存期为 23 个月。肿瘤坏死率超过 90% 的患者中位 CDFS（43 个月）优于肿瘤坏死率不足 90% 患者的中位 CDFS（7 个月），差异有统计学意义（P <0.05，单侧 log-rank 检验）。坏死率超过 90% 的中位总生存期为 66 个月，而肿瘤坏死率不足 90% 的患者其中位总生存期仅为 20 个月（未发表的资料）。

Rizzoli 研究所的经验

Rizzoli 研究所的研究人员报道了他们中心在 1983 年至 1994 年期间应用 4 种不同方案治疗了 65 例肢体（骨）MFH 患者的数据，这些方案使用了治疗骨肉瘤的标准化疗药物包括多柔比星、顺铂、甲氨蝶呤和异环磷酰胺，组成不同的联合治疗方案（Bacci 等，1998）。25% 的患者肿瘤坏死率达到 90% 以上，89% 的患者进行了保肢手术。中位随访 7 年，69% 的患者仍然持续无病生存，肿瘤坏死率超过 90% 的患者的 CDFS（94%），高于肿瘤坏死率不足 90% 的患者（61%）。

欧洲骨肉瘤协作组经验

在欧洲骨肉瘤协作组的一项研究中，41 例肢体原发的骨 MFH 患者接受了术前 3 周期多柔比星（75mg/m²）联合顺铂（100mg/m²）化疗，术后再追加了 3 周期化疗（Bramwell 等，1999）。56% 的患者完成了全部 6 周期化疗。42% 的患者肿瘤坏死率达到 90% 以上，80% 的患者接受了保肢手术。中位至疾病进展时间为 56 个月，5 年无进展生存率和总生存率分别为 56% 和 59%。获得良好组织学反应的患者，疾病进展时间和总生存期均优于组织学反应差者。

实践要点

- 本章节讨论的病变有不同的临床表现和临床病程。
- 接受了广泛切除术和重建术的原发骨肿瘤患者预后最好。
- 就低级别肿瘤而言，放疗或化疗通常仅用于复发、转移性肿瘤的治疗，而非辅助治疗。
- 脊索瘤好发于骶骨、蝶枕骨，手术难度极大，常常需要多学科团队协作以达到安全、广泛切除。
- 造釉细胞瘤是角蛋白阳性、常见于胫骨的多房性肿瘤，通常需要进行保肢的广泛切除术。
- 血管内皮瘤包括一组血管性肿瘤，生物学侵袭性各不相同，治疗方法多样。
- 低级别恶性纤维肉瘤由纤维母细胞样细胞组成，仅需手术切除。
- MFH 是一种侵袭性、高级别的恶性肿瘤，有人认为是纤维肉瘤或纤维母细胞型骨肉瘤的一种变异型。治疗手段包括术前化疗，然后手术切除，再根据治疗反应选择术后化疗。

（庄荣源 译　周宇红 校）

推荐文献

Adler B, Naheedy J, Yeager N, et al. Multifocal epithelioid hemangioendothelioma in a 16-year-old boy. Pediatr Radiol. 2005;35:1014–8.

Bacci G, Ferrari S, Bertoni F, et al. Neoadjuvant chemotherapy for osseous malignant fibrous histiocytoma of the extremity: results in 18 cases and comparison with 112 contemporary osteosarcoma patients treated with the same chemotherapy regimen. J Chemother. 1997;9:293–9.

Bacci G, Picci P, Mercuri M, Bertoni F, Ferrari S. Neoadjuvant chemotherapy for high grade malignant fibrous histiocytoma of bone. Clin Orthop Relat Res. 1998;346:178–89.

Bergh P, Kindblom LG, Gunterberg B, Remotti F, Ryd W, Meis-Kindblom JM. Prognostic factors in chordoma of the sacrum and mobile spine: a study of 39 patients. Cancer. 2000;88:2122–34.

Bertoni F, Capanna R, Biagini R, et al. Malignant fibrous histiocytoma of soft tissue. An analysis of 78 cases located and deeply seated in the extremities. Cancer. 1985;56:356–67.

Bertoni F, Capanna R, Calderoni P, et al. Primary central (medullary) fibrosarcoma of bone. Semin Diagn Pathol. 1984;1:185–98.

Bielack SS, Schroeders A, Fuchs N, et al. Malignant fibrous histiocytoma of bone: a retrospective EMSOS study of 125 cases. European Musculo-Skeletal Oncology Society. Acta Orthop Scand. 1999;70:353–60.

Bohinski RJ, Rhines LD. Principles and techniques of en bloc vertebrectomy for bone tumors of the thoracolumbar spine: an overview. Neurosurg Focus. 2003;15:E7.

Boriani S, Bandiera S, Biagini R, et al. Chordoma of the mobile spine: fifty years of experience. Spine. 2006;31:493–503.

Boriani S, Biagini R, De Iure F, et al. En bloc resections of bone tumors of the thoracolumbar spine. A preliminary report on 29 patients. Spine. 1996;21:1927–31.

Boriani S, De Iure F, Bandiera S, et al. Chondrosarcoma of the mobile spine: report on 22 cases. Spine. 2000;25:804–12.

Boriani S, Weinstein JN, Biagini R. Primary bone tumors of the spine. Terminology and surgical staging. Spine. 1997;22:1036–44.

Bramwell VH, Steward WP, Nooij M, et al. Neoadjuvant chemotherapy with doxorubicin and cisplatin in malignant fibrous histiocytoma of bone: a European Osteosarcoma Intergroup study. J Clin Oncol. 1999;17:3260–9.

Campanacci M, Boriani S, Giunti A. Hemangioendothelioma of bone. Cancer. 1980;46:804–14.

Campanacci M, Giunti A, Bertoni F, et al. Adamantinoma of the long bones. The experience at the Istituto Ortopedico Rizzoli. Am J Surg Pathol. 1981;5:533–42.

Capanna R, Bertoni F, Bacchini P, et al. Malignant fibrous histiocytoma of bone. The experience at the Rizzoli Institute: report of 90 cases. Cancer. 1984;54:177–87.

Celik I, Bascil N, Yalcin S, et al. Ifosfamide-based chemotherapy for recurrent or metastatic hemangiopericytoma. Acta Oncol. 1997;36:348.

Cole BJ, Schultz E, Smilari TF, et al. Malignant fibrous histiocytoma at the site of a total hip replacement: review of the literature and case report. Skeletal Radiol. 1997;26:559–63.

Conway WF, Hayes CW. Miscellaneous lesions of bone. Radiol Clin North Am. 1993;31:339–58.

Dahlin DC, Unni KK. Bone tumors. 4th ed. Springfield: Charles C. Thomas; 1986. p. 357–65.

Dahlin DC, Unni KK, Matsuno T. Malignant (fibrous) histiocytoma of bone—fact or fancy? Cancer. 1977;39:1508–16.

Debus J, Schulz-Ertner D, Schad L, et al. Stereotactic fractionated radiotherapy for chordomas and chondrosarcomas of the skull base. Int J Radiat Oncol Biol Phys. 2000;47:591–6.

Dorfman HD, Czerniak B. Bone tumors. St. Louis: Mosby; 1997.

Dunham WK, Wilborn WH. Malignant fibrous histiocytoma of bone. Report of two cases and review of the literature. J Bone Joint Surg Am. 1979;61:939–42.

Enneking WF. A system of staging musculoskeletal neoplasms. Clin Orthop Relat Res. 1986;204:9–24.

Enneking WF, Spanier SS, Goodman MA. A system for the surgical staging of musculoskeletal sarcoma. Clin Orthop. 1980;153:106–20.

Enzinger FM, Smith BH. Hemangiopericytoma. An analysis of 106 cases. Hum Pathol. 1976;7:61–82.

Faria SL, Schlupp WR, Chiminazzo H. Radiotherapy in the treatment of vertebral hemangiomas. Int J Radiat Oncol Biol Phys. 1985;1:387–90.

Ferigo N, Cottalorda J, Allard D, et al. Successful treatment via chemotherapy and surgical resection of a femoral hemangiopericytoma with pulmonary metastasis. J Pediatr Hematol Oncol. 2006;28:237–40.

Fourney DR, Rhines LD, Hentschel SJ, et al. En bloc resection of primary sacral tumors: classification of surgical approaches and outcome. J Neurosurg Spine. 2005;3:111–22.

Gebhardt MC, Lord FC, Rosenberg AE, et al. The treatment of adamantinoma of the tibia by wide resection and allograft bone transplantation. J Bone Joint Surg Am. 1987;69:1177–88.

Gosheger G, Hardes J, Ozaki T, et al. The multicentric epithelioid hemangioendothelioma of bone: a case example and review of the literature. J Cancer Res Clin Oncol. 2002;128:11–8.

Haisley-Royster C, Enjolras O, Frieden IJ, et al. Kasabach–Merritt phenomenon: a retrospective study of treatment with vincristine. J Pediatr Hematol Oncol. 2002;24:459–62.

Hazelbag HM, Taminiau AH, Fleuren GJ, et al. Adamantinoma of the long bones. A clinicopathological study of thirty-two patients with emphasis on histological subtype, precursor lesion, and biological behavior. J Bone Joint Surg Am. 1994;76:1482–99.

Healey JH, Lane JM. Chordoma: a critical review of diagnosis and treatment. Orthop Clin North Am. 1989;20:417–26.

Heymans O, Gebhart M, Larsimont D, et al. Malignant hemangiopericytoma of the pelvis: treatment using internal hemipelvectomy. Acta Orthop Belg. 1997;63:40–2.

Hug EB, Fitzek MM, Liebsch NJ, et al. Locally challenging osteo- and chondrogenic tumors of the axial skeleton: results of combined proton and photon radiation therapy using three-dimensional treatment planning. Int J Radiat Oncol Biol Phys. 1995;31:467–76.

Huvos AG, Heilweil M, Bretsky SS. The pathology of malignant fibrous histiocytoma of bone: a study of 130 patients. Am J Surg Pathol. 1985;9:853–71.

Igaki H, Tokuuye K, Okumura T, et al. Clinical results of proton beam therapy for skull base chordoma. Int J Radiat Oncol Biol Phys. 2004;60:1120–6.

Ignacio EA, Palmer KM, Mathur SC, et al. Epithelioid hemangioendothelioma of the lower extremity. Radiographics. 1999;19:531–7.

Juan CJ, Huang GS, Hsueh CJ, et al. Primary hemangiopericytoma of the tibia: MR and angiographic correlation. Skeletal Radiol. 2000;29:49–53.

Keeney GL, Unni KK, Beabout JW, et al. Adamantinoma of long bones. A clinicopathologic study of 85 cases. Cancer. 1989;64:730–7.

Kleer CG, Unni KK, McLeod RA. Epithelioid hemangioendothelioma of bone. Am J Surg Pathol. 1996;20:1301–11.

Marmor E, Rhines LD, Weinberg JS, et al. Total en bloc lumbar spondylectomy. Case report. J Neurosurg. 2001;95 suppl 2:264–9.

Mirra JM. Hemangiopericytoma. In: Mirra JM, Picci P, Gold RH, editors. Bone tumors: diagnosis and treatment. Philadelphia: Lea & Febiger; 1989. p. 1436–53.

Mirra JM, Bullough PG, Marcove RC, et al. Malignant fibrous histiocytoma and osteosarcoma in association with bone infarcts; report of four cases, two in caisson workers. J Bone Joint Surg Am. 1974;56:932–40.

Moon NF, Mori H. Adamantinoma of the appendicular skeleton—updated. Clin Orthop Relat Res. 1986;204:215–37.

Mori H, Shima R, Nakanishi H, et al. Adamantinoma of the tibia—a case report and a statistical review of reported cases. Acta Pathol Jpn. 1981;31:701–9.

Nishida J, Sim FH, Wenger DE, et al. Malignant fibrous histiocytoma of bone. A clinicopathologic study of 81 patients. Cancer. 1997;79:482–93.

Noel G, Feuvret L, Calugaru V, et al. Chordomas of the base of the skull and upper cervical spine. One hundred patients irradiated by a 3D conformal technique combining photon and proton beams. Acta Oncol. 2005;44:700–8.

Park L, Delaney TF, Liebsch NJ, et al. Sacral chordomas: Impact of high-dose proton/photon-beam radiation therapy combined with or without surgery for primary versus recurrent tumor. Int J Radiat Oncol Biol Phys. 2006;65:1514–21.

Picci P, Bacci G, Ferrari S, et al. Neoadjuvant chemotherapy in malignant fibrous histiocytoma of bone and in osteosarcoma located in the extremities: analogies and differences between the two tumors. Ann Oncol. 1997;8:1107–15.

Qureshi AA, Shott S, Mallin BA, et al. Current trends in the management of adamantinoma of long bones. An international study. J Bone Joint Surg Am. 2000;82:1122–31.

Rich TA, Schiller A, Suit HD, et al. Clinical and pathologic review of 48 cases of chordoma. Cancer. 1985;56:182–7.

Rosenthal DI, Treat ME, Mankin HJ, et al. Treatment of epithelioid hemangioendothelioma of bone using a novel combined approach. Skeletal Radiol. 2001;30:219–22.

Sahin-Akyar G, Fitoz S, Akpolat I, et al. Primary hemangiopericytoma of bone located in the tibia. Skeletal Radiol. 1997;26:47–50.

Saito T, Oda Y, Tanaka K, et al. Low-grade fibrosarcoma of the proximal humerus. Pathol Int. 2003;53:115–20.

Schuh A, Zeiler G, Holzwarth U, et al. Malignant fibrous histiocytoma at the site of a total hip arthroplasty. Clin Orthop Relat Res. 2004;425:218–22.

Sundaresan N, Rosen G, Boriani S. Primary malignant tumors of the spine. Orthop Clin North Am. 2009;40:21–36, v.

Taconis WK, Mulder JD. Fibrosarcoma and malignant fibrous histiocytoma of long bones: radiographic features and grading. Skeletal Radiol. 1984;11:237–45.

Tang JS, Gold RH, Mirra JM, et al. Hemangiopericytoma of bone. Cancer. 1988;62:848–59.

Tillman RM, Choong PF, Beabout JW, et al. Epithelioid hemangioendothelioma of bone. Orthopedics. 1997;20:177–80.

Tomita K, Kawahara N, Baba H, et al. Total en bloc spondylectomy. A new surgical technique for primary malignant vertebral tumors. Spine. 1997;22:324–33.

Troop JK, Mallory TH, Fisher DA, et al. Malignant fibrous histiocytoma after total hip arthroplasty. A case report. Clin Orthop Relat Res. 1990;253:297–300.

Tsuneyoshi M, Dorfman HD, Bauer TW. Epithelioid hemangioendothelioma of bone. A clinicopathologic, ultrastructural, and immunohistochemical study. Am J Surg Pathol. 1986;10:754–64.

Unni KK. Dahlin's bone tumors: general aspects and data on 11,087 cases. 5th ed. New York: Lippincott-Raven; 1996.

Weber DC, Rutz HP, Pedroni ES, et al. Results of spot-scanning proton radiation therapy for chordoma and chondrosarcoma of the skull base: the Paul Scherrer Institut experience. Int J Radiat Oncol Biol Phys. 2005;63:401–9.

Weiss SW, Enzinger FM. Epithelioid hemangioendothelioma: a vascular tumor often mistaken for a carcinoma. Cancer. 1982;50:970–81.

Welles L, Dorfman H, Valentine ES, et al. Low grade malignant hemangioendothelioma of bone: a disease potentially curable with radiotherapy. Med Pediatr Oncol. 1994;23:144–8.

Wold LE, Unni KK, Beabout JW, et al. Hemangioendothelial sarcoma of bone. Am J Surg Pathol. 1982;6:59–70.

York JE, Kaczaraj A, Abi-Said D, et al. Sacral chordoma: 40-year experience at a major cancer center. Neurosurgery. 1999;44:74–9 [discussion 79–80].

第 9 章

骨组织肉瘤切除后的骨重建

Christopher P. Cannon, David W. Chang

目 录

本章概述 大多数骨肉瘤患者可通过保肢手术而获得成功医治。截肢手术相对少见。在大多数患者中,可通过仔细的重建来恢复肢体功能。现在有各种各样的重建方式和选择,包括内植物假体、同种异体骨、同种异体骨–假体复合物重建以及自体骨。要想最有效地

C.P. Cannon
美国华盛顿州(98104)西雅图市第七大道 904 号综合医院
邮箱:Christopher.CannonM.D@polyclinic.com

D.W. Chang
美国得克萨斯州(77030)休斯敦市 Pressler 街 1400 号得克萨斯大学 MD 安德森癌症中心外科部 1488 单元整形外科
邮箱:dchang@mdanderson.org

MD 安德森癌症诊疗系列丛书《骨组织肉瘤诊疗学》,P.P. Lin 和 S. Patel(主编)
DOI 10.1007/978–1–4614–5194–5_9

应用这些不同的技术就需要考虑一系列的因素,包括解剖部位、患者特征和患者的个体需求。

引言

所有骨组织肉瘤的治疗方案都明确要求需广泛切除原发肿瘤。在大多数病例中,可通过保肢手术来重建肢体。即使在那些软组织明显受累的病例中,广泛切除术后通常可通过肌肉和皮肤组织瓣来提供创面的覆盖。可切除肿瘤累及的血管并应用旁路移植来重建。同样,在经过选择的病例中可以切除神经并保留肢体,同时进行神经移植或肌腱转位,孤立的外周神经切除术通常可获得比截肢术更好的肢体功能。

每个特定的解剖部位在重建方面都有其独特的问题。受累关节、肌腱附着以及毗邻的软组织和神经血管结构在重建方式的选择和最终的功能结果中起到了关键性的作用。本章描述了通用的重建选择方案和每个解剖部位的具体注意事项。

重建的选择

内植物假体

内植物假体重建(也称为节段性关节成形术或大型假体重建)使用一种人工装置(通常为金属材质)来重建骨和关节被切除的部分(图 9.1)。内植物假体的使用在过去的 25 年中已成为常规,总体效果不错。早期的样型是定制的,而现在的制造商则生产模块化组配系统,以保证最大的术中灵活性。实际上任何长度的缺损都能被重建。而且移植物各种尺寸都有,使其可用于所有患者的尺寸。大多数的移植物固定会采用骨水泥(聚甲基丙烯酸甲酯)以获得即刻的稳定性,但也有使用非骨水泥型的设计。

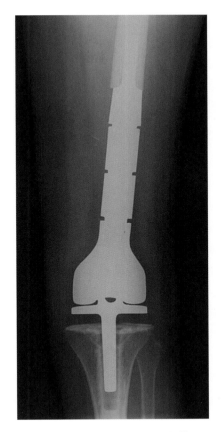

图 9.1　股骨远端的内植物假体。

内植物假体相对于同种异体骨而言具有普遍可用性和术中灵活性的优势。而且与同种异体骨不同,内植物假体允许术后立即完全负重。此特性有利于术后早期活动,这对于病情较重的老年患者而言尤其重要。

内植物假体一个显著的缺点就是难以获得足够的肌腱附着。在特定的部位(即肱骨近端、股骨近端和胫骨近端)肢体充分的自主活动和力量取决于肌腱插入点的重建。目前假体主要依赖于将肌腱缝合于金属上,这样通常效果欠佳。

内植物假体其他方面的缺点包括有可能发生无菌性松动和移动部件的故障。同所有的人工关节一样,内植物假体产生的磨损碎屑可导致发展为最终的无菌性松动,并需要行修复手术。此外,股骨远端和胫骨近端的移植物还有一些小的组件(包括衬套、车轴、胫骨承重构件和防过伸保险装置)都有最终发生故障的风险,尤其是对于活动积极的患者。这些部件的故障虽然不是灾难性的,但也必须予以有限的修复措施。

同种异体骨关节移植

同种异体骨关节移植很少在 MD 安德森癌症中心使用,除非是经过选择的部位,这将在本章后面讨论。这些同种异体移植物相对于内植物假体而言可能具有软组织能附着更好的优势。宿主肌腱能牢固地缝合到同种异体移植肌腱上, 使之有可能达到卓越的运动功能。而且一旦同种异体骨愈合长入宿主骨,则可消除后期无菌性松动的潜在并发症。

然而,同种异体骨关节移植有几个显著的缺点。它们无法随意获取,而且想要精确匹配宿主关节可能极其困难。要想获得持久的关节稳定性(特别是膝关节)就需要仔细重建相关的韧带,这也是相当困难的。后期关节的不稳定、关节退行性改变及软骨下崩塌都具有较高的发生率。想要在宿主骨和同种异体骨的结合部位到达融合是一个难题,经常需要补充性骨移植——可使用髂嵴骨移植或者诸如脱钙骨基质之类的骨移植替代物。最后,在大约 10% 的病例中会发生同种异体骨的骨折。一些作者发现同种异体骨的感染率高于内植物假体,然而,这个论点是有争议的。在 MD 安德森癌症中心,二者感染率不相上下。

同种异体骨–假体复合物

同种异体骨–假体复合物(APC)是一种重建选择,它结合了内植物假体和同种异体骨关节这两个要素(图 9.2)。这种选择有许多前两种选择所具有的最佳特点,却没有它们各自的一些不足。同种异体骨尺寸的精确匹配没那么重要了,因为关节表面已重新置换。后期关节退行性改变的可能性也被消除。另一个优点是

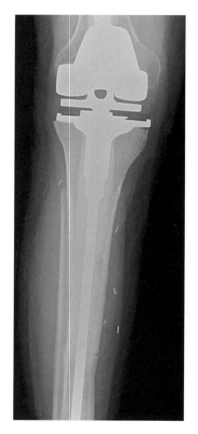

图 9.2 胫骨近端同种异体骨–假体复合物(APC)。

可以通过一个很像内植物假体的旋转铰链来提供膝关节的稳定性。因此,相较于同种异体骨关节, 使用 APC 可更容易并更可靠地获得关节的稳定性和耐久性。而相较于单用内植物假体,同种异体骨提供的肌腱和软组织附着可保证更好的强度和主动活动范围。而且一旦宿主骨和同种异体骨融合,后期无菌性松动的可能性应该会降低。

然而,其他同种异体骨的一些缺点也仍然存在于 APC。虽然精确的尺寸不那么重要了,但仍需达到大致准确的同种异体骨匹配,而这会延迟手术并减少术中的灵活性。在宿主骨–同种异体骨的结合部位要想达到融合仍旧是个难题,且需要补充性骨移植。

固定同种异体骨的最佳方法仍不清楚,有好几种选择。在我们的机构,最常用的固定方

法包含了一个长柄的假体,其横跨同种异体骨的长度,并通过骨水泥固定于宿主骨和同种异体骨内。另一种方法是用一个短柄的假体通过骨水泥固定于同种异体骨内,然后用钢板固定于宿主骨。最后一种方法是用一个长柄假体联合辅助性的钢板以增加额外的强度,特别是针对扭转应力的强度。

节段性(间置性)同种异体骨移植

节段性同种异体骨移植适用于没有关节累及的骨干肿瘤。由于肿瘤上方和下方的关节得以保留,因此其潜在功能相当不错。而强度和主动活动范围基本上正常, 还能避免后期的一些问题,如关节的不稳定、关节退行性病变及磨损碎屑。节段性同种异体骨移植相关的主要困难在于难以获得宿主骨和同种异体骨结合部位的愈合。由于骨干血供没有干骺端那么好, 因此典型的骨干骨不像干骺端骨那么容易愈合。在标准的手术操作时一般推荐初期骨移植(通常是髂嵴骨移植)。如在6~12 个月内未发生愈合则应重复进行补充性骨移植。

和 APC 一样,节段性同种异体骨移植的最佳方法仍不清楚。可能的选择包括髓内钉、钢板固定或两者兼用(图 9.3)。通过选定的移植物以获得结实的固定、良好的骨接触、结合部位的加压以及同种异体骨全长的保护,相较于固定所用的方法而言更为重要。髓内钉通常比钢板更坚固,但在完成截骨处的接触和加压操作时技术上的要求更高。因此宁可要固定良好的钢板也不要定位不佳的髓内钉。

如果能精确截骨,骨表面将会获得更好的加压和更紧密的贴近。在进行这些截骨操作时必须十分仔细。我们研发了一种髓内-参照铰刀(即"髓腔锉",译者注)(图 9.4),其在标准摆锯初次截骨后对于获得平整的相对面而言可起到很好的作用。特别是在使用髓内钉固定时,该铰刀效果很好。

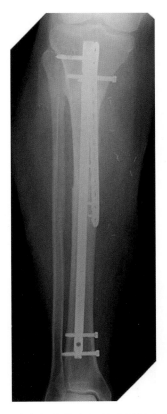

图 9.3 通过髓内钉和锁定钢板进行固定的间置性胫骨同种异体骨。

血管化骨移植(自体腓骨)

血管化骨移植(以自体腓骨瓣为代表)可用于骨骼重建,方式多样。血管化骨移植的主要优点在于它并不依靠移植床进行再次血管化和融合,因此,即便在不够理想的条件下骨骼也能迅速而可靠地愈合,从而更快更好地恢复功能。

根据骨缺损的部位和程度,血管化骨移植可单独应用或联合同种异体骨用于骨骼重建。例如, 对于内半骨盆切除术后骨盆环的重建,使用双筒状血管化腓骨瓣(图 9.5)可提供足够的强度以保证患者早期下床活动,且步态正常或接近正常。

对于难以处理的同种异体骨不融合的情况,应用血管化腓骨瓣能促进骨愈合并容许保

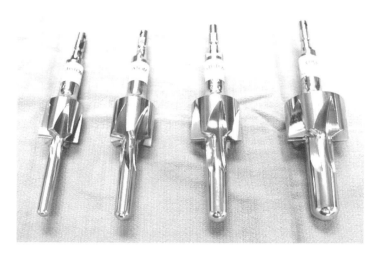

图 9.4　当采用结构性同种异体骨时的定制铰刀，被设计用于制作平整的相对面。

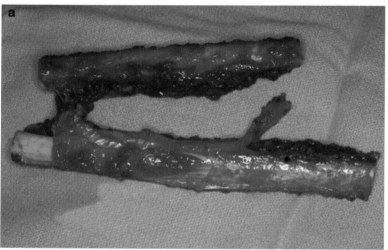

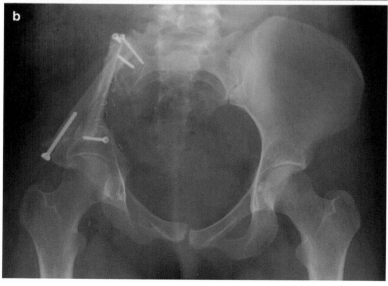

图 9.5　(a)双筒状血管化腓骨瓣。(b)内半骨盆切除术后使用这种类型的骨瓣重建骨盆环。(图 a 见彩图)

留肢体(图 9.6)。在有选择的高风险情况下,比如干骺端大范围缺损的患者需要行新辅助化疗和(或)辅助化疗时,我们常会联合应用血管化腓骨瓣和间置性同种异体骨行骨骼重建(图 9.7)。这种方法的基本原理是联合同种异体骨的机械强度和血管化骨瓣的生物活性以用来促进骨骼愈合并尽可能减少同种异体骨移植的失败。

特定的解剖部位

主要的长骨

肱骨近端

　　肱骨近端重建相关的一个主要挑战就是

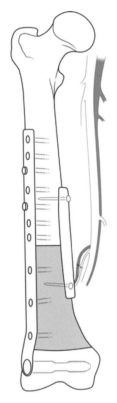

图 9.6　采用高嵌体方法将血管化的腓骨瓣置于同种异体骨–宿主骨结合部的近端,并用小片段骨皮质螺钉固定。Reprinted from Chang and Weber(2005)with permission.

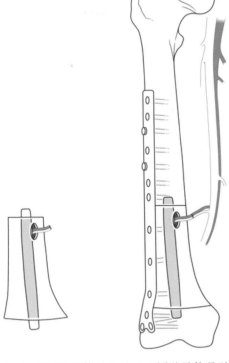

图 9.7　使用同种异体骨以及置入同种异体骨髓腔内的血管化腓骨瓣以重建骨缺损。Reprinted from Chang and Weber(2005)with permission.

肩袖功能的恢复。肱骨近端的切除会破坏肩袖插入的部位,这对于功能具有显著的影响。要重新恢复肩部主动活动的范围,就必须重新插入肩袖或通过假体设计来代偿。

　　臂丛和腋动脉邻近肱骨近端,在肿瘤切除术中可能存在风险,特别是肿瘤较大的病例。关于是否应该实施关节内或是关节外切除,以及三角肌是否可以保留,存在一些争议。在MD 安德森癌症中心,对大多数病例我们实施关节内切除。然而,肿瘤可以沿着肱二头肌腱鞘或直接通过关节囊侵入盂肱关节,这样的侵犯是关节外切除术的一个指征(下文有描述)。在做出该决定前,必须仔细审查高分辨率磁共振成像(MRI)扫描。同样,直接侵入三角肌的病例需要至少切除一部分肌肉。然而,大多数三角肌通常可以安全保留。保留三角肌和腋神经可为重建提供良好的软组织覆盖,同时也为肩部的主动活动提供了额外的运动动力。

APC 是一种我们偏爱的肱骨近端重建方法。该方法能可靠地重建肩袖和肩关节囊。比起使用内植物假体通常可达到的疗效,该方法则能实现更大范围的肩部活动。对于 APC,可使用多根粗大的不可吸收缝线(如 #2 或 #5 的 Ethibond 或 FiberWire)将同种异体肩袖可靠地缝合于宿主肩袖。而且只要有可能,可采用同样的方式将同种异体关节囊缝合于宿主关节囊。在手术室后面的桌子上,先用骨水泥将长柄肱骨半关节置换假体固定于同种异体骨的近端肱骨内,然后在第二阶段再用骨水泥将该结构固定于宿主肱骨内。长柄移植物保护了同种异体骨的全长(图 9.8)。有时会增加钢板来提供额外的抗扭转强度。由于移植的柄会干扰螺钉的置入,因此经常有必要通过锁定钢板使用单皮质螺钉。如同所有的同种异体骨病例一样,两个骨表面紧密的对合对于骨愈合而言十分重要。为了使同种异体骨–宿主骨结合部能最大程度地愈合,骨移植材料被置于截骨部位周围。胶原膜或网状物可能有助于在骨周围包裹骨移植材料。

内植物假体也是肱骨近端进行重建的一个可行选择。传统上使用这样的移植物是因为它们能提供稳定而无痛的肩关节。在某种程度上它们也更容易植入而且没有 APC 会出现的不愈合问题。然而,据我们的经验,使用这种移植物的患者通常仅能获得约 45° 的外展和前屈。对于老年患者或那些有转移性疾病且预期寿命有限的人,内植物假体确实是一个合理的选择,这些患者需要早期活动且能更快地恢复日常生活的活动。

在比例相对较小的病例中,肉瘤明显侵犯盂肱关节,则需要行关节外切除。在这些病例中,于关节囊外实施解剖分离,并在肩胛盂颈部截骨。腋神经和三角肌可能也需要被切除。

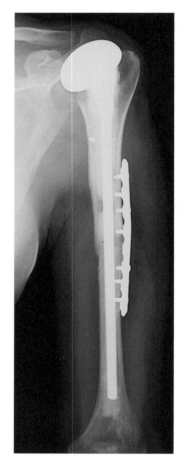

图 9.8 肱骨近端 APC。

如果这样,可能就有必要请整形外科医生使用局部肌肉瓣覆盖来进行重建。关节外切除后,可用内植物假体来实施重建。假体采用不可吸收条带悬吊于锁骨远端、残留的肩胛骨或第一肋。其目的是提供稳定的肩部以支持肘部和手的功能。肩部的主动活动会受限。在这种情况下,APC 不会显著改善功能,而内植物假体则能通过简单而耐用的结构提供同等功能。

肱骨远端

在大多数情况下,肱骨远端比肱骨近端更容易重建。在肱骨远端没有重要的肌肉附着,因此,该区域可被切除和重建,而不会对肘部功能造成太大损害。由于桡神经、正中神经、尺神经以及肱动脉彼此毗邻，因此局部解剖复杂。然而，仔细审查术前 MRI 扫描并小心地解剖，通常可以保留这些结构。

由于肱骨远端没有重要的肌肉附着，因此并不需要使用 APC，重建通常采用内植物假体（图 9.9）。肱骨远端切除时会牺牲侧副韧带，从而导致肘部稳定性的损失。因此内植物假体有一个"不规整"的铰链来提供肘部稳定性。这些假体的主要问题是有可能出现后期尺骨组件松动。和传统的全肘关节置换术一样，尺骨组件的手术重修率相对较高。

在一些年轻的患者中，肱骨远端缺损的最佳重建选择就是同种异体骨关节移植，既能避免尺骨生长板的破坏，又能延缓因为金属移植物无菌性松动而造成的尺骨磨损。

股骨近端

股骨近端重建的主要问题和肱骨近端一样，是肌腱附着的修补。髋外展肌附着于大转子，而在股骨近端切除时会牺牲该部位，从而导致髋外展肌功能的丧失。如果没有细致的修复，患者会表现为显著的髋外展肌无力及 Trendelenburg 步态，且行走时需要辅助装置。第二个重要问题是髋部的稳定性。正常关节囊和软组织的丧失会导致更加不稳定的结构，比传统的髋关节置换术后常见的情况更差。

为了使髋外展肌功能最大化并提供最佳的髋关节囊重建，在 MD 安德森癌症中心我们有时会实施 APC 重建（图 9.10）。这种方法将宿主骨和同种异体骨的切割面进行仔细匹配后，把长柄人工半关节的假体用骨水泥固定于同种异体骨内。随后该结构在一个单独的阶段用骨水泥固定于宿主骨内。在任何残留的关节囊位置上行荷包缝合有助于提供即刻的稳定性。此外，要将同种异体关节囊精密地修补在

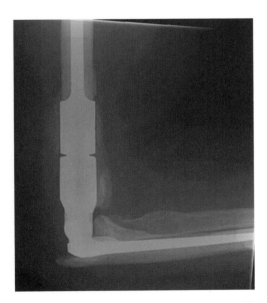

图 9.9　带有"不规整"铰链的肱骨远端内植物假体，尺骨组件用骨水泥固定体。

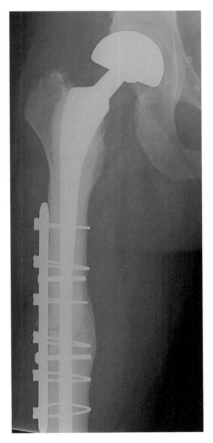

图 9.10　用长柄股骨部件和缆线钢板固定的股骨近端 APC。

任何残留的宿主关节囊上。接着,实施精密的缝合修补使宿主髋外展肌肌腱附着在同种异体肌腱上, 可使用 #2 或 #5 不可吸收缝线如 Ethibond 或 Fiberwire 多点缝合来进行这样的修补。髂腰肌和臀大肌的修复并不重要,即使不修复功能也非常好。如上所述,骨移植物或去矿化骨基质被置于宿主骨–同种异体骨结合部位,有助于达到融合。术后,患者被置于髋关节外展支架中, 其可限制髋关节屈曲至 70° 并阻止髋关节内收。这种预防措施既能保护软组织的修复也能防止髋关节脱位。该支架要连续使用 3 个月, 负重仅限于触地至少要 3 个月。如果到 6 个月还没有宿主骨–同种异体骨融合的证据,我们建议积极主动地干预,用骨移植来帮助促进融合。

对股骨近端而言,内植物假体重建是一个合理的选择,特别是对于术后负重限制有困难或预期寿命有限的患者。内植物假体重建持久耐用,可允许早期负重。内植物假体的主要缺点是削弱了髋外展强度,这是因为外展肌腱与金属假体的愈合不够理想。在修复时必须尽一切努力使髋外展肌牢固地附着于假体的大转子部分或使它们与股外侧肌的软组织袖相连。同 APC 一样, 术后需使用支架 3 个月以稳定关节并保护外展肌腱的修复。

股骨远端

就充分的功能性重建而言,股骨远端是最受欢迎的骨关节切除部位。在股骨远端没有重要的软组织或肌腱附着。在切除和重建之后,由股四头肌肌肉、股四头肌肌腱、髌骨、髌腱和胫骨结节所组成的伸膝装置保持完整并具有基本的正常功能。

由于髌腱附着通常不受干扰,无论同种异体骨关节或是 APC 在肌肉力量方面都不具有优势, 所以大多数重建采用的是内植物假体(图 9.1)。大多数假体的设计包含一个旋转铰链,在消散贯穿假体的应力时其可提供内翻和外翻的稳定性。与旧式的固定铰链设计相比,旋转铰链明显减少了无菌性松动和假体失败。

股骨远端重建需注意的两个重要问题是要获得相同的下肢长度并确保适当的旋转。要实现这样的目标可以用小骨凿分别在上方的股骨和下方的胫骨计划截骨的部位做标记。应该测量长度并注意旋转对位。重建后,应该能精确恢复长度和旋转对位。可通过改变胫骨聚乙烯垫片的厚度来微调下肢长度。

软组织重建需要制动才能愈合,然而由于这些操作并不涉及软组织重建,因此鼓励患者在术后早期就可活动膝关节。在麻醉后的监护室内,患者就开始应用持续性被动活动机来进行锻炼,且在住院期间依旧继续进行。移植物用骨水泥固定的患者一旦股四头肌功能恢复,就可允许负荷其所能耐受的重量了。

胫骨近端

以下几个问题的存在使得胫骨近端的切除和重建比股骨远端更为困难。首先,血管结构常常非常靠近肿瘤,因为在这个区域腘动脉分成胫后动脉、腓动脉和胫前动脉三个分支,而这些血管受到束缚,不能像在股骨远端那样轻易地被生长的肿瘤所推移。幸运的是,在大多数病例中,腘肌通常能保护后方的血管神经结构不受肿瘤累及。其次,与本章讨论的其他解剖部位不同,胫骨近端保护重建的软组织覆盖是有限的, 我们常规使用腓肠肌瓣覆盖此处。最后是髌韧带附着于胫骨近端的胫骨结节上。因此胫骨近端的切除会导致胫骨结节和髌韧带附着点的丧失,从而明显影响主动伸膝活动和最终的膝关节功能。

为了最大限度地提高伸膝力量,我们经常使用 APC 来重建这个部位(图 9.2)。在切除胫骨近端之后,挑选尺寸合适的同种异体骨并准备接受一个长柄旋转铰链组件,然后用骨水泥将组件固定入同种异体骨内,接着,整个结构用骨水泥固定入残留的宿主胫骨内。依据外科医生的判断,可以增加一块钢板横跨截骨部位以提供额外的强度,特别是旋转强度。由于假体柄充填了大部分髓腔,因此经常需要单皮质锁定钢板。固定 APC 的最佳方法尚有争议,还存在其他的替代方法。

为了安装旋转铰链膝关节系统,胫骨近端 APC 的重建需要切除一部分远端股骨。股骨远端用带柄假体组件重构表面,以兼容适配旋转铰链膝关节系统。在上文股骨远端的段落已经描述过,可以记录在切除部位上方和下方所做截骨标记之间的距离,以用于准确地恢复下肢长度。同样,可通过改变胫骨聚乙烯垫片来微调下肢的长度。移植骨或脱钙骨基质(常用胶原膜固定在适当的位置)被添加至接合部位以帮助愈合。使用多根不可吸收的 #2 或 #5 编织线或条带将同种异体髌韧带仔细缝合于宿主髌韧带上。至于胫骨近端的重建,APC 采用旋转的腓肠肌瓣覆盖。术后,膝关节用膝闭锁支具固定于完全伸直位至少 6 周,以帮助伸膝结构的愈合。在此期限之后,需要行有治疗意义的理疗来恢复功能性膝关节屈曲。通常可达到的膝关节充分屈曲至少有 90°。

在观察到已愈合的影像学证据之前,术后负重仅限于触地。和其他同种异体骨移植手术一样,愈合延迟以及需要追加骨移植的情况相对常见。然而,APC 重建后一旦达到愈合,后期无菌性松动的发生率明显低于胫骨近端内植物假体重建的方式,该并发症相对常见于后者。

对于胫骨近端,内植物假体重建是另一个有效的选择。它显著的好处是允许早期完全负重,这对于老年患者或预期寿命有限者特别重要。该重建方式比使用 APC 更为简单。尽管其可恢复的功能也许不是最好的,但它至少有其合理之处。

内植物假体重建的不足之处包括难以预测的股四头肌力量,以及如上提及的后期无菌性松动率相对较高。和 APC 重建一样,其也需

要用腓肠肌瓣保护该部位。同样,术后需要使用膝闭锁支具制动直至患者能直腿抬高且没有明显的伸直受限。

桡骨远端

桡骨远端是可以有效地使用同种异体骨关节移植的部位之一(图 9.11)。虽然没有重要的肌腱附着于桡骨远端,但仍有必要重建远侧尺桡关节和桡腕关节的稳定性。同种异体骨关节移植使得三角纤维软骨复合体(triangular fibrocartilage complex,TFCC)、关节囊及桡腕韧带的重建成为可能。上肢同种异体骨关节移植的耐受性比下肢更好,由于关节应力减少以及负重要求有限,晚期退行性改变在上肢并不常见。

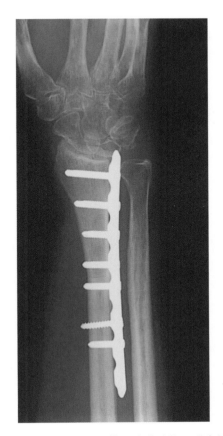

图 9.11　桡骨远端同种异体骨关节移植,联合锁定钢板固定。

桡骨远端的切除通常经背侧入路进行。切除术后，将多根不可吸收缝线置于 TFCC、掌侧关节囊和桡腕韧带处。这些缝线如果能在同种异体骨固定前放置要容易得多。放置好这些缝线后，同种异体骨被切割至适合的长度。同种异体骨切割后的长度应能允许保持腕关节尺骨中立位。应将缝线放在恰当的位置，这样才可能使关节解剖复位。掌侧缝线在放置好后但尚未打结之前，使用一块单独的 3.5mm 加压或锁定钢板将同种异体骨固定于宿主桡骨上。在固定好后，掌侧缝线通过桡腕关节背侧的开口打结。然后修补剩余的背侧关节囊和远侧尺桡关节。在软组织修复完成后，通过临床和影像学检查来评估桡腕和远侧尺桡关节的稳定性。尤其要注意远侧尺桡关节相对于腕关节处于旋后位和旋前位时的稳定性。如果需要旋后腕关节来复位远侧尺骨，那么腕关节必须在术后固定于这个位置。术后腕关节的制动要持续 6 周，以便让软组织愈合。腕关节的负重应有限制，而且在有影像学证据显示截骨处愈合之前要使用可拆卸夹板来进一步保护腕部。

桡骨远端重建的第二种选择是同种异体骨移植关节融合术。选择该方法时，要么在近排腕管处剥除宿主骨的软骨，而如果是通过腕中关节完成切除时则应在远排腕管处剥除。用一长条加压钢板跨过关节融合部位，还要增加辅助骨移植。虽然不需要细致的软组织重建，但仍然必须注意应达到腕关节的长度和方向准确无误。较之骨关节重建，关节融合的好处在于可消除后期退行性改变的可能和腕关节的不稳定性。一旦关节融合愈合，腕关节应该会相当的稳定和耐用。关节融合术的不足之处则是腕关节活动损失明显。在 MD 安德森癌症中心，只要有可能，我们一般都倾向于采用能保留活动的骨关节重建。

全长骨

整根长骨的切除罕见。极个别的情况下，肿瘤才会如此广泛累及以至于需要施行这种手术。其实，先前放置的内植物假体或 APC 在再次修复之后施行的整根长骨切除才更为常见。

有了现代的、模块化的内植物假体，整根肱骨或股骨的重建成为一种相对简单的操作。本质上，全长骨的重建是将肱骨近端和远端或者股骨近端和远端的内植物假体重建过程进行结合，这些已在上文描述过，内植物假体使用适配器结合在一起。然而，由于同时累及两个关节且丧失了软组织的附着点，手术后的功能并没有单个关节重建后那样好。

可切除的骨

锁骨

锁骨受累的处理可仅切除锁骨而无需重建。这个部位的主要解剖问题是保护下方的锁骨下血管和臂丛神经。如果肿瘤很大且侵犯锁骨下血管，则应考虑寻求血管外科医生的帮助。

大多数患者在锁骨切除术后基本上没有功能障碍。他们的手臂可完全恢复到高举过头的程度，而且疼痛轻微。如果肿瘤切除后出现软组织或皮肤的缺损，则应考虑咨询整形外科医生有关神经和血管的软组织覆盖问题。

肩胛骨

肩胛骨最重要的部分是关节盂。保留关节盂的肩胛骨切除通常不需要重建，而且在大多数病例中，功能恢复得还不错。

然而，需要切除关节盂的肿瘤则会导致显著的功能下降，重建术可能对其有所帮助。关节盂可为肱骨头提供稳定的平台。因此，关节盂的丧失会使盂肱关节功能显著受损。在 MD 安德森癌症中心，关节盂切除后通常使用同种异体肩胛骨来重建。如果切除了关节盂部分而保留了大部分肩胛骨体，可用塑形后的 3.5mm 重建钢板将同种异体关节盂固定于宿主肩胛骨体。如果整个肩胛骨被切除，则使用整个带关节的同种异体肩胛骨来重建。无论哪一种情况，同种异体关节囊均要用编织的不可吸收缝线精心缝合于任何残留的宿主关节囊上。在皮肤关闭前，必须用肌肉完全覆盖同种异体骨。局部肌肉如残留的肩袖肌肉、菱形肌、斜方肌和背阔肌可用作覆盖物。

术后，患者使用肩关节外展悬吊支具 4~6 周以使软组织愈合。然后开始进行轻柔的被动活动，以及运动范围循序渐进的主动活动。

腓骨

如前所述，腓骨有时被用作自体的血管化移植骨。除远端部分以外，腓骨可被切除而无需重建。这个部位主要的解剖问题是保护腓总神经，其从股二头肌肌腱后方越出并绕过腓骨颈。腓总神经在腓骨颈处很容易受损。

腓骨近端切除时，第二个解剖问题是保护胫前血管。该血管发自腘窝内胫血管的三叉处，胫前血管穿过骨间膜的上缘，从腘窝跨越至小腿的前间室。如果腓骨近端被切除，这些血管需要从周围组织中解剖出来，或者结扎分离。

外侧副韧带 (lateral collateral ligament, LCL) 附着于腓骨近端。因此，腓骨近端的切除将会导致膝关节内翻不稳定，除非重建该韧带。使用锚钉缝线将 LCL 缝合于胫骨近端外侧，以完成重建。术后，使用铰链膝支具 6 周来保护膝关节，避免承受内翻应力。

腓骨远端构成了踝关节的外踝，外踝的切除将会导致踝关节的不稳定。如果需要行这样的切除，则需恢复踝关节的稳定性，最常用的是行踝关节融合。血管化的近端腓骨自体移植也被用于这些病例，并取得了一些成功。

骨盆

无论是肿瘤切除还是重建，骨性骨盆都是一个有挑战性的部位，这个部位的解剖相当复杂。局部的解剖结构包括髂内和髂外血管及其

各自的分支、腰骶神经根、结肠、输尿管、膀胱以及生殖器官。即使是常见病例，失血量也可能很大，无意间的血管损伤可能导致显著的出血。因此，不熟悉该区域操作的外科医生应该在有需要时请其他外科共同参与，包括血管外科医生、泌尿生殖外科医生、胃肠外科医生和肿瘤外科医生。

术前，患者应行肠道准备。在 MD 安德森癌症中心，在手术开始时由泌尿生殖外科医生在手术侧常规放置一根输尿管支架。患者应该通过中心静脉管道和动脉管道进行仔细的术中监测。应提供可用的血制品。此外，还应特别注意患者的体位放置和肢体的衬垫。如果没有放置正确的衬垫，这些通常耗时很长的手术会有明显发生神经麻痹或压疮的风险。

骨盆切除术被定义分为 I 型（髂骨）、II 型（髋臼周边）和 III 型（闭孔）。骨盆重建相关的最重要问题是要维持髋臼功能。I 型和 III 型切除并不涉及髋臼，其术后功能比不重建髋臼的 II 型切除要好得多。

I 型髂骨翼切除的典型重建是双筒状血管化腓骨移植（图 9.5B）。单筒状骨移植容易发生骨折。外科医生可以选择 I 型切除术后不进行重建，然而，会出现骨盆旋转，并发展为显著的下肢长度差异。

II 型髋臼缺损的最佳重建方法仍然存在争议。在 MD 安德森癌症中心，我们有时使用联合全髋关节置换的同种异体骨盆移植（图 9.12）。患者的挑选至关重要，因为感染率可能很高。保护臀大肌及其相关的神经和血管很重要。在肿瘤切除后，同种异体骨盆被仔细塑形以匹配缺损轮廓。沿着髂骨翼并尽可能沿着耻骨支上缘使用已塑形的 3.5mm 重建钢板将同种异体骨固定于宿主骨盆。钢板可用髓内空心螺钉来加强。对于兼有 I 型和 II 型的内半骨盆切除术，则用大的空心骶髂螺钉将同种异体髂骨固定于宿主骶骨。同时使用骨水泥和螺钉将假体髋臼杯固定于同种异体骨上。在股骨侧使

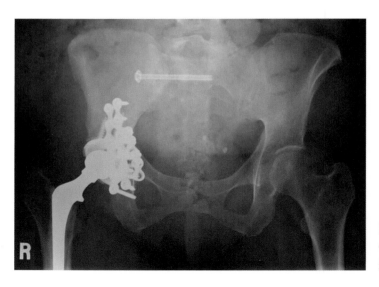

图 9.12　在兼有Ⅰ/Ⅱ型骨盆切除术后使用同种异体骨移植和全髋关节置换术进行重建。

用标准的骨水泥型或压配型股骨柄。术后，为了达到最大程度的髋关节稳定性并保护软组织修复，需全天佩戴髋关节外展支具 3 个月。直至观察到愈合的影像学之前，承重仅限于触地。

重建的第二种选择是定制骨盆假体。该内植物避免了后期可能出现的同种异体骨碎裂问题。然而，其固定往往很薄弱，而且直至目前，仍然不可能实现宿主骨–假体界面的骨接合。在 MD 安德森癌症中心，已经研制出带有新型金属界面的定制假体，其可允许骨骼生长进入移植物。另一种选择是所谓的"马鞍状"假体，其被设计为依靠在剩下的髂骨上。只要有足够的髂骨仍然能够支撑假体，它就是一个切实可行的选择，特别是那些预期寿命有限的患者。然而，这些假体有相对较高的脱位率，而发生骨折并移位延伸入残存菲薄髂骨的可能性也同样较高。

最后一种选择则是根本不去重建髋关节，而只是让其成为"连枷关节"。该选择确实避免了重建的许多潜在负面问题：脱位、感染、骨不连及硬件故障。然而，较之成功重建后的功能，选择该方法后的功能显然不那么令人满意。

不管选择何种重建方法，这些手术之后的住院时间和康复时间往往很长。住院时间通常是 3~4 周。恢复到最大程度可能需要花费一年或更长的时间。在术前应让患者清楚了解这些时间信息。

脊柱

真正的脊柱肉瘤整块切除是一个困难且具有挑战性的手术，应由那些在脊柱肿瘤方面有经验的外科医生来进行操作。需要行前后联合入路以获得脊柱全方位的充分显露。显然在大多数病例中，因为脊髓的限制而无法行真正意义上的广泛切除。然而，如果同时使用前后入路，肿瘤还是可以被整块切除的。

重建需要用到前路和后路器械。考虑到切除的范围以及经常联合使用辅助化疗和（或）放疗，脊柱融合是不可靠的。因此，需采用坚固而耐用的前路和后路固定。该器械必须足够坚固以便在不借助于局部脊柱融合的情况下也能独立支撑。

骶骨是常见的肿瘤累及区域。软骨肉瘤、脊索瘤和巨细胞瘤均可发生于骶骨。切除术后的并发症和功能疗效以及所需重建的类型，均取决于切除的平面。S2-S3 远侧的肿瘤仅需后入路就可处理。在这些病例中，背侧解剖简单易行，其主要问题是要确保正确的手术平面，术中横断面的放射学检查很有用处。腹侧主要的解剖问题是保护直肠,需仔细地将其从骶骨腹侧面移开。联合使用磨钻和 Kerrison 椎板咬骨钳通过骶骨背侧皮质施行人字形截骨术。需定位骶神经根。如果能保护好双侧的 S1、S2 和 S3,那么大多数患者可以保留正常的大小便自控能力和性功能。如果仅能保留双侧的 S1 和 S2,将会导致大多数患者的肠道和膀胱功能异常。当在神经根周围操作时,使用金刚石磨钻更为安全,因为它不像标准磨钻那样会"裹住"软

组织。一旦完成背侧截骨,就可通过已建立好的开口,再次利用磨钻和 Kerrison 椎板咬骨钳进行腹侧截骨。此外,在理想的截骨平面,徒手操作远侧的骶骨骨块有助于制造"疲劳骨折"。

　　S2 平面以上的骶骨切除术有显著升高的并发症发生率且需要进行重建。该切除术后,大多数患者会丧失大小便自控能力和性功能。脊柱需要用椎弓根螺钉或 Galveston 棒加固于双侧髂骨。

实践要点

● 每一个解剖部位都存在不同的重建选择。针对每位患者,必须仔细权衡各种选择的优势和不足。

● 内植物假体的优点是使用相对方便、普遍适用、早期负重、耐用性良好以及并发症发生率低。它们最适用于股骨远端。然而,软组织的附着可能会产生问题。

● APC 也耐用,而且能提供比内植物假体更好的软组织附着。应强烈建议在肱骨近端、股骨近端和胫骨近端使用。宿主骨和同种异体骨之间的不融合是一个常见的问题,为达到融合可能需要辅助性骨移植。

● 所有重建都有必要长期随访以监测局部复发、无菌性松动、同种异体骨碎裂和植入失败。

(张亮 译　王毅超 邵叶波 校)

推荐文献

Asavamongkolkul A, Eckardt JJ, Eilber FR, et al. Endoprosthetic reconstruction for malignant upper extremity tumors. Clin Orthop. 1999;360:207–20.

Athanasian EA. Aneurysmal bone cyst and giant cell tumor of bone of the hand and distal radius. Hand Clin. 2004;20:269–81.

Cannon CP, Mirza AN, Lin PP, Lewis VO, Yasko AW. Proximal femoral endoprosthesis for the treatment of metastatic disease. Orthopedics. 2008;31:361.

Cannon CP, Paraliticci GU, Lin PP, Lewis VO, Yasko AW. Functional outcome following endoprosthetic reconstruction of the proximal humerus. J Shoulder Elbow Surg. 2009;18:705–10.

Chang DW, Weber KL. Segmental femur reconstruction using an intercalary allograft with an intramedullary vascularized fibula bone flap. J Reconstr Microsurg. 2004;20:195–9.

Chang DW, Weber KL. Use of a vascularized fibula bone flap and intercalary allograft for diaphyseal reconstruction after resection of primary extremity bone sarcomas. Plast Reconstr Surg. 2005;116:1918–25.

Damron TA, Rock MG, O'Connor MI, et al. Functional laboratory assessment after oncologic shoulder joint resections. Clin Orthop. 1998;348:124–34.

Donati D, Giacomini S, Gozzi E, et al. Proximal femur reconstruction by an allograft prosthesis composite. Clin Orthop. 2002;394:192–200.

Farid Y, Lin PP, Lewis VO, et al. Endoprosthetic and allograft-prosthetic composite reconstruction of the proximal femur for bone neoplasms. Clin Orthop. 2006;442:223–9.

Fortin AJ, Lewis VO, Oates SD, et al. Reconstruction of the os innominatum. Paper presented at 60th annual meeting of the Canadian Society of Plastic Surgeons, Quebec, 2006.

Fourney DR, Rhines LD, Hentschel SJ, et al. En bloc resection of primary sacral tumors: classification of surgical approaches and outcome. J Neurosurg Spine. 2005;3:111–22.

Frink SJ, Rutledge J, Lewis VO, et al. Favorable long-term results of prosthetic arthroplasty of the knee for distal femur neoplasms. Clin Orthop. 2005;438:65–70.

Gilbert NF, Yasko AW, Oates SD, Lewis VO, Cannon CP, Lin PP. Allograft-prosthetic composite reconstruction of the proximal part of the tibia. An analysis of the early results. J Bone Joint Surg Am. 2009;91:1646–56.

Gupta GR, Yasko AW, Lewis VO, et al. Risk of local recurrence after deltoid-sparing resection for osteosarcoma of the proximal humerus. Cancer. 2009;115:3767–73.

Hugate Jr R, Sim FH. Pelvic reconstruction techniques. Orthop Clin North Am. 2006;37:85–97.

Langlais F, Lambotte JC, Collin P, et al. Long-term results of allograft composite total hip prostheses for tumors. Clin Orthop. 2003;414:197–211.

Ng RHL, Sharma SK, Chang DW, et al. Vascularized bone transfers for the management of allograft non-union in cancer patients. Paper presented at American Society for Reconstructive Microsurgery annual meeting, Cancun, Mexico, 2002.

Pant R, Yasko AW, Lewis VO, et al. Chondrosarcoma of the scapula: long-term oncologic outcome. Cancer. 2005;104:149–58.

Simon MA, Springfield DS, editors. Surgery for bone and soft tissue tumors. Philadelphia: Lippincott-Raven; 1998.

Todd Jr LT, Yaszemski MJ, Currier BL, et al. Bowel and bladder function after major sacral resection. Clin Orthop. 2002;397:36–9.

Weber KL, Lin PP, Yasko AW. Complex segmental elbow reconstruction after tumor resection. Clin Orthop. 2003;415:31–44.

Wittig JC, Villalobos CE, Hayden BL, Choi I, Silverman AM, Malawer M. Osteosarcoma of the proximal tibia: limb-sparing resection and reconstruction with a modular segmental proximal tibia tumor prosthesis. Ann Surg Oncol. 2010;17:3021.

Zeegen EN, Aponte-Tinao LA, Hornicek FJ, et al. Survivorship analysis of 141 modular metallic endoprostheses at early followup. Clin Orthop. 2004;420:239–50.

第 10 章

骨组织肉瘤切除后的软组织重建

Scott D. Oates

目 录

本章概述 通过使用各种类型的肌肉或皮瓣额外进行恰当的软组织重建,常常可以提高骨肿瘤切除后假体重建的圆满效果。这样的组织瓣对于有可能遇到伤口愈合问题的部位特别有用。而诸如踝部和足部、胫骨和膝部、前臂远端和手部、肘部及肩部等高风险区域,则特别能体现出组织瓣重建的优势。由于局部缺乏足够的软组织,通常绝大多数的肢体远端都需要游离组织瓣的重建;然而,近端部位大多都可通过各种局部带蒂组织瓣进行重建,从而简化操作。如果无法保肢,圆角瓣也可用于协助软组织的闭合。特定部位的组织瓣选择取决于缺损的大小、覆盖需求的类型(如皮肤或肌肉)、患者体位、组织可用性及术者的偏好。恰当的术前计划以及整形外科和骨科医生之间的协助至关重要。

S.D. Oates
美国得克萨斯州(77030)休斯敦市 Pressler 街 1400 号得克萨斯大学 MD 安德森癌症中心外科部 1488 单元整形外科
邮箱:soates@mdanderson.org

MD 安德森癌症诊疗系列丛书《骨组织肉瘤诊疗学》,P.P. Lin 和 S. Patel(主编)
DOI 10.1007/978-1-4614-5194-5_10

引言

　　恶性骨肿瘤常常需要切除重要的骨骼和关节。当骨外肿瘤组织较大且有皮肤受累时,很显然需要在切除术后用软组织予以覆盖。而在其他情况下,使用肌肉和皮肤组织瓣进行软组织重建的价值则没那么明显。然而,即便肿瘤主要局限于骨骼且极少侵犯周围软组织,有时仍有指征需行组织瓣重建。就算仅需做到皮肤一期缝合,也并无必要排斥软组织修复所带来的好处。

　　防止伤口裂开是软组织重建的主要目的之一。创面裂开继发感染对于有大型假体和同种异体骨移植的患者来说是一个灾难性的并发症。这样的并发症常会导致化疗中断、重建失败以及在极端的病例中致使肢体丧失。已知某些解剖部位如胫骨区域容易发生伤口裂开,因此其能从事先计划好的软组织重建中受益。在一些术前化疗的患者中,由于患者的营养状况和对感染的抵抗力受损,伤口裂开的易感性可能会增加。儿科患者,特别是 12 岁以下的患者,对伤口并发症的耐受性差,因此应尽一切努力在这些患者中减少伤口的反复换药、制动、住院时间和再手术的可能性。

　　在 MD 安德森癌症中心,骨肿瘤大型切除术后经常会进行软组织的修复。骨与关节的重建是复杂的,且通常会涉及同种异体骨和假体置换。我们外科理念中至关重要的一条就是要用血供丰富的软组织覆盖在薄弱的移植物上。组织瓣重建的其他指征包括术中和术后的肿胀以及受体骨与植入材料之间的不匹配。最常用的软组织重建技术包括带蒂肌瓣联合皮肤移植。当缺损较大且位于肢体更远端时可使用游离组织转移。

需要软组织修复的伤口缺损

　　皮肤和软组织的切除常常是去除骨组织肉瘤的必要组成部分。大的肿瘤或许会导致覆盖的皮肤变薄,其在切除术中可能容易发生坏死。对于紧贴皮肤或直接侵犯皮肤的肿瘤,为获得足够的切缘可能需要行不同程度的皮肤切除。

　　某些位于血供分水岭的区域由于灌注差而导致软组织缺失的风险较高,因此这些区域可能更需要重建。这些部位包括踝部和足部、胫骨和膝部、前臂远端和手部、肘部及肩部。这些区域的皮肤缺失在手术缝合时会导致更大的张力,有可能会增加术后伤口并发症。这些部位即便仅仅切除最小面积的皮肤可能也一样需要进行重建,因为几乎没有可利用的松弛皮肤且重要的结构很容易暴露。

　　肉瘤切除及随后的骨与关节重建通常是一个耗时且漫长的操作,在一些病例中需要 8 小时甚至更久。这些长时间操作过程中所引起的软组织肿胀可能会导致无法做到一期无张力缝合手术区域。这样的情形术前难以预测,最多只能知道哪些解剖部位发生的风险更高一些。手术切口张力可导致皮缘缺血及伤口裂开。这种情况在移植物表面几乎没有或缺乏肌肉覆盖的部位尤其令人担忧,例如胫骨区、肘部和踝部。

　　在 MD 安德森癌症中心,患者肿瘤如被认为位于高风险部位,则会在肿瘤切除前获得整形外科的会诊。该会诊可在术前同患者讨论可能的软组织重建选项,免除了绝大多数因为伤口关闭困难而导致的术中会诊需求。这种做法可避免以下相关问题:整形外科医生无法随叫随到、充分的知情同意及其他需为患者所做的准备工作。

　　最后,值得注意的是,移植物的尺寸会影响伤口缺损的大小。同种异体骨往往比金属假体体积更大且缺乏可预测性,因此在选择同种异体骨时必须特别注意。用内置的尺寸标记来比较供体移植骨和受体骨的 X 线片这一做法,对于验证匹配是否良好而言至关重要。同种异体骨如比预想的大则可能导致移植物更加笨重,并增加软组织修复时的张力。在一些病例中,可能需要一个更大的组织瓣或游离组织瓣。这种情况特别有可能发生于胫骨近端区域,其常采用同种异体骨–假体复合物进行重建。在伤口并发症发生风险较高的部位,几乎不容许发生软组织的误差,特别是出现术中水肿的情况下。

软组织覆盖类型

旋转(带蒂)组织瓣

骨组织肉瘤的组织瓣覆盖主要依靠带蒂肌肉瓣。尽管局部皮肤瓣有时可用于小缺损,但它们常常不足以完全覆盖用于骨重建的移植物。肌肉瓣更为耐用和坚固。其在大多数的解剖部位均可使用,可快速获取并能为移植物提供出色的血管覆盖。皮肤移植常与肌瓣联合,用以完成伤口闭合。

腓肠肌肌瓣

腓肠肌肌瓣是最常用的带蒂瓣之一(图 10.1 和图 10.2)。它是一个牢固的肌瓣,相对较容易提起,并能为膝部下方和胫骨上 1/3 提供覆盖。这个部位特别容易出现伤口愈合的问题,因为覆盖胫骨的皮肤菲薄。此外,我们使用

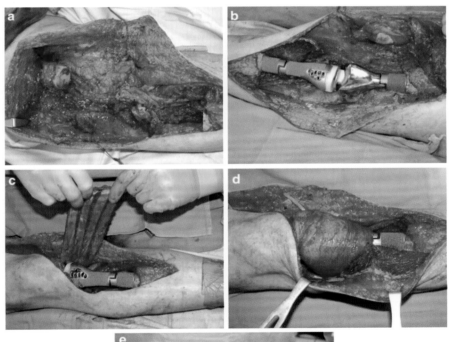

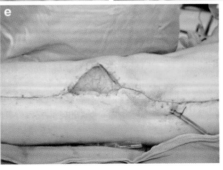

图 10.1　胫骨肿瘤切除术后覆盖假体的腓肠肌肌瓣。(a)肉瘤切除后的骨缺损。左侧可见股骨,右侧可见胫骨。(b)假体就位。(c)提起腓肠肌肌瓣。注意筋膜被划开以保证肌肉可覆盖更大的区域。(d)肌瓣已就位,覆盖了大部分假体。(e)关闭切口,联合断层厚皮片移植。

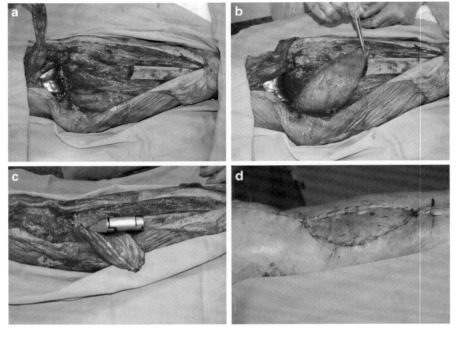

图 10.2   在最终放置假体之前提起腓肠肌肌瓣，然后置入肌瓣。(a)肉瘤切除后的骨缺损。右侧可见胫骨。(b,c) 提起腓肠肌肌瓣覆盖假体。(d)关闭切口，联合断层厚皮片移植。

同种异体骨−假体复合物重建胫骨近端的操作要求伤口愈合的成功率必须非常高。

腓肠肌内侧头较外侧头更常被用作重建肌瓣。大多数患者的内侧头比外侧头更长，且不需要解剖或显露腓骨头附近的腓总神经就可获取并置入内侧头。肌肉的外侧头可被用于腿部同侧缺损，但其旋转弧度受到腓骨头的限制。而且外侧头使用者发生过术后腓总神经麻痹，可能是因为该神经附近的软组织术后肿胀所致。如果发生该并发症，可能需要数月的时间来处理，特别是如果该区域接受术后放疗的话。

在 MD 安德森癌症中心，骨肿瘤外科医生和整形外科医生密切合作来处理这些复杂的骨与软组织重建。例如对于胫骨近端病灶，在肿瘤切除后尚未置入假体前，如果存在水肿和软组织缺损，会调用整形外科团队来评估其程度。

当骨科团队准备移植物时，整形外科团队常常通过前方的切口向上提起腓肠肌肌瓣。这种方法有一些优点。首先，在小腿的背侧没有额外的肌瓣来源区切口。偶尔会在跟腱上方做一个小切口来松解腓肠肌内侧或外侧部分的肌肉肌腱结合部，但该切口比起传统的长筒袜缝样切口小得多，后者用于当宿主异体胫骨或假体已就位时肌肉的获取。其次，当患者处于仰卧位且腿部远端处于连枷状态时，肌肉的松动更为容易。小心地旋转腿部可更容易地观察和勾勒出两块肌腹的轮廓，并有助于将腓肠神经从中缝线处解剖出来。而且在腘窝附近向肌肉起点的近端解剖也更为容易。如果需要增加肌瓣的移动距离而又要降低邻近血管蒂的损伤风险，这个方法可使肌肉起点的松解更加容易。最后，同时进行肌瓣的获取和移植物的准备可缩短手术时长。使用这些技术来处理容易出问题的胫骨区可提高术后愈合的速度及伤口闭合的质量和强度。

带蒂的腓肠肌肌瓣也能用于关闭大腿远侧和膝盖近侧区的缺损，但将其移至这些部位更加受限。肌肉的主体不能显著地延伸至膝上，而位于肌肉肌腱结合部远端更为狭窄且不够牢固的肌肉则被用于充填更近端的缺损。由于腓肠肌的这些限制,位于膝部或膝上更为近端或更大的软组织缺损通常需要游离组织转移。

比目鱼肌肌瓣

能形成带蒂肌瓣用于小腿重建的另外一块肌肉是比目鱼肌,这块肌肉可用于覆盖胫骨中 1/3 段软组织的缺损。该肌瓣可单独用于同种异体骨重建中的节段性缺损,也可联合腓肠肌肌瓣用于更长的骨显露区域。为了重建大的缺损,所要牺牲的对跟腱有作用的正常肌肉不应超过一半(例如一半比目鱼肌和同侧腓肠肌肌瓣的一个头),以便维持足够的跖屈强度。如果需要更多的覆盖,就应该使用游离组织转移。

背阔肌肌瓣

除了胫骨,另一个可能出问题的部位是肩部。如果三角肌被切除了很大一部分,最好用软组织覆盖。这个部位如果下方没有足够的软组织,移植物的突起可能会导致伤口裂开和暴露。背阔肌肌皮瓣很适合用以覆盖肩部和肱骨近端的移植物。该肌肉易于提起、可靠且足够大,既能覆盖移植物又能充填邻近的无效腔。它足够长,能被用于肩部前方和后方的缺损。通常会放置皮岛以便直接移植到肩关节顶部,此部位需要尽量多的软组织衬垫(图 10.3)。患者处于侧卧位时,常常能在去除肿瘤的同时重建骨与软组织,这样也更易于获取组织瓣并能缩短手术时间。同样,骨科和整形外科团队之间的密切配合对于效率的最大化和手术时间的最小化而言至关重要。

胸大肌肌瓣

胸大肌是重建肩部缺损时另一个可用的选择。由于其血管蒂位于锁骨下前方,即使肿瘤延伸入腋窝且累及背阔肌蒂部,该肌肉通常也仍可使用。肌肉本身比背阔肌短,旋转弧度更为受限。胸大肌最适合于肩部前方缺损、锁骨上缺损和腋窝的重建。对于需要皮岛的女性患者,由于可能导致乳房变形,从美容角度而

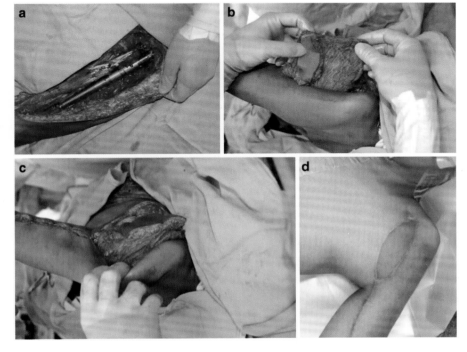

图 10.3　肉瘤切除后背阔肌肌皮瓣覆盖肱骨假体。(a)肱骨骨肉瘤切除后假体就位。(b,c)置入背阔肌肌皮瓣以覆盖假体并充填缺损。右侧可见肩部。(d)已愈合的组织瓣。

言胸大肌作为供区不太可能被接受。

前臂桡侧筋膜皮瓣

肘部区域假体覆盖的皮肤也很菲薄,容易出现愈合问题。前臂几乎没有可使用的供体肌肉,用于肘部重建可供选择的带蒂组织瓣只有前臂桡侧筋膜皮瓣(图10.4)。它虽菲薄,但很牢固且足够大,能覆盖小到中等大小的肘部缺损。它的长蒂能使其没有张力地延伸到内侧、外侧和背侧缺损。使用该组织瓣需要皮肤移植关闭供区还要牺牲桡动脉,但这些缺点在大多数患者中均耐受良好。术前会使用Allen试验来评估手掌内开放的尺动脉和血管弓。Allen试验阳性是松开尺动脉5~6秒后未出现手掌血液的回流。虽然试验结果阴性时可令人放心,但阳性结果并不妨碍前臂桡侧筋膜皮瓣的使用。术中,在分离桡动脉前仔细评估手部桡侧血供是否充足,探查桡动脉并用血管夹阻断。然后,给予一段时间用以平衡之后,通过毛细血管再充盈或手提式多普勒装置即可临床评估进入手和拇指的血流。虽然几乎没有必要这么做,但如果判定进入拇指的循环血流不足,可用静脉移植来重建桡动脉。

游离组织瓣移植

大的软组织缺损常常需要游离组织瓣。除此以外,手部、前臂远端、踝部和足部中等大小的伤口常常也需要游离组织瓣移植。由于缺损的大小或活性组织的丧失(例如因为先前的手术或局部放疗所造成)导致带蒂组织瓣不够或无法获取时,肘和膝部区域可能需要游离组织瓣。游离组织瓣移植是重要的软组织重建,其增加了相当多的手术时间和复杂性。然而,当熟练的显微外科人员与优秀的护士和辅助支持人员相互配合时,会有较高的成功率。

在大多数情况下,肌肉可用作游离组织瓣,并用断层厚皮片移植将其覆盖。供区肌肉包括腹直肌、背阔肌、股薄肌和前锯肌。供区肌肉的选择取决于数个因素:缺损大小、需要覆盖的类型、患者体位、肌肉可获取性和外科医生的喜好。

肢体小到中等大小的缺损可以用腹直肌或股薄肌肌瓣覆盖。这些肌瓣可在患者仰卧位时获取。较大的缺损可能需要背阔肌肌瓣,除

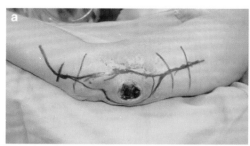
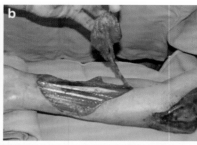
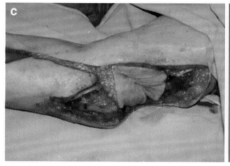
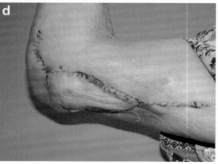

图10.4 肉瘤切除术后使用带蒂的前臂桡侧筋膜皮瓣覆盖肘部的软组织缺损。(a)肘部一个巨大的软组织肉瘤。(b)在其血管蒂上提起前臂桡侧筋膜皮瓣。(c)显示组织瓣在打隧道前能拉到缺损部位。(d)最终的闭合。

非可在患者侧卧位进行切除术,否则就需要术中将患者翻身。

如果患者有肿瘤复发,而且在原来的切除术中已经使用过游离组织瓣,那么第二次游离组织瓣的选择就可能受到限制。例如,不能牺牲双侧腹直肌,因为后果会造成显著的腹壁薄弱。

某些肌肉具有一定的特点,使其很适用于肢体的某些部位。股薄肌(图 10.5)很适用于踝/足和腕/手的重建,因为它可覆盖这些部位

的主要缺损、萎缩明显且能从同侧腿部获取、供区并发症有限。腹直肌(图 10.6)对于中等大小的、不适合使用腓肠肌肌瓣的胫骨和膝部缺损来说是最佳选择。背阔肌一般被保留用于膝关节、大腿远端和肩部更大的缺损。前锯肌肌瓣具有很长的血管蒂,因而当有需要保留背阔肌功能时,其具有一定的优越性。在接受术前放疗的患者中,这个长蒂被用来判定适合微血管吻合的部位,其应远离肢体受影响区域内放疗过和(或)重建过的血管。

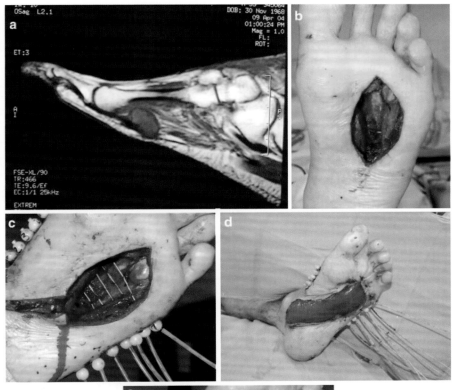

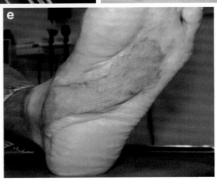

图 10.5 肿瘤切除并放置近距放疗导管后使用游离的股薄肌肌瓣重建足底缺损。(a) 足底复发肉瘤。(b)切除后的复合缺损。(c) 近距放疗导管就位。(d) 置入游离股薄肌肌瓣以关闭伤口并覆盖导管。(e)术后数周组织瓣已愈合。

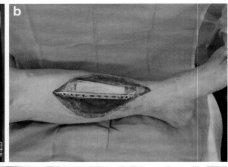
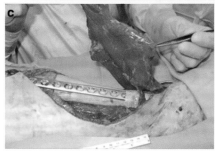
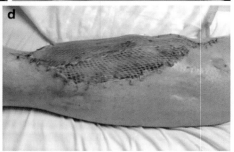

图 10.6 造釉细胞瘤行胫骨节段性切除及重建后使用游离腹直肌肌瓣覆盖。(a)复发的胫骨造釉细胞瘤。(b)嵌插同种异体骨重建胫骨。(c)使用游离腹直肌肌瓣覆盖。(d)术后早期结果。实用皮肤移植以关闭伤口。

在骨肿瘤切除术后有数种类型的游离皮肤和筋膜皮肤组织瓣可用于重建。其中包括游离的前臂桡侧组织瓣、大腿前外侧组织瓣和肩胛部组织瓣。当需要更薄且体积更小的组织瓣时可使用这些(如前臂桡侧组织瓣)。在体位受限和(或)缺乏合适供肌的情况下也可选择它们(如大腿前外侧组织瓣可用于腹直肌无法利用的仰卧位患者)。游离皮肤和筋膜皮瓣的优势在于可以一期关闭受区部位伤口(见于大多数患者),但供区伤口可能需要皮肤移植来关闭。

为节省时间,有时获取组织瓣的操作可以和切除术同时进行。但由于各种原因,不太可能每次都能做到这种时间的同步。首先,通常难以在术前就确定缺损的程度。其次,在标本切除之前整形外科团队可能无法获准在供区操作。最后,切除术中患者的体位有时阻碍了供区操作。

相对于未用组织瓣覆盖的标准假体置入者,当游离组织瓣移植用于下肢时,患者的步行状况将会受到限制。在患者住院期间为使组织瓣和(或)移植物达到初期愈合,这种限制很有必要。此后,步行的限制以及加压措施则被用来促进组织瓣的软化和萎缩,并逐渐增加腿部处于下垂位置的时间。该方案在患者出院后通常会持续 6~8 周,直至最终恢复到下肢可以不受限地处于下垂位置。

显微外科游离组织瓣移植想要获得成功疗效,专业的手术室设备和仪器以及术后监护是很重要的,并且这些均需在准备重建之前就应到位。

不论使用什么类型的组织瓣,游离组织瓣移植在供区组织选择以及移植选择可变性方面都能提供最终的解决方案。在某些情况下,它们是替代截肢的唯一方法。在权衡是否采用该方案时需考虑到其会导致手术时间增加、手术更为复杂、潜在的供区并发症以及康复期延长。但如果能避免严重的并发症,如伤口裂开和移植物感染,这些需要付出的代价都是相对比较小的,只要外科医生付出更多的努力,而患者需要更多宽容。

圆角瓣

　　圆角瓣是取自截除肢体部分的组织瓣。圆角瓣可一并提供合乎需要的大量供体组织以及通常血管吻合所需的大口径血管（如果该瓣被用作游离组织瓣的话）。当用于一期伤口闭合所需的常规标准组织瓣已被肿瘤、放疗及早先的手术所损伤时，圆角瓣对于髋部和肩胛带的根治性截肢而言是一个极佳的选择。在这些情况中有很多都是肢体近端部分巨大肿瘤的生长导致主要神经和血管结构受到侵犯，因此使得肢体无法保留。圆角瓣避免了患者应用额外供区组织瓣的疼痛和并发症。它利用了本来将被丢弃的肢体远端的正常组织。

　　必须特别谨慎地确认患者是否是一个符合指征的圆角瓣候选者。主要的相对禁忌证是肢体急性或慢性淋巴水肿，其会给软组织的获取和操作带来困难。

　　在大多数病例中，使用圆角瓣时类似于游离组织瓣移植。一般不使用带蒂圆角瓣，因为近侧血管常会被肿瘤或切除术所损伤。例外的情况可能是在需要短节段软组织的部位（不是真正轴向类型的组织瓣）或者是在手上，后者的缺损尺寸通常更小，能被一个或更多的手指圆角瓣来覆盖。

　　圆角瓣的游离组织瓣移植通常可产生大量组织用于重建，这对于骨盆或胸壁的巨大伤口而言可能是一个非常重要的优势。肌肉和皮肤常常都可以使用，从而避免了皮肤移植的需要（即便如果有需要，有时也可从被截肢体的其他部分获取）。由于截肢部位的主要血管得已显露，因此通常有充足的供区血管可被定位。

　　当认为有可能截肢或计划将截肢作为肿瘤切除术的一部分时，都应提前计划好使用受累肢体以获取圆角瓣用于软组织覆盖的可能性。组织瓣的获取必须和实施肿瘤主体切除的外科医生进行仔细的合作。这些手术操作常常失血量很大。时间是成功的关键因素。最大限度地减少患者组织瓣的缺血时间和整个手术的耗时是外科手术团队的关键目标。

实践要点

● 肿瘤切除和骨重建后，采用血供良好的肌肉瓣或皮瓣来闭合创面可使手术部位受益，特别是薄弱的区域，如胫骨近端。

● 腓肠肌肌瓣对于绝大多数胫骨近端和膝部的重建而言是覆盖创面的极佳选择。另外一种能用于腿部的带蒂肌瓣是比目鱼肌，其适用于胫骨中部的缺损。两种肌瓣也可一起使用。

● 对于肩部重建，背阔肌或胸大肌可被用作带蒂肌瓣。

● 前臂桡侧筋膜皮瓣可用于肘部重建。

● 软组织重建要想成功，使用游离组织瓣也许是必要的，但会明显增加整个手术的复杂性。

● 通过精心的规划和协调，可从无法保留的肢体上获取圆角瓣并用于重建。

● 骨科和整形外科团队之间的紧密合作可缩短手术时间，并可能降低患者并发症的发生率。

（张亮 译　王毅超 邵叶波 校）

推荐文献

Behnam AB, Chen CM, Pusic AL, et al. The pedicled latissimus dorsi flap for shoulder reconstruction after sarcoma resection. Ann Surg Oncol. 2007;14:1591–5.

Grotting JC. Prevention of complications and correction of postoperative problems in microsurgery of the lower extremity. Clin Plast Surg. 1991;18:485–9.

Horowitz SM, Lane JM, Healey JH. Soft-tissue management with prosthetic replacement for sarcomas around the knee. Clin Orthop. 1992;275:226–31.

Jones NF, Jarrahy R, Kaufman MR. Pedicled and free radial forearm flaps for reconstruction of the elbow, wrist, and hand. Plast Reconstr Surg. 2008;121:887–98.

Mathes S, Nahai F, editors. Clinical applications for muscle and musculocutaneous flaps. St Louis: Mosby; 1982.

Strauch B, Vasconez LO, Hall-Findlay EJ, Lee BT. Grabb's encyclopedia of flaps. 3rd ed. Philadelphia: Lippincott Williams and Wilkins; 2008.

儿童骨组织肉瘤

Valerae O. Lewis, David W. Chang

目 录

本章概述 最常见的原发性骨肿瘤最常发生于骨骼未发育成熟的患者。从以往来看,截肢术是首选术式,但肿瘤预后的改善和外科手术的进步使得保肢手术成为一种可行且有价值的治疗选择。然而,骨骼未发育成熟的患者属于需要考虑其独特外科因素的一组人群。

本章承蒙 Current Medicine 集团有限责任公司授权许可,改编自 Lewis VO 的"骨骼未发育成熟患者的保肢手术",
Curr Oncol Rep 2005;7:285–292

V.O. Lewis
美国得克萨斯州 (77230) 休斯敦市得克萨斯大学 MD 安德森癌症中心外科部 1448 单元骨肿瘤科 邮政信箱 301402
邮箱: volewis@mdanderson.org

D.W. Chang
美国得克萨斯州(77030)休斯敦市 Pressler 街 1400 号得克萨斯大学 MD 安德森癌症中心外科部 1488 单元整形外科
邮箱: dchang@mdanderson.org

MD 安德森癌症诊疗系列丛书《骨组织肉瘤诊疗学》,P.P. Lin 和 S. Patel(主编)
DOI 10.1007/978–1–4614–5194–5_11

其不仅髓腔尺寸过于狭小而无法适配耐用假体，而且切除术还会造成肢体不等长和步态异常。对于有节段性长骨缺损的骨骼发育未成熟患者实行保肢术可采用的方案包括可延长假体或者间置性自体骨移植。带血管的腓骨移植可以保留肢体的生长潜能。对于适当选择的患者，截肢术和旋转成形术可以获得更加良好的功能。

引言

骨肉瘤和尤文肉瘤是最常见的骨肿瘤。其最常见于儿童，这些病变往往发生于长骨的干骺端。下肢的生长大部分依靠膝关节附近的骨骺。对于生长贡献而言，股骨远端骨骺占38%，胫骨近端骨骺占28%（Anderson等，1963），在骨骼发育未成熟的患者中，尽管肿瘤预后的改善和外科手术的进步使得保肢手术成为一种可行且有价值的治疗选择，然而骨组织肉瘤的切除会造成肢体不等长和步态异常（Rosen等，1983；Simon等，1986；Whelan，1997）。

尽管移植物设计技术的进步，使得选择保肢手术的更多，然而对于生长期的儿童而言，依靠内置假体或同种异体移植骨的手术仍独具挑战。这些挑战包括儿童骨骼的尺寸偏小、患者生长的潜能、未受影响侧肢体预期的最终长度、需要校正的肢体长度的偏差以及重建必须持久、耐用。特别是儿童骨骼的尺寸偏小限制了假体的选择。对于幼童或者小于5岁的儿童，因髓腔直径小，无法使用耐用假体柄。因此，有人认为在幼童中，截肢术是最好的选择。

生长期考虑因素

对于接受骨组织肉瘤治疗的儿童而言，有很多可变因素可造成肢体不等长。这些因素包括系统的化疗、患肢干骺端生长迟滞、肌肉萎缩和丧失，以及对侧肢体的过度生长，当评估患者的最终生长情况和肢体不等长时需考虑上述每个因素。Dominkus等在治疗15例患儿中，行肿瘤切除和用可延展假体行人工关节重建术，他们发现低估了为了达到肢体等长所需要延展的长度（Dominkus等，2001）。他们把这种低估归咎于患肢关节周围骨骺生长的迟滞和健侧肢体的过度生长。

有许多现成的方法可评估骨骼成熟时的最终高度。Green-Anderson剩余生长量表（Anderson等，1963）、Moseley直线图（Moseley，1977，1978）、Menelaus年龄生长余量表（Menelaus，1966，1981；Little等，1996）都是可用于判定儿童最终身高的可靠方法。使用一些或上述所有的方法，可以估计健侧肢体的长度和预计肢体的不等长。

肢体不等长分为3种类型：小于2cm、2cm和大于2cm。最终肢体不等长小于2cm很少有功能影响和临床意义。可通过增高鞋垫简单矫正。此外，如果切除和重建过程中累及伸肌结构和血管神经束，那么保肢术后1~2cm的不等长可能是有好处的。如果预期有神经麻痹或伸肌结构的无能，短于健侧1~2cm的肢体可提供足部离地间隙的空间。然而，大于2cm的不等长却没有同样的好处，这种不等长与步态异常相关（Kaufman等，1996）。因此，当肢体不等长估计大于2cm时，推荐外科干预。

预期不等长在2~4cm可以通过健侧骺骨干固定术或者牵拉成骨技术延长患肢来解决（Horton和Olney，1996；Dominkus等，2001）。健侧骺骨干固定术可经皮操作，对患者损伤小，可通过术后序列扫描选择合适的骺骨干固定术的时机。但是对于切除了长节段骨组织肉瘤的儿童，估计肢体不等长可能相当大，单次的健侧骺骨干固定术或患肢牵拉成骨术可能无法满足肢体矫正的需求，因此需要多次手术和重建过程来重建大骨骼的缺损，并且同时处理接下来的肢体不等长。每次重建的选择都有利弊，在选择重建措施前需要考虑患者的年龄、肉瘤的部位、病灶大小、切除水平和疾病的分期。

重建手术方案

可延长假体

　　成年肉瘤患者首选肿瘤假体重建患肢功能，然而，根据之前所述理由，此类标准肿瘤假体重建对于骨骼发育未成熟的儿童而言，不是一个好的功能选择。已经研发出特殊的可延长的肿瘤假体适用于仍然需要成长的儿童。在MD 安德森癌症中心，可延长假体已经成为年轻患者大段骨缺损重建的首选治疗方法，如股骨远端缺损。

　　Scales 及其同事首先设计出市场化的可延长假体（Scales 等，1987），Mark I 假体即是一种可延长垫片。各组件不重造关节，但可简单地固定于相对的关节表面。尽管肢体延长是可能的，但功能效果差。为了改善功能和降低并发症的发生率，对首个可延长假体已经进行了许多改良。许多研究人员和公司都开发了自己的可延长假肢（Kenan 等，1991；Eckardt 等，1993），并且经过努力已经研发出了模块化、自我驱动、自我延长的假体。

　　模块化假体的每次延长都需要全身麻醉手术，模块化假体的延长以 4 个部分为基础：关节段、可延长插入段、可调节刻度段和插入段。假体延长在插入段进行。在一些假体中，一旦组件延长后，插入间隔器，锁夹固定于间隔器中防止假体分离和断裂。在另一些假体中，一旦组件延长后，它们即在内部锁定。在患者的生长过程中可以重复假体延长术直到达到预期长度。一旦插入段延长到最大限度，则需要置换更大型号的插入段并入已经获得的长度中。这种模块化能提供假体无限延长的能力。这取决于假体使用的延长机制是垂直（横向）或与假体平行（通过膝关节）（图 11.1）。

　　通常，组件可加长 1~2cm。为了方便延长的过程，许多学者主张部分或完全去除围绕假体的假包膜（Eckardt 等，1993，2000；Ward 等，1996）。在延长过程中受限于软组织。如果周围肌肉张力过高，膝关节屈伸会受到限制。如果神经血管束张力过高则可能发生神经麻痹。因此，在神经血管结构和周围肌肉过度绷紧前暂停假体延长。延长术后检查关节的活动度有助于术者对假体延长程度和其对软组织影响情况进行评估。

　　患者一般术后留院 2~4 天，并立即开始物理治疗，同时开始持续被动运动治疗（CPM）。可进行功能锻炼，患者在辅助支具的帮助下可以进行负重锻炼。

　　可延长假体术后并发症发生率仍然很高，最常见的并发症同感染、延长机制失败、无菌

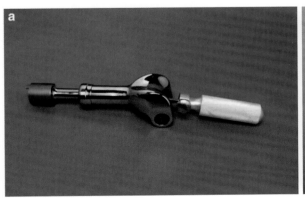
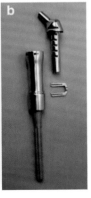

图 11.1　可延长假体例子。注意不同的延长机制（a），股骨远端的假体与整个假体处于平行状态，用螺丝刀转动曲柄延伸假体。（b）股骨近端假体与整个假体垂直，可通过插入垫圈和锁夹来延长。

性松动和骨干移位相关。1993 年,Eckardt 等报道在接受 Lewis 可调节延长假体(LEAP)患者中术后并发症发生率为 67%(Eckardt 等,1993),失败的原因是假体断裂、延长机制失败、肢体旋转、磨损碎屑和感染。2000 年,Eckardt 等回顾了他们使用延长假体 14 年的经验,32 例中 19 例(占 59%)患者存活,中位随访 105 个月 (54~156 个月),32 例中 16 例(占 50%)患者总共进行了 32 次假体延长手术,最长延长 9cm,没有继发感染。32 例中 18 例(占 56%)患者总共出现 27 次并发症,包括无菌性松动、假体破裂、暂时性的神经麻痹、假体机械故障、疲劳断裂、屈膝挛缩和伤口裂开。作者认为 LEAP 假体可能更适合年纪小的患者(5~8 岁),而大量青春期前或青春期的患者更适合模块化假体。此外,该研究强调年纪小的患者(5~8 岁)术后膝关节康复仍然有问题,严格选择患者和家庭是必需的。

1997 年,Dominkus 等报道了 23 例使用延长假体的患者。6 例进行了长期随访,其中 3 例发生深部感染(Dominkus 等,1997)。作者将感染高发归咎于需要多次手术延长假体。患者所需手术次数不仅取决于患者的年龄和大小,还取决于患者骨骼生长期间发生并发症的次数。据估计,每位患者在假体延长阶段可能需要进行 10~15 次手术。自主调控和非侵入性假体的好处在于能消除再次手术的需要,并且因此消除每次手术介入导致感染重复发生的风险。

为了回避标准可延长假体所面临的机械和外科困难,开发了不需要手术介入的可延长假体,如 Repiphysis 假体(Wright 医疗技术公司,阿灵顿,TN)(图 11.2)。Repiphysis 假体使用能量存储弹簧取代锁定装置,假体延长的锁定控制通过外部的电磁场作用来实现,一旦配件延长到最大量时需要手术调整假体。一些外科医生报道 Repiphysis 假体可获得良好的功能预后(Wilkins 和 Soubeiran, 2001; Gitelis 等,2003)。尽管仍有如感染和配件断裂等并发症的发生, 但每一例假体都是可修复的。Repiphysis 假体为骨骼发育不成熟患者的保肢手术和无创性假体延长提供了很好的选择。

Stanmore Implant 公司(Elstree,英国)也生产出了可延长假体。其延长使用电磁调控。它的设计似乎克服了 Repiphysis 假体存在的一些问题,功能预后良好。

当考虑使用可延长假体时,仔细筛选患者是十分重要的。不仅对于外科医生,对患者、患者家属或是临床肿瘤医生而言也是一样,无论选择何种模式,使用这种假体都是一个长期的重要工作。勤勉且密切的随访是必需的。患者和家属必须投入该过程并坚持长期的康复训练。康复参与失败可能导致屈曲挛缩固定和不良的功能预后。尽管术后阶段可能立即获得良

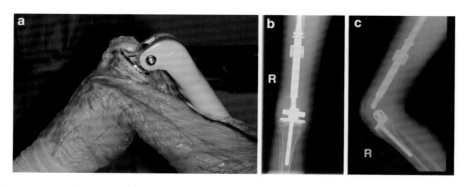

图 11.2　Repiphysis 假体。(a)术中照片。(b)植入假体的前后位 X 线片。(c)植入假体的侧位 X 线片。

好的屈曲功能，但最快 2 周内即可发生 20°~
30° 的屈曲挛缩，而矫正这种挛缩通常需要手
术介入。物理训练可能会引起患者不适，但为
了获得好的功能和防止再次的手术，物理训练
是必需的。患者家庭支持并热心其康复过程是
十分重要的。

　　并不是所有的儿童都适合可延长假体，需
要仔细考虑患者的体格大小、年龄和生长潜
力。在那些仍有显著生长能力的患者中，要保
持肢体等长是困难的，这些人群包括非常低龄
的儿童(小于 5 岁)和父母个子很高，具有非常
显著生长潜力的儿童。如果生长潜力被纠正得
过多，应该使用一个备选方法重建肢体。

　　无论是模块性或是自体调控，内置假体的
牢固性仍然是一个挑战。儿童的长骨不断地重
塑。这种重塑以及髓腔形状和大小的进行性变
化可能导致假体的松动(Simon 和 Springfield，
1998)。微粒碎片也可导致松动。假体柄迁移和
假体松动在儿童骨水泥假体中经常发生。绝大
多数经过内假体重建的儿童将会需要手术修
复。压配式假体可能通过限制应力遮挡改善假
体使用寿命，因此保留骨量贮备。

截肢术

　　股骨远端是生长期儿童发生恶性骨肿瘤
的最常见部位。直至骨骼成熟，儿童骨骺每年
可生长约 10mm。对于到达生长终点时将会留
下显著的肢体不等长(>10cm)和显著功能障
碍的患者，内置假体可能不是最好的选择。如
果患者的股骨太小无法安放假体，可延长假体
也不是一个可选项。对于这些患者，截肢和旋
转移植术是可行的替代治疗。

　　虽然截肢术不再是肉瘤外科手术的首选，
但在仔细筛选的患者中实行可以获得良好的
功能预后。保留足够长的残肢以安装合适的假
体会获得良好的长期预后。在年龄较小的时候
进行该过程，儿童适应更好。他们的假肢感觉
在成长过程中如同身体的一部分。与接受保肢

重建的孩子相比，这些截肢的孩子可以免除未
来多次手术。应当劝阻内置假体的患者参加高
强度活动，以后也不要恢复到他们在切除术之
前的活动级别，截肢患者则没有这些限制。在
功能上，儿童较成人患者往往能更好地适应肢
体截除。

旋转移植术

　　在一些残留肢体长度可能不足以适应假
体的病例或者作为改善功能预后的一种方法，
旋转移植术是一个极好的替代治疗。Borggreve
于 1930 年首先报道旋转移植术治疗肺结核继
发膝关节强直和肢体短缩患者，随后 Van Nes
报道运用该术式治疗股骨近端病灶缺损(Van
Nes，1950)。旋转移植术和改良术已经运用于
肉瘤切除后股骨近、远端和胫骨近端的重建。

　　旋转移植术将膝盖以上的截肢转化为膝
盖以下的截肢。尽管个体化的手术技术因切除
哪块骨头或需要重建什么而不同。总的来说，
节段性切除股骨远端和胫骨近端部分，而神经
血管束没有受累。肢体的远端部分在外部旋转
180°，并且连接至近端部分。近端和远端的固
定是用钢板螺丝钉或髓内钉。远端部分的旋
转使得踝关节起到膝关节的作用。随着时间
的推移，踝关节动作和力量增加，足趾萎缩。
拥有"膝关节"，增加了力量、稳定性和对患者
步态的控制。

　　旋转移植术的功能优势包括功能性膝关
节，更长的活动臂支撑假体，且肢体远端
(即足) 相比膝关节平面以上截肢的假肢可
以承受更强负重。正是这些解剖优势能够解
释为什么旋转移植术患者功能和能量消耗
显著优于膝关节平面以上截肢者。尽管假体
需要双足移动，但很多文献报道旋转移植术
患者在功能和心理方面优于截肢患者。
(Murray 等，1985；McClenaghan 等，1989；Kenan
等，1991；Steenhoff 等，1993；Hoffman 等，1998；
Winkelmann，2000)，他们能够行走更长时间且

可以参加剧烈的体育活动(Cammisa 等,1990; Gottsauner-Wolf 等,1991)。从心理上讲,尽管肢体缩短且表现为与众不同的跛行,但旋转移植术患者术后恢复良好。他们倾向于快速适应肢体的表现且不认为自己是截肢者 (Kotz 和 Salzer,1982; Hillmann 等,2001)。旋转移植术患者对比内置假体重建患者结果相同。生活质量问卷调查发现旋转移植术患者较保肢术患者每日可以更大程度地参加负重活动和体育运动 (Kotz 和 Salzer,1982)。虽然在许多情况下,旋转移植术有潜在的更好的效果,但在美国旋转移植术鲜有作为首选术式。受文化的影响,保肢手术的进展以及可延长内置假体配件的实用性已降低了患者及其家人对于旋转移植术的需求,不幸的是,旋转移植术经常被贬低为挽救治疗术式。

间置性自体骨移植与带血管生长板移植

自体骨移植是治疗骨干缺损的另一种重建选择方法,针对大段骨缺损重建的带血管蒂腓骨移植已用于四肢的重建。虽然有些学者主张儿童胫骨缺损采用带血管蒂腓骨移植,但由于腓骨直径小且缺乏结构完整性,带血管蒂腓骨移植可能更适用于上肢重建。当单独用于下肢时,除非肢体受到保护,否则骨折的发生率高。

儿童患者尚未发育成熟,肿瘤累及生长板提出一个特殊问题。在这些年轻的生长期患者中,恢复骨骼轴向生长能力的一种方法是采用带血管蒂生长板移植,以取代被切除的生长板。

在我们中心,腓骨头移植是最常使用的带血管蒂生长板移植。切取并重置带血管蒂腓骨近端生长板和骨骺用于移植一个活性生长板,并因此重新创造一个可生长骨和有功能的关节。已经证明使用腓骨生长板移植能提供平均每年大于 1cm 以上的生长(Innocenti 等,1998)。

使用腓骨头移植的优势在于不仅有助于储备生长潜能,而且有助于重建受影响的关节和缺损的骨骼。例如,肱骨头和近端肱骨切除后,腓骨头和腓骨近端部分可用于骨缺损和肩关节的重建(图 11.3)。

同样,带血管蒂腓骨头移植也可用于重建尺桡骨生长板的缺损。这种术式已成功运用于切除上肢巨大骨肿瘤(桡骨远端和肱骨近端)的 10 岁以下儿童(Innocenti 等,1998,2004)。

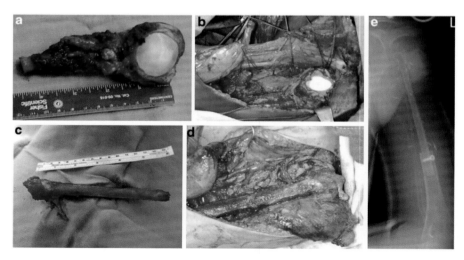

图 11.3 带血管蒂腓骨头移植。(a)切除肱骨近端和肱骨头。(b)骨缺损处。(c)带血管蒂的腓骨头和腓骨骨瓣。(d)带血管蒂腓骨头移植重建缺损处。(e)术后 X 线片。

实践要点

- 骨骼未发育成熟患者的大段骨缺损有多种重建选择。
- 尤其是年龄非常小的患儿,在进行重建术时,肢体不等长可能是一个主要问题。
- 如果能保留骨骺和关节, 通常采用带血管蒂腓骨移植这种插入式移植可取得良好的功能预后。
- 对于需要切除骨骺和关节的患者,重建术式应该仔细选择。
- MD 安德森癌症中心强调采用可延长假体和带血管蒂腓骨移植术(为了再造生长能力)。
- 对于适当选择的患者,截肢和旋转移植术可获得良好的功能预后。

(申锋 译 王毅超 冯艺 校)

推荐文献

Anderson MS, Green WT, Messner MB. Growth and predictions of growth in the lower extremities. J Bone Joint Surg Am. 1963;45-A:1–14.

Beebe K, Benevenia J, Kaushal N, Uglialoro A, Patel N, Patterson F. Evaluation of a noninvasive expandable prosthesis in musculoskeletal oncology patients for the upper and lower limb. Orthopedics. 2010;33:396.

Borggreve J. Kniegelenssersatz durch das in der Beinlngsachse um 180° gedrehte Fussgelenk. Arch Orthop Unfall-Chir. 1930;28:175–8.

Cammisa Jr FP, Glasser DB, Otis JC, et al. The Van Nes tibial rotationplasty. A functionally viable reconstructive procedure in children who have a tumor of the distal end of the femur. J Bone Joint Surg Am. 1990;72:1541–7.

Dominkus M, Windhager R, Kotz R. Treatment of malignant bone tumors in young children: complications and revisions. Acta Orthop Scand Suppl. 1997;276:4.

Dominkus M, Krepler P, Schwameis E, et al. Growth prediction in extendable tumor prostheses in children. Clin Orthop. 2001;390:212–20.

Eckardt JJ, Safran MR, Eilber FR, et al. Expandable endoprosthetic reconstruction of the skeletally immature after malignant bone tumor resection. Clin Orthop. 1993;297:188–202.

Eckardt JJ, Kabo JM, Kelley CM, et al. Expandable endoprosthesis reconstruction in skeletally immature patients with tumors. Clin Orthop. 2000;373:51–61.

Gitelis S, Neel MD, Wilkins RM, et al. The use of a closed expandable prosthesis for pediatric sarcomas. Chir Organi Mov. 2003;88:327–33.

Gottsauner-Wolf F, Kotz R, Knahr K, et al. Rotationplasty for limb salvage in the treatment of malignant tumors at the knee. A follow-up study of seventy patients. J Bone Joint Surg Am. 1991;73:1365–75.

Gupta A, Meswania J, Pollock R, et al. Non-invasive distal femoral expandable endoprosthesis for limb-salvage surgery in paediatric tumours. J Bone Joint Surg Br. 2006;88:649–54.

Hillmann A, Rosenbaum D, Gosheger G, et al. Rotationplasty type B IIIa according to Winkelmann: electromyography and gait analysis. Clin Orthop. 2001;384:224–31.

Hoffman C, Hillmann A, Krakau H, et al. Functional results and quality of life measurements in patients with multimodal treatment of a primary bone tumor located in the distal femur. Rotationplasty versus endoprosthetic replacement. Med Pediatr Oncol. 1998;31:202–3.

Horton G, Olney B. Epiphysiodesis of the lower extremity: results of percutaneous technique. J Pediatr Orthop. 1996;16:180–2.

Innocenti M, Ceruso M, Manfrini M, et al. Free vascularized growth-plate transfer after bone tumor resection in children. J Reconstr Microsurg. 1998;14:137–43.

Innocenti M, Delcroix L, Manfrini M, et al. Vascularized proximal fibular epiphyseal transfer for distal radial reconstruction. J Bone Joint Surg Am. 2004;86-A:1504–11.

Kaufman K, Miller L, Sutherland D. Gait asymmetry in patients with limb-length inequality. J Pediatr Orthop. 1996;16:144–50.

Kenan S, Bloom N, Lewis MM. Limb-sparing surgery in skeletally immature patients with osteosarcoma. The use of an expandable prosthesis. Clin Orthop. 1991;270:223–30.

Kotz R, Salzer M. Rotation-plasty for childhood osteosarcoma of the distal part of the femur. J Bone Joint Surg Am. 1982;64:959–69.

Little D, Nigo L, Aiona M. Deficiencies of current methods for timing of epiphysiodesis. J Pediatr Orthop. 1996;16:173–9.

McClenaghan BA, Krajbich JI, Pirone AM, et al. Comparative assessment of gait after limb-salvage procedures. J Bone Joint Surg Am. 1989;71:1178–82.

Menelaus MB. Correction of leg length discrepancy by epiphysial arrest. J Bone Joint Surg Br. 1966;48:336–9.

Menelaus M. The Anstey Giles lecture. Opening and closing the growth plate. Aust N Z J Surg. 1981;51:518–27.

Moseley CF. A straight-line graph for leg-length discrepancies. J Bone Joint Surg Am. 1977;59:174–9.

Moseley CF. A straight line graph for leg length discrepancies. Clin Orthop. 1978;136:33–40.

Murray MP, Jacobs PA, Gore DR, et al. Functional performance after tibial rotationplasty. J Bone Joint Surg Am. 1985;67-A:392–9.

Rosen G, Marcove RC, Huvos AG, et al. Primary osteogenic sarcoma: eight-year experience with adjuvant chemotherapy. J Cancer Res Clin Oncol. 1983;106(suppl):55–67.

Scales JT, Sneath RS, Wright KWJ. Design and clinical use of extending prosthesis. In: Enneking WF, editor. Limb salvage in musculoskeletal oncology. New York: Churchill Livingstone; 1987. p. 52–61.

Selber JC, Treadway C, Lopez A, Lewis VO, Chang DW. The use of free flap for limb salvage in children with tumors of the extremities. J Pediatr Surg. 2011;46:736–44.

Simon MA, Springfield DS, editors. Surgery for bone and soft tissue sarcomas, vol. 1. New York: Lippincott Williams and Wilkins; 1998. p. 756.

Simon MA, Aschliman MA, Thomas N, et al. Limb-salvage treatment versus amputation for osteosarcoma of the distal end of the femur. J Bone Joint Surg Am. 1986;68:1331–7.

Steenhoff JR, Daanen HA, Taminiau AH. Functional analysis of patients who have had a modified Van Nes rotationplasty. J Bone Joint Surg Am. 1993;75:1451–6.

Taylor GI, Wilson KR, Rees MD, et al. The anterior tibial vessels and their role in epiphyseal and diaphyseal transfer of the fibula: experimental study and clinical applications. Br J Plast Surg. 1988;41:451–69.

Van Nes CP. Rotation-plasty for congenital defects of the femur. Making use of the ankle of the shortened limb to control the knee joint of a prosthesis. J Bone Joint Surg Am. 1950;32-B:12–6.

Ward Sr WG, Yang RS, Eckardt JJ. Endoprosthetic bone reconstruction following malignant tumor resection in skeletally immature patients. Orthop Clin North Am. 1996;27:493–502.

Whelan JS. Osteosarcoma. Eur J Cancer. 1997;33:1611–8 [discussion 1618–9].

Wilkins RM, Soubeiran A. The Phenix expandable prosthesis: early American experience. Clin Orthop. 2001;382:51–8.

Winkelmann WW. Type-B-IIIa hip rotationplasty: an alternative operation for the treatment of malignant tumors of the femur in early childhood. J Bone Joint Surg Am. 2000;82:814–28.

第 12 章

骨组织肉瘤患者的围术期管理

Janie Rutledge, Mark S. Pilarczyk, Alan W. Yasko

目 录

Yasko 医生在撰写本书时去世。本章节的进一步修订由 Janie Rutledge、Mark Pilarczyk 和 Patrick Lin 完成。

J. Rutledge & M.S. Pilarczyk
美国得克萨斯州 （77230） 休斯敦市得克萨斯大学 MD 安德森癌症中心外科部 1488 单元骨肿瘤科　邮政信箱 301402
邮箱：jrutledg@mdanderson.org; mspilarc@mdanderson.org

A.W. Yasko
美国伊利诺伊州芝加哥市西北大学 Feinberg 医学院骨外科

MD 安德森癌症诊疗系列丛书《骨组织肉瘤诊疗学》，P.P.Lin 和 S.Patel（主编）
DOI 10.1007/978-1-4614-5194-5_12
©得克萨斯大学 MD 安德森癌症中心 2013

本章概述　骨组织肉瘤涉及许多复杂的、具有挑战性的问题,围术期的管理明显不同于普通的骨科手术患者。术前评估必须解决肿瘤治疗相关的并发症和根治性手术后遗症所带来的预期心理需求。化疗后手术时机的选择对于避免感染、出血和伤口撕裂是很重要的。术中外科和麻醉科团队密切配合至关重要,可避免不良事件的发生。积极的输血和液体复苏对于许多骨科肿瘤手术是必不可少的,最好由麻醉科和外科团队共同努力完成。骨组织肉瘤患者的术后管理面临许多方面的问题。术后疼痛有时难以控制,因为伤口一般很大,患者也可能因为慢性骨痛对麻醉药高度耐受或伴有化疗相关的神经性疼痛。其他的术后问题包括伤口适当的护理、静脉血栓的预防、电解质平衡、营养和活动。围术期合理的医疗管理相当有助于保证手术的成功和肿瘤患者的整体治疗。

引言

　　肉瘤患者完全不同于普通骨科患者。大多数普通骨科患者是健康的、可自主活动的,而肉瘤患者常常伴有疲乏。即使曾经活泼、精力充沛的年轻患者也变得久坐不动,容易出现许多医学问题,尤其是在经过大剂量细胞毒性药物诱导化疗后。手术治疗一般在多周期化疗后,身体已不在最佳状态。一般来说,骨组织肉瘤的手术切除比常规骨科手术更复杂、更广泛。肿瘤手术通常包括切除一大块骨和软组织并且植入一个大型人工假体或异体移植骨。因此,更应重视医疗问题和围术期问题。适当地处理围术期的医疗问题,不仅对手术的成功,而且对整个肿瘤的治疗都是至关重要的。患者不仅能够从手术中迅速恢复且没有严重的并发症,可以及时进行化疗。严格执行化疗计划、达到化疗的目标剂量强度对于能否获得治愈非常重要。

　　本章将重点讨论骨科肿瘤患者术前、术中和术后优化管理的主要原则。我们制定了许多年的最佳实践也将做详细叙述。

术前管理

　　术前管理的目的是使患者在身体上和心理上为手术做准备。在诊断时即应着手做手术计划,如果术前进行化疗的话,手术计划可能在实际手术前几个月就开始了。术前应进行影像学分析、体格检查、移植物的定制和会诊。

　　回顾影像学诊断资料以确定是否有必要行保肢手术或截肢术。如果有术前化疗或放疗的指征,患者应转诊至肉瘤肿瘤内科医师或放疗科医师。术前治疗完成后,要重新评估患者的情况。

　　手术计划完成前要安排复诊评估。复诊应在最后一周期术前化疗进行前,以确保足够的时间来安排手术并定制重建需要的移植物。如果必要的话,需要进行会诊。阅读横断面影像[计算机断层和(或)磁共振成像扫描]以确定骨髓和软组织累及的范围。如果可能保肢的话,要评估肿瘤切除后重建的方法。

　　一旦确定手术切除的范围和重建的方法,就要定制所需的移植物和器材。为此,需要联系人工假体制造商或骨库(为了大段异体移植骨)。

　　如果必要的话,提前安排会诊以改善患者的术前健康状况。其中也包括儿科团队,他们可以帮助处理少儿和婴儿的水电解质平衡。对于伴随各种并发症的成人患者,根据患者特定的个体和问题,可能需要心脏病专家、呼吸科专家和其他专家的会诊。

　　其他的会诊要解决患者和家庭的社会心理和教育需求。对于儿童和青少年来说,从诊断之时开始并贯穿于患者的整个治疗过程,MD 安德森癌症中心的儿童和青少年的生活计划可为其提供情感支持。如果不能保肢、必须截肢的话，为患者提供教育和心理支持，并咨询修复专家，讨论和回答有关外置式人工假肢的功能和使用的问题。患者还有机会与其他截肢者接触，并发展社会支持网络。即使不截肢，患者也可以有疾病相关的情感问题，会受益于各种心理支持。

手术时机

选择适当的手术时机对于减少术后并发症是至关重要的。化疗和放疗增加了感染、出血和伤口相关的风险。化疗会导致骨髓抑制，因此术前要做血液学检查以确定患者的恢复程度。中性粒细胞绝对计数（ANC）至少需要恢复至 1500 /μL、血小板计数至少达到 70 000/μL，这是非急诊手术的阈值。术前放疗会导致伤口延迟愈合。因此，手术要安排在放疗结束 4~6 周后。

术前访视

术前评估应该安排在术前 1 周左右进行，包括完整的病史采集和体格检查，评估手术的危险因素。如果患者有严重的并发症，则需要围术期内科评估中心会诊。如果患者术前用过心脏毒性药物或有心脏病危险因素，应该考虑进行心脏评估（心电图和超声心动图）。如果近期患者有严重的心脏事件或慢性心脏疾病，术前心脏科必须会诊。

体格检查包括手术部位或肢体的仔细视诊，以确保切口区域没有意外的情况。需要全面记录肢体的神经、血管状态。腿部肿胀和压痛等体征可能提示存在深静脉血栓形成，有指征进行多普勒超声检查。

术前进行患肢 X 线片以确认没有发生新的隐匿性病理性骨折或病变。进行实验室检查以确认血细胞计数正常、电解质水平在正常范围而凝血功能正常。一些用于治疗肉瘤的化疗药物可引起肾功能不全，因此，要密切监测肾功能。理论上，至少应该提前 48 小时定血型。术前化疗期间，许多患者接受过输血，可能会导致抗红细胞抗体的增加。

术中管理

术中医疗管理的目标是帮助患者顺利通过手术，避免不良事件的发生。在手术过程中，麻醉科和手术团队要频繁沟通，进行侵入性和非侵入性操作的患者需要密切监测。应留置大静脉导管和中心静脉导管以备快速输血和液体复苏的需要。外科医生和麻醉科医师应该随时了解患者血液流失的速度。突然发生出血时，外科医生及时告知麻醉科医师。反之，如果患者出现血压下降或休克时，麻醉科医师也应该通知外科医生。应该积极并提前进行输血和补液。理想的情况下，手术和麻醉团队共同参与这个过程。同样，患者出现凝血功能障碍前，应尽早输注血浆和凝血因子。

在手术室，留置硬膜外导管（或周围神经阻滞导管）用于术后镇痛。通常是在全身诱导麻醉前置管，这样患者就可以汇报导管置入后引起的任何疼痛或麻木。这些症状可能提示存在意外的神经损伤，但患者一旦进入全身麻醉便不再有这些症状的感觉了。

手术开始前约 30 分钟要预防性使用抗生素。在长时间的手术过程中通常需要重复给药。非盆腔手术常规使用第一代头孢菌素，如头孢唑啉（Ancef），盆腔手术预防性使用头孢西丁。随着耐甲氧西林葡萄球菌菌株的出现和日益盛行，有关预防性抗生素的选择存有争议，尤其是对于需要大型内置假体或异体骨移植的患者。具体情况下，可能会考虑选择比第一代头孢菌素对葡萄球菌更有效的抗生素。这个问题存在很大的争议，在骨肿瘤中，缺乏明确支持或反驳这一观点的研究证据。对于一个特定的医院，药物敏感性数据可能会影响药物选择。

术后管理

术后管理着重于预防并发症、提供充分的疼痛控制、保持伤口清洁、减少深静脉血栓形成(DVT)的风险、预防神经麻痹并且尽快让患者活动。虽然大多数患者在麻醉后监护室(恢复室)可恢复正常,但是一些患者经历了重大手术,最好在外科重症监护病房进行大容量液体复苏。经过漫长的麻醉时间和大量失血,肉瘤患者通常要整夜监测血流动力学变化并进行通气支持。

贫血和代谢失衡的监测

术前进行过化疗的患者常伴有代谢及电解质失衡。血清钙和镁的水平通常较低,尤其是有心脏病的老年患者。在接受过化疗的患者中,临界的肾功能不全是很常见的,尤其是那些用过顺铂和异环磷酰胺的患者,应避免使用肾毒性药物,如万古霉素。每天应监测全套血生化和电解质水平,如有失衡,应静脉补充纠正。

接受过化疗的患者常有程度较轻的贫血和血小板减少。术前的血液检查可能表现不明显,仅表现为临界水平的血红蛋白下降。如果估计术中失血量大于500mL,在复苏室要做全血细胞计数。对儿童更要警惕,由于他们的血总容量更低,失血时血红蛋白水平下降更明显。应连续数天检测血象,因为血红蛋白下降的幅度可能随着时间变得明显或可能由于内出血继续恶化。即使血红蛋白水平是正常的,但如果出现心动过速、低血压、手术引流量大、尿量少及其他休克征象时,也应输注红细胞。维持血容量和血红蛋白水平的目的在于确保终末器官的灌注。同样,如果患者有持续性出血表现或凝血功能检查异常时,应根据需要输注血浆和凝血因子。

疼痛管理

疼痛控制对患者的恢复以及他或她在物理治疗中获得最佳效果是至关重要的。在骨科肿瘤患者中,术后疼痛管理可能是极具挑战性的。根治性手术切除大段的骨和软组织本身是痛苦的。此外,由于长期的骨肿瘤和(或)病理性骨折,患者可能还要面对控制慢性疼痛的问题。服用麻醉镇痛药物的患者可能产生一定程度的药物耐受,需要更高的剂量以达到适当的疼痛缓解。化疗引起的神经病变可进一步加重术后疼痛。

静脉自控镇痛法(patient-controlled analgesia,PCA)是最常用的疼痛控制方法。通过PCA泵静脉注射阿片类药物,如吗啡、氢化吗啡酮或芬太尼。目标是把疼痛程度控制于1~10分的视觉模拟量表的4分以下。PCA应在麻醉后监护室中即开始。1mg吗啡或0.2mg氢化吗啡酮作为起始剂量,可使大多数患者获得满意的疼痛控制。个体化调整剂量高低或使用频率。需要更为频繁或更高剂量的患者,则可增加基础剂量,但这样做要小心,因为有过量的风险。基础剂量设定为每小时均量的30%左右。对一个标准、简单的患者,基础剂量可能是每小时1mg吗啡或0.2mg氢化吗啡酮。对基础剂量需求较高的患者最好与疼痛科共同管理。在术后2~3天开始,通常停用PCA,过渡到口服镇痛药。最常用的口服镇痛药是氢可酮。

硬膜外PCA是一种有效的方式,特别对下肢痛的管理。在MD安德森癌症中心,硬膜外导管和PCA总是由麻醉疼痛科管理,保证内部人员一天24小时随叫随到。这种方法非常实用,因为硬膜外导管容易堵塞,这会严重影响疼痛的控制。硬膜外导管需要保留到术后3~4天。硬膜外PCA一旦停止工作,应给予患者静脉内PCA或口服镇痛药。硬膜外PCA患者一般禁忌使用其他麻醉止痛剂和镇静剂,除非获得疼痛科的批准，因为同时使用可能会增强镇静作用。

与硬膜外导管相同，周围神经阻滞导管也相当有效。神经阻滞导管也由疼痛科管理。它们潜在的优势在于留置的时间比硬膜外导管长，对截肢的患者特别有效。周围神经导管的独特益处在于不会引起任何镇静作用，对老年患者而言，这是非常重要的，因为全身使用阿片类药物会使他们失去判断力，呼吸困难者需要更费力地吸气。

非甾体类消炎药有轻度抗凝血作用，术后早期使用需要要慎重。肉瘤切除手术范围广泛而导致巨大的潜在无效腔，引起大出血。对阿片类药物及其他镇痛方法反应差的患者，酮咯酸（Toradol）（负荷剂量 60mg，以后每 8 小时 30mg，共 24 小时）或许非常有效。

对截肢术及其他伴有神经性疼痛的患者，立即开始使用加巴喷丁、普加巴林等药物非常重要。这些药物的剂量应逐渐递增以避免神经系统副作用。对于缺乏典型的神经性疼痛表现以及对阿片类止痛药反应差的患者，有时这些药物有效。

伤口管理

手术部位感染可能是灾难性的，因为它们会导致住院时间延长、延迟辅助治疗开始时间、二次手术以及重建失败。骨肿瘤患者可能有许多危险因素影响伤口愈合，包括手术伤口大、广泛的骨和软组织切除、大量的软组织无效腔、手术时间长、前期的放疗、化疗、大型金属假体或异体移植物以及营养不良。临床医生必须尽一切努力抵消这些负面因素。术中，如细致的伤口闭合和小心处理软组织是至关重要的。

术后，必须强调需要密切观察手术伤口，手术部位至少每天检查一次。尽管一些外科医生还是用喜欢传统的纱布、绷带和敷料，其他人现在更喜欢用可吸收的埋藏式缝线缝合伤口以及腈基丙烯酸酯黏合剂黏合切口，以免出现液体渗漏、与外环境沟通和胶带水泡等情况。由于肿瘤切除可导致大的血肿，增加感染和伤口裂开的危险，我们通常采用外科持续引流直至引流量减少到特定的可接受的水平以下。引流一般不超过 2 周，内置人工假体或大块的异体骨移植的患者不能携带伤口引流管出院。大的血肿持续不吸收的患者最好进行间歇性皮下吸引或二次手术，避免留置引流超过 2 周。

我们的患者通常需要使用肌瓣和皮肤移植进行重建。这种手术一般由整形外科会诊医师执行。皮瓣为内置假体或异体移植物提供了灌注良好的组织覆盖，以降低伤口相关并发症和深部感染的风险。骨科和整形外科团队应密切观察肌瓣和皮肤移植部位。护理人员每 1~2 小时用多普勒对游离组织的血管蒂进行检查。接受肌瓣或皮肤移植的患者，术后通常需要卧床休息几天，以保持良好的灌注并且维持皮瓣的存活。

预防性抗生素的应用

术后预防性抗生素的使用随着时代的推进也在逐渐演变。尽管伤口相关感染可能具有严重的影响，但是过量使用抗生素和抗生素耐药性的问题也令人担忧。一直以来我们普遍选择单个抗生素用于预防。与术中预防一样，非盆腔手术后最常用的抗生素是第一代头孢菌素，而盆腔手术后使用第二代头孢菌素。如果患者青霉素过敏，可以用克林霉素或万古霉素。如上所述，随着耐甲氧西林葡萄球菌菌株的出现，在某些情况下，接受大的内置假体或异体骨移植的患者可能会使用覆盖面更广的抗生素。

接受大型手术以及使用大型内置假体或异体骨移植进行复杂重建的患者，静脉内抗生素一直要使用至伤口引流管拔除。对于较为简单的手术，术后使用 3 次抗生素后即可。

深静脉血栓形成

深静脉血栓(DVT)形成可能是灾难性的。血栓可引起栓塞并导致呼吸衰竭、心脏骤停和猝死。长期以来一直认为,癌症患者深静脉血栓形成的风险增加。一个可能的原因是肿瘤释放促凝血因子引起高凝状态。高危患者的识别是很重要的。40岁或以上的骨科肿瘤患者接受过骨盆或下肢手术的,发生深静脉血栓的风险较高。既往有血栓栓塞疾病、肥胖和长时间不活动也会增加DVT发生的风险。此外,肿瘤较大、手术时间过长,均可因为循环血流缓慢或血管内皮损伤,导致血栓形成。

机械性措施如弹力袜和连续压缩装置(SCD)是预防DVT的重要方法。我们的患者通常给予机械性预防,除非因游离皮瓣或皮肤移植存在禁忌区域。早期活动是预防深静脉血栓形成的另一个重要方面, 鼓励患者在术后1~2天下床,除非需要严格卧床休息的。

在MD安德森癌症中心,许多患者使用药物预防深静脉血栓形成,如低分子肝素(LMWH)。在大多数情况下,LMWH在术后第一天、手术结束12~24小时内使用。密切监测患者的出血征象。根据手术过程、每天重复评估深静脉血栓形成和出血的危险因素, 确定药物预防的持续时间。如果术后即刻出血风险高, 药物预防要延迟至住院后期出血风险降低时。药物预防的相对禁忌证包括血小板计数低(小于50 000/μL)、凝血时间延长、有脑肿瘤、有硬膜外导管或不能控制的高血压。药物预防的绝对禁忌证包括活动性出血和对抗凝药物过敏。

一旦患者开始活动,深静脉血栓形成的风险就降低。现在我们的实践是,患者从出院开始到术后首次评估服用小剂量阿司匹林,除非有禁忌证或对阿司匹林过敏。另外,如果患者是DVT的高危患者,LMWH在出院后也应持续使用。

神经麻痹

周围神经麻痹症是一种少见而严重的并发症,所幸不是永久性的。据我们的经验,大部分麻痹不是发生在术中,而是术后。神经麻痹会发生在长时间神经压迫或过度牵拉之后。确切的原因尚不清楚。最常见的是腓神经受损,由于位于腓骨头周围的浅表部位,使腓神经容易受到压迫。

其他一些因素也会增加周围神经麻痹的风险。首先,接受过化疗或放疗的骨科肿瘤患者比普通骨科手术患者的风险更高。化疗和放疗引起的神经病变容易使患者出现神经麻痹,手术这样的二次打击使神经更容易受到损伤。

术后硬膜外止痛法也可能引起神经麻痹。下肢感觉减退可能会导致患者把小腿搁在床栏杆或矫形外科器材如持续被动运动(CPM)机器上,引起腓神经压迫而长时间不被发现。感觉减退也可削弱患者感受绷带和夹板压缩过度的能力。

术后一旦患者清醒并能够配合检查后,应立即完成并记录患肢的神经血管评估。在接下来的48小时内, 应常规重复进行神经系统评估,因为神经麻痹常发生在这段时间。早期识别神经血管状态的任何改变都是至关重要的,因为麻痹发现得越早,神经完全恢复的可能性越大。束紧的绷带必须放松以缓解压力。对于下肢而言,膝盖弯曲可使腓骨和胫骨神经松弛。

运动和活动限制

骨科肿瘤患者的活动问题是非常特殊的。活动限制是由特殊类型的切除和重建决定的(见第13章"骨科肿瘤的康复")。在术后伊始,目标在于尽可能早地让患者活动,以避免卧床时间延长导致的相关并发症。一般在术后1~2天,除非特别禁忌,在拐杖或步行器协助下,患者要下床活动。承重状态根据重建类型不同而不同。例如,如果一个使用同种异体移植骨的患者,要限制落地负重,直到影像学显示同种异体移植骨与宿主骨愈合。然而,大多数使用内置假体重建的患者,一旦手术疼痛缓解,只要能够耐受,就可以承重。

在术后的一段时间,需要观察某些限制性活动。接受人工髋关节置换术或近端股骨置换者必须遵循髋关节脱位的预防措施。常用外展枕或髋关节外展支架限制某些可以导致髋关节脱位的活动。前路髋关节置换者,外展、内收和外旋位可引起脱位。后路髋关节置换者,屈曲、内收和内旋位可引起脱位。

像髌韧带这样的膝关节伸展结构进行过修复的患者,腿部固定、膝关节保持伸展状态要 6 周左右,在随后的 6 周弯曲逐渐增加。

受影响的关节固定时,患者要坚持活动相邻的关节,预防屈曲挛缩。接受过股骨远端切除、内置假体或异体骨-假体复合物重建的患者,CPM 机制常用于快速恢复膝关节的活动。这个机制设定最初弯曲度为 0~30°,只要能够耐受,每 8~12 小时增加 5°。

理疗师和职业治疗师在患者的术后活动中扮演着重要的角色。理疗师指导患者如何使用辅助移动器械和辅助步行设备,如何加强肌肉锻炼和改善关节活动范围。职业治疗师注重于指导患者的上肢锻炼、日常活动和如何使用家用型设备来协助患者自理和独立。

总结

骨科肿瘤患者的围术期管理与普通骨科手术的患者不同。接受骨组织肉瘤手术切除的患者应由临床医生管理,他们了解疾病的病程以及大段骨截除和重建所带来的特殊问题。围术期适当的医疗管理大大有助于手术和肿瘤患者整体治疗的成功。

实践要点

- 术前评估包括筛查肿瘤治疗相关的并发症和了解患者对社会心理及教育的需求。
- 手术时机的选择是降低术后并发症的关键。
- 手术医师与麻醉医师之间的沟通有助于及早发现术中潜在的不良事件。
- 术后管理的目标在于优化功能恢复和预防并发症,如伤口感染、深静脉血栓形成和神经麻痹。
- 疼痛管理可能是这类肿瘤患者的难题,PCA 是我们最常用的疼痛控制方法。

（申锋 译　周宇红 庄荣源 校）

推荐文献

American Academy of Orthopaedic Surgeons. Guideline on the prevention of symptomatic pulmonary embolism in patients undergoing total hip or knee arthroplasty. Rosemont: American Academy of Orthopaedic Surgeons. 2007. http://www.aaos.org/news/bulletin/jul07/clinical3.asp. Accessed 1 Oct 2011.

Dellon L. Postarthroplasty palsy and systemic neuropathy: a peripheral nerve management algorithm. Ann Plast Surg. 2005;55:638–42.

Lin PP, Graham D, Hann L, Boland PJ, Healey JH. Deep venous thrombosis after orthopedic surgery in adult cancer patients. J Surg Oncol. 1998;68:41–7.

Lyman GH, Khorana AA, Falanga A, et al. American Society of Clinical Oncology guideline: recommendations for venous thromboembolism prophylaxis and treatment in patients with cancer. J Clin Oncol. 2007;25:5490–505.

Morris CD, Sepkowitz K, Fonshell C, et al. Prospective identification of risk factors for wound infection after lower extremity oncologic surgery. Ann Surg Oncol. 2003;10:778–82.

Nathan SS, Simmons KA, Lin PP, et al. Proximal deep vein thrombosis after hip replacement for oncologic indications. J Bone Joint Surg Am. 2006;5:1066–70.

Nercessian O, Ugwonali OFC, Park S. Peroneal nerve palsy after total knee arthroplasty. J Arthroplasty. 2005;20:1068–73.

第 13 章

骨科肿瘤的康复

Benedict Konzen，Christopher P. Cannon

目 录

B. Konzen
美国得克萨斯州(77030)休斯敦市 Holcombe 大道 1515 号得克萨斯大学 MD 安德森癌症中心癌症医学部 1414 单元姑息治疗与康复医学科
邮箱：bkonzen@mdanderson.org

C.P. Cannon
美国华盛顿州(98104)西雅图市第七大道 904 号综合医院
邮箱：Christopher.CannonM.D@polyclinic.com

MD 安德森癌症诊疗系列丛书《骨组织肉瘤诊疗学》，P.P. Lin 和 S. Patel(主编)
DOI 10.1007/978-1-4614-5194-5_13
©得克萨斯大学 MD 安德森癌症中心 2013

本章概述　骨科肿瘤患者的康复治疗带来了一些独特的挑战。康复的目标是让患者恢复到他(她)患病前功能的最高水平。由于骨骼系统的大块切除导致相当多的骨骼肌肉缺失,因此难以达成这一目标。针对不同的身体部位,康复工作关注的目标各有差异。此外,也应解决患者整体幸福感其他方面的问题。患者宣教、营养、皮肤护理、伤口护理、淋巴水肿、心理问题及性生活都是康复医学的重要组成部分。诊断为癌症后带来的心理负担及术后需行化疗和放疗等额外治疗均可能导致患者的康复需求变得复杂。

引言

康复的目标是功能恢复至患者所能达到的最高水平。这一目标对医生、护士及理疗/职业治疗师提出了挑战。在常规骨科领域,外科手术治疗退行性及创伤性疾病时通常有效。虽然可能会延长恢复过程,但仍应事先考虑制订一个相对简单的康复计划,最终目的是恢复到先前正常的功能水平。然而在肿瘤学领域,潜在的癌症使得康复变得困难,需要特别认识到,骨骼肉瘤患者具有特殊的需求。除了基础疾病所带来的医学及心理上的影响,恶性肿瘤常可造成重要的骨骼肌肉缺失,比常规骨科所遇到的情况严重得多。

与肉瘤患者有关的康复目标包括:恢复患肢功能、向患者及家属进行疾病和康复的宣教、提供充足的营养摄入、保持皮肤的完整性、确保理想的伤口护理及淋巴水肿的处理。疼痛(包括骨骼肌肉性疼痛及神经性疼痛)管理是至关重要的。其他社会心理及性生活问题可能也需要解决。与肿瘤科医生的协作也是护理的组成部分,骨肉瘤及尤文肉瘤术后需及时开始化疗,因此留给术后康复的时间是有限的。本章将讨论这些常见问题,以及那些针对身体特定部位的康复问题。

康复目标

功能

功能是康复最基本的一个方面,但是对功能下定义绝非易事。功能可能涉及那些受肿瘤影响的特定解剖部位或肢体,功能也可作为一个广义概念,包括患者所有方面的健康。因此,对功能及功能丧失有多个定义。

世界卫生组织对功能丧失分类如下。

- 残损:由于解剖结构、生理状态或心理变化的改变而引起的功能丧失。
- 残疾:由于残损而妨碍了完成人类正常活动的能力。
- 残障:由于残损或残疾而导致的社交活动受限。

需要注意的是,虽然这些功能丧失的术语常在非正式场合的语言中互换使用,但这些定义在含义上具有重要区别。康复专家可利用这些概念来阐明某一特定干预措施的确切目标。

在肿瘤学领域,"功能"这一术语包含相当广泛的内涵,其涵盖了一个人能完成的所有活动。在癌症患者中有两种广泛使用的工具用于评估整体功能 (就活动水平而言),分别是 Karnofsky 评分和东部肿瘤协作组 (Eastern Cooperative Oncology Group, ECOG) 评级(见第 14 章 "骨组织肉瘤治疗后的随访评估和监测")。虽然这些评分有部分的主观性,但它们能很好地体现患者的整体表现状态。这些指标常被用于决定患者是否有条件选用化疗及其他治疗。由于许多肉瘤患者在手术治疗后需持续接受化疗,监测这些评分可能是康复治疗的重要组成部分。

其他评估工具则将生理功能的评估与生活质量和(或)心理功能相结合。除了整体表现状态外,功能也具有多维度评估工具,而评估功能的单项指标同评估功能总分一样同等重要。此外,一种评估方法仅适用于一段时间,通常是在医院或诊所。在康复中心学到的技能如果得不到强化,则可能无法在家庭和社区中顺利开展。因此,在随访时反复评估非常重要。

患者宣教

患者对疾病的认知是治疗的一个重要方面。患者的认知可能有限,有时甚至是错误的。此外,患者的目标可能与医生优先考虑的事项有很大不同。因此,患者和医生可能并不总是向着同一目标而努力,这可能导致治疗出现困难。

患者及其家属不切实际的期望是成功康复的常见障碍。美国人的平均寿命现已达到70多岁,预测表明随着时间增长平均寿命会不断延长。随着医学进步延长生命并提高生活质量,许多人不再认为衰弱是老化和疾病的自然进程。即便罹患癌症,人们也常期望能被治愈并恢复到患病前的状态。

患者的沟通及教育是康复的重要组成部分。在康复过程的早期就该对患者的认知进行评估。尽管医生通常认为患者熟悉自己的病情,但并非总是如此。对诊断进行清晰而简明的解释绝对必要。而这样的解释必须传达给患者及其指定的家人。在许多情况下,患者及家属常被"癌症"给人的整体印象吓到,而这会干扰他们记住医疗信息的能力。患者宣教可能需要进行多次交谈、要点重申以及保持个体间的互动关系。交谈应该使用简单的言语来表达一些基本主题:这是什么肿瘤、该肿瘤有哪些典型表现、如何控制疼痛、如何治疗各种症状(如恶病质、厌食、恶心、便秘等)、康复目标,最后则是预计患者达到他或她预设功能水平目标的时间框架。

营养

促进营养摄入是一重要目标,特别是对术后患者,他们需要额外的能量用于康复过程中的体力消耗。这些患者通常具有相当大的伤口,需要摄入大量营养以尽快愈合。为了优化患者的康复,热量摄入应维持在静息能量消耗的115%~130%之间。蛋白质的需求范围通常在 $1.5~2.5g/(kg \cdot d)$ 。

会有很多障碍导致无法摄入充足的营养。手术后,麻醉止痛药的使用和开始化疗是引起恶心的常见原因,因此积极治疗这一症状至关重要。传统的止吐药包括吩噻嗪类药物(如丙氯拉嗪、异丙嗪)和选择性5-羟色胺(5-HT3)受体拮抗剂(如昂丹司琼)。新型止吐药如阿瑞吡坦[Emend(意美)],当其他药物无效时可尝试使用。

厌食症可能是诸如肿瘤坏死因子、恶病质素和白介素-1之类细胞因子水平升高的结果。在极少数情况下,食欲兴奋剂如甲地孕酮和屈大麻酚可能对此症状有效。

皮肤的完整性及伤口护理

皮肤及伤口护理是术后护理的优先关注点。伤口愈合可能会受到一系列变量的影响,包括营养不良、肿胀、前期放疗、辅助化疗、感染及卧床患者骨性突起部位压力的增加。围术期活动量的减少可能加剧上述部分因素,同样也会导致压疮。仔细做好皮肤及伤口护理对于预防伤口裂开的并发症及溃疡而言至关重要。抬高患肢、经常变换体位以避免长时间的压力、低气耗床垫、定期更换辅料及抗生素都是有帮助的措施。前期放疗所影响的敏感区域使用润肤霜可能会有好处(如比亚芬或阿夸弗尔),可保持必要的湿润。

淋巴水肿

控制肿胀及淋巴水肿具有一定的挑战性。尽管任何外科手术干预之后出现一定程度的肿胀很正常,但包括放疗及淋巴结清扫术在内的肿瘤治疗方案均可导致显著的淋巴水肿。淋巴系统是一个由毛细淋巴管和淋巴结所构成的精细网络。一旦该网络被手术或放疗所阻断，就会严重影响淋巴回流，从而导致淋巴液和蛋白的流动受阻。最终结果就是蛋白质沉积在软组织中，随后出现淋巴管纤维化。如果没有积极的手动降低充血技术、加压包扎及穿着弹性袖衣，确实有可能导致残疾。尽管神经和血管系统完整无损，但肢体或身体部位的不均衡可严重损害运动功能。

心理问题

对于患者生理上的残疾，按传统会采用康复医学和理疗进行处理，不过心理问题日益被认为是患者整体护理中的一个关键因素，因此也是康复治疗的一个重要组成部分。确诊为肉瘤并进行治疗会改变患者的人生，要适应这样的事情需要得到家人、朋友、社会的支持和专业医务人员的帮助。

恶性肿瘤对心理的冲击影响深远。患者面对的是一种可能致死的疾病。出于对手术和身体改变的恐惧，会导致患者感到不确定性和焦虑。抑郁可表现为一系列症状，包括厌食、失眠、疲劳、体重减轻、烦躁、绝望、自我贬低、内疚与自杀想法。当患者不得不面对死亡和可能发生的残疾时，心理压力这一问题会变得越来越棘手，而患者往往不会就这一问题与医生讨论。在一项研究中发现，45%的患者表现出至少有一种精神障碍（Weddington 等，1986）。此外，15%的患者同时还有由酗酒并发引起的情感障碍。

可使用 5-羟色胺再摄取抑制剂、抗抑郁药和精神兴奋剂（如哌醋甲酯）作为干预措施。也应考虑同时予以支持性心理治疗，这样的治疗可包括行为矫正、放松技术、意象引导、治疗性触摸、按摩和催眠。

从社会角度来看，患者可能要参与到适应新生活方式的过程中去。在某种程度上，这种适应过程包含了活动功能这一基本问题。调整家庭布局和装修可能很有必要，患者可能需要安装辅助设备，比如轮椅、助步车、吊索、浴缸板凳及三合一的坐便椅。

社会经济学角度上，患者与他人的关系可能会有非常重要的变化。在诸如谁来支持家庭财政经济、谁来承担控制账单支付、谁来作为家庭发言人这些事项上，患者的家庭地位和角色可能也会发生反转。患者可能会依靠其他家庭成员或朋友的帮助以使治疗或护理正常进行。在许多家庭中，财政紧张可能会影响患者和整个家庭。医疗护理人员应对这些问题保持灵敏度，并在可能的情况下尽力提供社会和咨询服务以协助解决这些困难。

性生活

肉瘤患者不仅要接受罹患癌症及肿瘤治疗的现实，还要面对外貌形态的改变。由于大多数患者都实施了大型手术以切除原发肿瘤，许多患者都有不同程度的缺陷。手术可能会对患者的心理状态产生显著影响，继而影响性功能，至少在初始阶段是这样的。

在生理上性生活也可能受到影响。脊柱和盆腔区域的手术可造成神经损伤，从而减弱进行性交所需的神经活动性。放疗在骨盆及腰骶丛引起的变化也具有类似影响，化疗可影响生殖器官并引起神经性病变。

在男性，性异常可能包括勃起功能障碍、精子生成过程的改变和睾酮分泌的降低。在女性，雌激素的丢失可导致阴道萎缩、干燥和性交困难。无论男女，生理缺陷、疲劳、体重变化、脱发和定位困难都可导致性功能受损。当合并有悲伤、内疚和担心疾病复发等心理障碍时，这个问题会变得更严重。

同患者进行开诚布公的讨论，可能是帮助解决这些敏感问题首要的也是最重要的方法。由于患者往往不好意思提到这个话题，因此努力解决这一问题是医疗和康复团队义不容辞的责任，应提供咨询和支持性干预措施。从治疗角度来看，可能需要使用润滑剂、药物、激素治疗、阴道扩张、改善性交体位或性行为及对受影响部位进行手术重建。向泌尿科医师、妇科医师和（或）心理健康专家咨询可能对多数患者有益。

团队协作

　　理疗和康复团队力图解决患者所有方面的障碍。这个团队不仅包括专攻理疗学的医师，还包括专科护士、理疗师、职业治疗师、矫正器修配者、义肢矫形师、社会工作者、病案管理者、心理学家以及牧师。团队各组成部分之间的合作必不可少，而经常召开多学科会议以评估目标和进度则是康复计划的重要组成部分。

　　和康复相关的医疗专业人员还必须与外科医生、放疗医师以及肿瘤内科医师合作。每个肉瘤患者的康复目标会根据肿瘤的特定类型、疾病分期、肿瘤部位以及接受的医学治疗方案而进行调整。

　　对于进展期疾病和晚期肉瘤病例，可能应适度设置康复目标。只要能让患者活动，无论是用助步车还是轮椅，都是有价值的。这些患者的期望是能够再次回到他们的家，并有可能独立进行个人卫生和基本日常活动。侵袭性肿瘤患者可能需要治疗以解决疼痛、缓解症状以及使功能最大化。姑息性放疗是疼痛管理的重要手段。手术治疗可减轻病理性骨折或骨转移引起的疼痛。双磷酸盐、类固醇甚至化疗等形式的全身治疗可能也具有一定的姑息性疗效。

　　在疾病早期，延长生存期或彻底治愈可能是可行的。随着新方案和治疗措施的出现，对越来越多的患者来说，长期生存正逐渐变为可能。这些患者的康复目标可能不仅包括家庭生活自理和重返社区，还包括恢复到更高水平的功能。患者常常希望或需要恢复工作，这要求患者和雇主方面有住宿条件。这可能需要职业康复，有时有必要进行上岗再培训。同时评估

短期和长期残疾，对患者获得适当的医疗福利和经济利益来说至关重要。

特定解剖部位的康复

肩部及上肢

　　上肢功能的缺损取决于肿瘤部位、组织切除量、重建方式和使用的辅助治疗手段，如放疗等。患者可能会遇到和神经支配、力量、感觉及运动方面缺陷相关的问题。患者的肢体优势如果受到影响，可能不得不重新学习，以使得书写、吃饭、打扮、穿着及个人卫生方面的功能最大化。

　　以当前的化疗、放疗和手术技术，大多数肉瘤（包括位于上肢的）的治疗都可以实施保肢手术。肱骨近端是骨组织肉瘤常见的好发部位，需切除受侵部分的骨组织。重建常采用假体、异体骨–假体复合物（APC）或异体骨关节。如需行移除整个盂肱关节的关节外切除术，肩关节的功能就会严重受损。使用内置假体重建后的目标是肩关节能为正常的肘部和手部功能提供一个稳定的平台（图13.1）。因此，理疗的重点是肘部和手部的力量及运动范围，将肩部固定2~6周以利愈合，而并不强调肩部的运动范围。

　　肱骨近端如果实施保留肩关节和三角肌肌肉组织的关节内切除术，内置假体重建后的肩关节功能在某种程度上会比关节外切除术后的功能更好，尽管患者通常只能达到大约45°的外展和前屈（图13.2）。同样，术后肩部需制动2~6周。随后，更多重心则放在剩余的三角肌和肩袖的强化上。凭借勤奋的康复治疗，少数患者可能得以达到肩部90°的抬高。

　　如果希望肩部的运动范围更大，可使用APC或异体骨关节移植来重建肱骨近端。这种重建方式将剩余的肩袖肌缝合到移植物的肩袖肌腱上。术后肩部制动6周以让宿主组织与

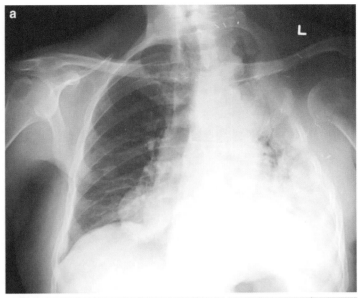

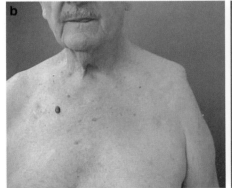

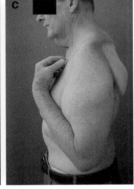

图 13.1　盂肱关节切除术后的肱骨近端悬吊于锁骨。其结果是肩部功能差但从肘部到手部的肢体部功能良好。(a)胸部 X 线片显示左肩悬吊。与正常的右侧相比，肱骨头有向内及向下的轻度移位。(b) 三角肌的缺失导致软组织凹陷和外观改变。(c)患者的肘部、手腕及手指可充分屈曲。肢体仍有功能，可发挥作用。(图 b、c 见彩图)

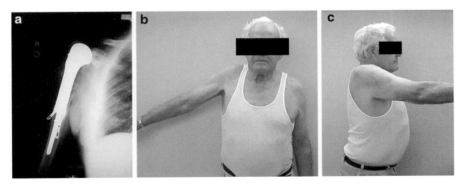

图 13.2　骨肉瘤切除术后近端肱骨使用定制假体进行重建。(a)X 线片显示受累区域。外展(b)和前屈(c)的肩功能受限，但这结果比不重建要好。(图 b、c 见彩图)

移植物愈合。随后开始渐进主动和主动-辅助的适度范围运动训练。还要强调肘部和手部的活动。很多患者可达到肩部90°或更大范围的活动度。

有时骨肉瘤患者需切除肱骨的骨干部分，以同时保留肩部和肘关节。一般采用间置性异体移植骨进行重建，固定则使用钢板或肱骨髓内钉。通常情况下接受这些手术以后患者活动功能相当不错，肩部和肘部的活动接近正常。无需术后制动，手术后即可开始一定范围的运动训练。

肱骨远端肿瘤较少见。然而，一旦发生，则必须切除肱骨远端，用假体重建，并行全肘关节置换术。由于没有明显肌肉或肌腱附着于肱骨远端，因此这种重建术后的功能通常较好。无需制动，手术以后即可马上开始主动和主动-辅助的适度范围运动训练。这些重建使用的尺骨黏合部件无菌性松动的发生率相对较高，因此鼓励患者只用患肢进行轻微活动以尽可能保护手臂。

接受肩胛带解脱术的患者，几乎不可能安装功能性假体。若想实现有效悬吊，需要更充实的骨性/肌肉框架以将假体牢靠地固定在弯曲程度较大的胸壁上。不过，用一个轻量级的护肩就能更好地进行服装搭配并改善外观。术后注意事项应包括上半身重量的变化、姿势的改变以及脊柱弯曲代偿性改变。

需行肘上（经肱骨）截肢的患者可有效地配备安装功能性假体。假体可以是身体驱动或是外部驱动（如肌电）。最合适的假体类型应取决于患者的生活方式和需求。患者应在术后早期即被转诊至义肢矫形师。伤口愈合后立即安装，则使用假体的可能性更高。同时，医师、义肢矫形师和治疗师之间应密切交流。

肘下截肢的患者也可安装高功能性假肢。因为保留了肘关节，因此功能优于肘上截肢者。对于肘上截肢者，选择身体驱动还是外部驱动的假肢则取决于患者的个体需求。

骨盆

骨盆骨组织肉瘤的切除常给康复带来艰巨的挑战。如果骨盆的一半（或其中的一部分）被切除时保留了肢体，则该术式命名为"内半骨盆切除术"。如果实施了截肢手术，则命名为"外半骨盆切除术"或"髋关节解脱术"。术后缺损类型取决于骨盆被切除的部分。内半骨盆切除术可分为Ⅰ型、Ⅱ型或Ⅲ型切除。在Ⅰ型切除中，髂骨被切除；在Ⅱ型中，髋臼区被切除；在Ⅲ型中，坐骨被切除。还可实施联合切除，例如，Ⅰ/Ⅱ型切除或Ⅱ/Ⅲ型切除。失去髂骨后（Ⅰ型切除）常因骨盆剩余部分的近端旋转而导致腿长差异。然而，如能保留髋关节，肢体功能通常相当不错，术后即可开始活动。使用髋关节外展支架6~8周，以保护髋关节外展肌的修复。

切除髋臼区域（Ⅱ型切除）可导致明显的术后功能障碍，障碍的程度取决于重建手术的类型和能否成功。其中有种选择是不进行重建而形成连枷髋。由于没有完整的髋关节，运动及承重能力的恢复进展缓慢。剩余的股骨近端最终在周围组织内形成瘢痕，从而构成一个还算稳定的结构。患者在髋关节外展支架的保护下，从着地承重缓慢进展至耐受性承重训练。另一方面，如使用同种异体骨、定制假体或鞍状假体重建骨盆，则可获得早期初始的稳定性（图13.3）。患者仍需髋关节外展支架的保护，主要是为了防止髋关节脱位。然而，他们通常都能比那些连枷髋患者活动得更快。大约在6周，髋关节外展肌一旦愈合，使用定制或鞍状假体的患者就可以开始耐受性承重训练。除非有放射学证据显示已愈合，否则使用同种异体骨重建的患者不可负重，而这通常需要6个月或更长时间。所有这些重建手术都必须防止髋关节脱位，因此髋关节屈曲限制在70°，同时避免内收和内旋。

尽管整体功能通常很好，但坐骨的缺失

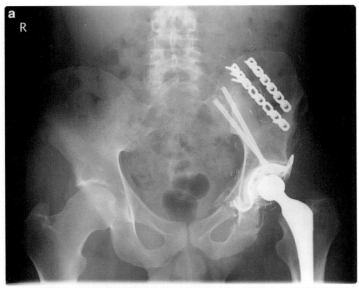
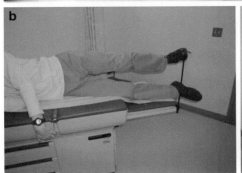
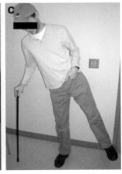

图 13.3　内半骨盆切除术后用一大块同种异体骨重建骨盆。(a)骨盆 X 线片。(b,c) 可外展髋关节的臀部肌肉被保留,但髋关节的侧卧外展(b)和站立外展(c)则显示臀肌作用已被削弱。患者行走时使用拐杖以代偿 Trendelenburg（头低脚高位)步态。(图 b、c 见彩图)

(Ⅲ型切除)很可能影响坐立面的平衡性。术后患者常感到坐姿不适并有髋关节代偿性抬高。为避免压疮,可能需要坐姿矫正装置或特制的气芯垫或凝胶垫。

切除骨盆肉瘤可能导致骶神经根或阴部神经损伤所继发的神经源性肠道及膀胱功能障碍,这些肿瘤还可能直接累及腰骶丛。神经性疼痛可能很严重,需服用神经性药物如三环类抗抑郁药、度洛西汀(Cymbalta),抗癫痫药如普瑞巴林(Lyrica)或加巴喷丁(Neurontin),或腹腔神经丛/内脏神经阻断剂。

传统观点认为髋关节离断术和半骨盆切除术后无法使用假肢下床活动。事实上,对大多数患者来说,老式假体在实际使用中通常都过于繁琐和笨重。采用微处理器控制关节的假体出现,使得高位截肢患者更有可能实现假肢装配。这些新型假体在患者使用时需耗费的能量更少,并可提供更好的膝部控制,改善蹒跚步态的恢复。不过患者需要相当强壮才能使用这些假肢。此后患者转诊至理疗科以进行一般性强化训练,同时改善平衡,这一过程很重要。和上肢假体一样,早期(切口无张力时)安装可使患者日后使用假体的可能性更高。

臀部及下肢

肢体重建术后下肢的功能水平变化很大,其取决于受累的骨和软组织结构以及骨组织肉瘤切除后假体重建的类型。一般来说,康复的焦点主要集中于步态,因为腿部的首要功能是行走。

对软组织肉瘤来说,臀肌受累可导致攀爬时以及步态周期站立相时的髋关节伸展障碍。臀中肌功能的改变常导致 Trendelenburg 步态,这可能使患者必须使用拐杖或助步车。腰大肌受累将影响步态前进和攀爬。髋关节挛缩可能导致腰椎过度前凸,引起背部疼痛。

切除腘绳肌或坐骨神经可能改变步态,导致膝关节屈曲挛缩。远端可能需保持踝关节稳定。要实现这种稳定通常会使用轻质的预制或定制踝-足矫形器(ankle-foot orthotic, AFO)。大腿挛缩不仅可能导致步态不稳,也可能影响下背部。术后 12 周这个时间段内的伸展活动对于保持膝及髋关节全面有效的运动范围极其重要。

膝关节功能障碍常常是由于股四头肌或股神经的切除所造成。为维持站立相可能需地面适应型 AFO 以控制膝关节屈曲。部分股四头肌缺损的患者可能可以通过利用剩余的膝关节伸展肌而实现膝关节足够的稳定性。

踝部及足部切除术后,使用 AFO 可提供一个稳定的支撑平台。此外,患者可能需要定制鞋垫和鞋类,以保持足弓纵向和横向的稳定性以及跖趾关节的灵活性。

切除近端股骨对下肢功能有着显著影响,这是由于髋关节屈肌、髋关节伸肌以及最重要的髋关节外展肌失去了骨骼附着点。在该区域实施重建可使用内置假体或 APC。不论采用哪种重建方式,髋关节屈肌及伸肌通常不再进行复位。使用内置假体时,将髋关节外展肌缝合于假体的珠状表面。然而,这种术式让肌肉牢固附着于假体的能力是有限的,通常导致髋关节外展无力、Trendelenburg 步态并需使用辅助设备。使用 APC 能更好的把髋关节外展肌腱修复到同种异体骨肌腱上,可能获得更好的髋关节外展功能。无论哪种重建方式,均需使用髋关节外展支架约 3 个月,既保护外展肌修复又

能防止髋关节脱位。随后即开始积极的髋关节外展强化训练。

和肱骨一样,股骨或胫骨肉瘤行骨干切除术后通常即会行间置性同种异体骨移植。同种异体骨常用髓内钉或钢板固定进行支撑。由于保留了髋关节及膝关节,功能通常很好。然而应限制负重,除非有影像学证据证实已愈合。

治疗股骨远端骨组织肉瘤应切除后使用具有旋转铰链结构的内置假体进行重建。因为股骨远端没有重要的肌肉起始或附着,因此术后功能通常相当不错。早期即可开始主动和被动的适当活动范围训练,并逐步强化股四头肌。患者也可进行耐受性承重训练。通过适当治疗,患者能正常行走而无明显跛行。

相反,胫骨近端肉瘤对下肢功能会产生更显著的影响,因为髌韧带就附着在这个部位。肌腱失去附着点可导致术后膝关节伸展无力。可使用内置假体或 APC 进行重建。大部分患者(但不是全部)接受内置假体治疗后会表现出伸展肌滞后(图 13.4)。同肱骨近端和股骨近端的考量相似,使用 APC 的目标是实现更好的髌韧带修复,最终使膝关节得以更好地主动伸展。无论使用内置假体还是 APC 重建,患者都会被固定在腿部长条形支架中至少 6 周,以让伸展肌结构愈合。此外,腓肠肌肌瓣常用于重建,其既可覆盖同种异体移植物或内置假体,又能协助髌韧带愈合。由于只使用了腓肠肌-比目鱼肌群的一部分,因此踝关节跖屈并未受损。同种异体骨移植患者必须限制负重,除非有影像学证据显示同种异体-宿主骨连接部位已愈合。

不能成功实施保肢手术的肿瘤则需行截肢手术。膝上(或经股骨)截肢术后,患者通常采用软加压包扎治疗,随后替换为残肢收缩装置治疗 2~4 周。一旦肿胀减轻且切口无张力,即可安装假肢。现代膝关节的机械结构相当复杂,能提供非常好的功能(图 13.5)。如上所述,这些机械结构可降低能耗使用,并改善膝部控

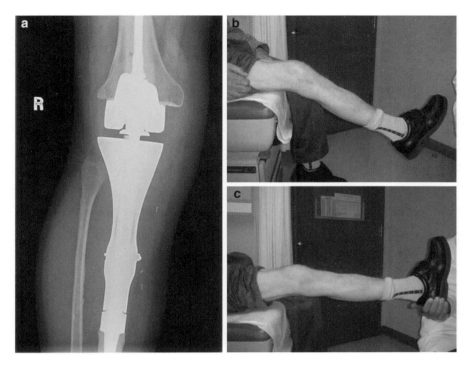

图 13.4　膝关节伸展滞后。(a)胫骨近端内置假体重建需让髌韧带附着于金属假体。(b,c)结果导致股四头肌肌腱无力,膝关节主动伸展(b)的角度比完全被动伸展(c)要少 30°。(图 b、c 见彩图)

制及蹒跚步态的恢复。在术后早期务必要防止屈曲挛缩,患者必须每天俯卧几次。患者通常需要 3~6 个月的治疗以最大限度地提高功能。

膝下(或经胫骨)截肢术后,患者残肢通常会立即予以硬包扎。这些假体能保证术后患者可立即运动,也能帮残肢做好准备安装最终确定的假肢。膝下截肢术后的功能通常很好,特别是更为年轻、健康的患者。通常只需要几周的时间对假体进行理疗,以协助步态训练。有各种假足供选择用以参加许多不同的体育活动。

胸部

胸部肉瘤可能会改变肋骨和肩胛骨的骨与关节之间的完整性。广泛的肉瘤侵犯可导致脊柱侧弯,限制肺扩张,随后限制气体交换。肺的康复可包括扩胸运动及吸气阻力训练。

肩胛骨和胸壁手术后出现的瘢痕或肿瘤相关性疼痛可能导致肩胛胸部位无法活动以及随后肩胛袖的受累。规定患者早期就开始适度范围的活动可能有预防作用,其目的是使肩关节复合体得以伸展和恢复运动。

臂丛神经区域和胸壁的手术后,肌肉骨骼及神经性疼痛常很严重,尤其是当神经被切断时。如上所述,治疗这类疼痛常用三环类抗抑郁药或抗癫痫药,或是阿片类药物,神经阻断通常有效。经皮神经电刺激和镇痛治疗等新方法可能也有助于解除不适。

脊柱

肉瘤侵犯脊柱可能导致瘫痪或麻痹、脊柱后突、脊柱侧突、感受性或神经性疼痛。极度脊柱后突可能危害通气。脊柱矫形器如支撑器、颈托、颈圈、胸骨–枕部–下颌矫形器、胸腰骶定制成型矫形器等可在结构上固定受影响的部分,但这些矫形器的使用常常受到其自身带来

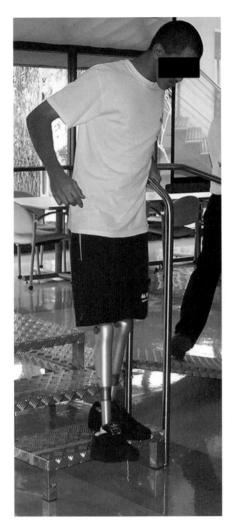

图 13.5 一种有微处理器控制膝关节的现代假肢,用于膝上截肢后(C-Leg,Otto Bock HedthCare)。与过去的产品相比,该假体站立时可更好地控制膝关节,这降低了膝关节塌陷及患者跌倒的可能性。(见彩图)

的不适及外观的限制。手术固定可最大程度地保护神经及肺功能,并提供疼痛控制。

在肿瘤转移侵犯导致继发性脊髓损伤的情况下,患者可能会经受神经功能的突然丧失,这会影响运动及感觉系统。治疗时需尽快切除转移灶,随后行重建手术和(或)放疗。需额外关注的事项可能包括预期寿命的问题、神经源性肠道及膀胱的管理以及未来的社会支持。初始阶段的治疗后,患者常常进入一个更为正式的康复阶段,旨在自我护理、运动、家庭教育,而且希望其重返社会并回到职场。

头颈部

头颈部结构的精密特性以及该区域手术所产生的社会及美观影响都是需要考虑的重点。从功能上讲,面部或颈部肉瘤的治疗可能影响吞咽、硬腭和软腭的解剖结构、咽部以及声带。面部、口腔或口咽部假体的试戴可能是必需的。前庭和小脑受累可能导致视听运动困难。对这些病例,康复技术可借鉴传统的卒中康复。

放疗后纤维化可能导致口腔挛缩。颈部挛缩可导致持续的残疾和疼痛。从康复的角度上来讲,治疗应注重于在放疗期间以及放疗后立即开展积极的拉伸和瘢痕活动计划。

手术切除涉及胸锁乳突肌和带状肌、斜方肌和颈椎椎旁肌时可能导致颈部活动范围受损。重建正常解剖参数,同时使用肩胛带稳定技术可能有益。

头颈部手术有时会导致脊髓副神经损伤。该损伤可能导致斜方肌和胸锁乳突肌部分或完全去神经支配。斜方肌可使肩胛骨运动幅度达 60°,并通过对抗前锯肌和胸大肌的前拉而参与全肩关节的外展。肩胛骨稳定性差可能导致冈上肌的肌腱炎/肌腱病。康复的目标是保持被动活动范围,并尽可能促进将来的主动-辅助运动。治疗神经失用性损伤,康复的辅助设备可包括悬吊带和肩胛稳定矫形器。

总结

肉瘤患者的康复包括了诸多独特的机遇和挑战。康复医学在癌症患者中利用常规理疗学原则发挥作用,但现已发展到可满足特殊患者需求的地步。像所有患者一样,癌症患者需要了解他们所患的疾病过程。决定是否治疗以及治疗所达到的程度则是患者、家庭和多学科治疗医师之间相互综合作用的结果。一旦确定并实施治疗,患者需要从医院、家庭环境和社区获得广泛而持续的生理、情感及社会支持。肿瘤科和外科的干预目的与康复医学相比没有什么不同,都是为了使患者最大可能地恢复到发病前的功能水平。从肿瘤学角度来看,骨科手术的介入必须对当前的疾病进程以及如何最好地维持功能这两方面同时具备独特的敏感性和认识度。新的外科技术、材料以及癌症治疗中的支持性护理措施,给那些先前几乎无望恢复运动或上肢功能的个体提供了可以再次回到周围环境并恢复生活的机会。

实践要点

- 康复医学关注的是重建发病前的总体生理和心理功能的最高水平。
- 康复是一种多学科治疗方法,涉及内科医生、肿瘤科医生、外科医生、护理人员、理疗/职业治疗师、语言病理学家、社会工作者、病案管理者及心理学家。
- 旨在缓解疲劳和疼痛的支持性护理措施可改善身体功能并促进愈合。
- 患者和治疗医师之间的互动对话可促成协作完成治疗过程。
- 功能的缺失取决于肿瘤部位、组织切除量、重建工作及所用的辅助治疗方法。
- 在当前的实践中,绝大多数的肉瘤都可采用保肢手术治疗。
- 身体的每一个部位以及每一个重建手术都有需要解决的具体问题,因此不同患者间的治疗特点和程度各不相同。
- 骨盆骨组织肉瘤的切除常带来康复方面的巨大挑战,包括假肢装配、神经源性肠道和膀胱功能障碍及神经性疼痛的管理。
- 肉瘤侵犯脊柱可能导致脊柱的不稳定、麻痹或瘫痪、感受性或神经性疼痛综合征及神经源性肠道和膀胱。
- 假体技术不断改进,使得许多接受截肢手术的患者得以改善功能。

（刘文帅 译　邵叶波 校）

推荐文献

Burgess J. Cancer therapy. In: Skipper A, editor. Dietitian's handbook of enteral and parenteral nutrition. Rockville: Aspen; 1989. p. 121.

Clerici CA, Ferrari A, Luksch R, et al. Clinical experience with psychological aspects in pediatric patients amputated for malignancies. Tumori. 2004;90:399–404.

Custodio CM. Barriers to rehabilitation of patients with extremity sarcomas. J Surg Oncol. 2007;95:393–9.

Gillis T, Yadav R. Rehabilitation of the patient with soft tissue sarcoma. In: Pollock RE, editor. American Cancer Society atlas of clinical oncology soft tissue sarcomas. Hamilton: BC Decker Inc; 2002. p. 395.

Hopyan S, Tan JW, Graham HK, et al. Function and upright time following limb salvage, amputation, and rotationplasty for pediatric sarcoma of bone. J Pediatr Orthop. 2006;26:405–8.

Karasek K, Constine LS, Rosier R. Sarcoma therapy: functional outcome and relationship to treatment parameters. Int J Radiat Oncol Biol Phys. 1992;24:651–6.

Lane JM, Christ GH, Khan SN, et al. Rehabilitation for limb salvage patients: kinesiological parameters and psychological assessment. Cancer. 2001;92(suppl):1013–9.

Maillet JO. The cancer patient. In: Lang CE, editor. Nutritional support in critical care. Rockville: Aspen; 1987. p. 250.

Massie MJ, Holland JC. Depression and the cancer patient. J Clin Psychiatry. 1990;51(suppl):12–7 [discussion 18–9].

Parsons JA, Davis AM. Rehabilitation and quality-of-life issues in patients with extremity soft tissue sarcoma. Curr Treat Options Oncol. 2004;5:477–88.

Refaat Y, Gunnoe J, Hornicek FJ, et al. Comparison of quality of life after amputation or limb salvage. Clin Orthop Relat Res. 2002;397:298–305.

Robinson MH, Spruce L, Eeles R, et al. Limb function following conservation treatment of adult soft tissue sarcoma. Eur J Cancer. 1991;27:1567–74.

Schover LR, Montague DK, Schain W. Sexual problems. In: Devita VT, Hellman S, Rosenberg SA, editors. Cancer: principles and practice of oncology. 4th ed. Philadelphia: JB Lippincott; 1993. p. 1464–80.

Vignaroli E, Bruera E. Multidimensional assessment in palliative care. In: Bruera EH, Ripamonti VG, editors. Textbook of palliative medicine. New York: University Press; 2006. p. 324.

Weddington Jr WW, Segraves KB, Simon MA. Psychological outcome of extremity sarcoma survivors undergoing amputation or limb salvage. J Clin Oncol. 1985;3:1393–9.

Weddington WW, Segraves KB, Simon MA. Current and lifetime incidence of psychiatric disorders among a group of extremity sarcoma survivors. J Psychosom Res. 1986;30:121–5.

World Health Organization. Classification of impairments, disabilities and handicaps. Geneva: WHO; 1980.

Zebrack BJ, Zevon MA, Turk N, et al. Psychological distress in long-term survivors of solid tumors diagnosed in childhood: a report from the childhood cancer survivor study. Pediatr Blood Cancer. 2007;49:47–51.

第 14 章

骨组织肉瘤治疗后的随访评估和监测

Colleen M. Costelloe, Patrick P. Lin

目 录

C.M. Costelloe
美国得克萨斯州(77030–4009)休斯敦市 Pressler 街 1400 号得克萨斯大学 MD 安德森癌症中心影像诊断部 1475
单元放射诊断科肌肉骨骼影像组
邮箱：ccostelloe@mdanderson.org

P.P. Lin
美国得克萨斯州(77230)休斯敦市得克萨斯大学 MD 安德森癌症中心外科部 1448 单元骨肿瘤科　邮政信箱
301402
邮箱：plin@mdanderson.org

MD 安德森癌症诊疗系列丛书《骨组织肉瘤诊疗学》，P.P. Lin 和 S. Patel(主编)
DOI 10.1007/978–1–4614–5194–5_14
©得克萨斯大学 MD 安德森癌症中心 2013

本章概述　要想成功随访骨组织肉瘤患者就得制订方案鼓励其定期就诊,从而使患者通过随访得到治疗相关指标的合理评估,而这些指标在术后随着时间的推移总在不断变化。早期随访的观察指标包括伤口愈合以及基本活动能力的恢复,随后进入肿瘤复发的加强监测期,再往后则是一个长期随访过程,观察指标的核心则是假体和重建骨的完整性。每一个随访阶段发生的异常都会在病史、体格检查及影像学研究方面产生特异性表现。影像学检查是随访方案的一个重要组成部分。X 线片可显示诸如肿瘤复发、假体松动、感染或同种异体骨吸收等并发症。如有可疑异常表现,常可使用其他检测手段如 CT 或磁共振成像,针对体内有金属假体的患者,这两种成像方法还可进行优化。观察指标如性能状态测试等则可用于评估影响骨组织肉瘤患者生活的诸多因素,包括活动能力、功能、疼痛和情感接受度等。定期就诊和项目设置均衡的评估指标可以优化患者的预后。

引言

骨组织肉瘤患者完成初始治疗后为获得最佳治疗效果,必须制订随访的具体策略。定期随访以及就诊时合理的检测项目,对患者护理的质量和连贯性而言至关重要。

随访手段很大程度上仍有赖于传统的方法,如病史询问、体格检查和 X 线。疾病复发及重建方面的问题大多数是靠这三种基本手段检测发现的。疑似肿瘤复发或假体失败可通过横断面或多平面成像手段加以确认和进一步评估,如计算机断层成像(CT)或磁共振成像(MRI)。由于金属移植物对这两种成像手段构成了相当大的挑战,目前已开发了 CT 和 MRI 标准化扫描方案的具体修改措施,以提高成像质量,提供具有诊断意义的扫描图。

骨组织肉瘤患者的随访需将肿瘤和功能两方面的指标有机结合。尽管肿瘤复发最值得关注,但患者的功能状态也很关键。很多患者实施了复杂的骨骼重建,从而导致其活动受限。患者可能还有长期的化疗和放疗副作用。由于预期会发生某些功能性问题,如心肌病或听力下降,故应针对这些异常设置特定的检测项目。患者的总体幸福感也是一个完整的评价体系所必不可少的。使用各种手段来量化功能结果和生活质量,正在成为随访评价体系中日益标准化的一个部分。

用于随访的时间表

从定期随访的时间安排上可看出,随访目标的优先关注点和重心始终在变化。手术后不久最关心的问题是伤口愈合及基本活动能力的恢复。后面的数月里关注点则转至骨骼和肌腱的愈合,这对于恢复最大功能而言必不可少。与此同时及此后的数年间则更优先关注肿瘤相关指标,如局部复发和远处转移的检测等。多年以后肿瘤复发的可能性已小,而移植物的有效性和耐用性则成为主要焦点。对任何一个患者随访的时间轴而言,随访目标可基于以下因素进行修改:肿瘤分级、预计复发的可能性以及患者的个体化问题如功能和骨骼愈合等。

术后 2 周必须预约随访,以确保患者的伤口愈合及整体恢复。患者的恢复对于开展化疗非常关键,如出现明显的伤口并发症或患者活动能力很差则不可以开始化疗。如果此时尚未进行正规的理疗,那么则应于这个时候开始康复治疗。

功能恢复的评价在第 6 周进行。虽然此时并不期望实现最大限度的功能恢复,但大多数患者在运动范围和运动强度方面都能取得一定的进展。对于那些接受了某种形式关节置换术(如股骨远端置换术)的患者而言则必须密切监测,以防止僵硬和挛缩的进一步发展。此时应予以 X 线检查,以确保手术移植物的稳定。

肿瘤学监测的时间安排取决于肿瘤分级和病理诊断。美国国立综合癌症网络(NCCN)肿瘤学临床实践指南提供了一份大纲,可供特定的患者和疾病修改后使用(http://www.nccn.org/professionals/physician_gls/f_guidelines.asp)。低级别肉瘤(诸如软骨肉瘤 1 级、骨旁骨肉瘤、造釉细胞瘤等)患者的监测频率通常低于高级别病变患者。侵袭性不高的恶性肿瘤患者需每 6 个月进行一次肿瘤学随访,维持 3~5 年,然后频率变为每年一次直至第 10 年。

高级别肉瘤(包括常规骨肉瘤和尤文肉瘤)患者的监测更为频繁。患者的随访频率在前两年通常是每 3 个月一次,第 3 年每 4 个月一次,第 4 年每 4~6 个月一次,第 5 年每 6 个月一次。随后,MD 安德森癌症中心的患者每年随访一次直至第 10 年。

10 年后肿瘤相关因素大大减少,但那些接受放疗的患者(如尤文肉瘤患者等)可能并非如此,因为放疗会增加发生继发恶性肿瘤的风险。正因如此,除非某些患者有特殊原因,一般可合理调整随访频率为每 1~2 年一次。某些形式的化疗易使患者罹患慢性疾病,如多柔比星诱导的心肌病。这类患者可从每年的心脏评估中获益。由顺铂引起的耳毒性和听力损失是另一种常见的医疗并发症,使用该药的患者每年应至耳科进行评估。对锻炼、饮食和体重增加的咨询辅导也很重要,因为心肌病患者或进行广泛重建的患者容易发生肥胖。

到了第 10 年,医院会告知部分患者不必再定期就诊,但一旦出现问题则需回访。然而,很多患者需要终身监测骨骼重建。人工关节置换可能因为以下原因最终导致失败,如无菌性松动、聚乙烯磨损、或假体组件断裂等。骨关节异体骨移植患者在 10~20 年后可能发生关节软骨退行性改变,从而需行表面置换或全关节置换术。

病史和体格检查

肿瘤患者可能会出现各种各样的医疗问题,但和重建并不直接相关。危及生命的疾病所带来的压力可能会导致抑郁症和其他心理问题的发生。病情咨询及恰当的转诊可能会对患者的整体幸福感发挥积极作用。

病史询问的主要目的之一就是描述患者身体疼痛的性质。疼痛能够反映肿瘤复发、移植失败、肢体乏力、感染或神经损伤等。特定类型的疼痛能够提示病因。深部持续性隐痛如果休息或躺卧位仍无法缓解,则提示存在骨质破坏的过程,比如肿瘤或感染。腹股沟区疼痛在立位负重时出现,坐位时缓解,则提示存在髋臼的退行性改变。长骨干部靠近假体柄顶端的疼痛与假肢柄松动有关。我们注意到长时间步行相关的邻近肌腱的关节周围疼痛提示有慢性肌腱炎,其可能继发于肌单元的慢性虚弱。烧灼痛、放射痛及肢体超敏反应提示可能为神经性疼痛,增加麻醉药剂量对于这种疼痛并无明显作用。

体格检查可证实病史询问过程中所发现的临床疑点,并能提供有关患者状态的额外线索。肿胀是一种常见体征,术后短期内发生肿胀的原因包括血清肿、血肿以及最常见的单纯淋巴水肿。下肢肿胀如无法通过卧床休息和抬高下肢缓解,则提示有深静脉血栓形成的可能。术后数月或数年发生的不明原因肿胀则可能意味着肿瘤复发,特别是如果可扪及质硬肿块的情况时。当然也可能是感染引起,但一般表现为更加弥散性的肿胀而非局灶性的质硬肿块。感染还有其他多种临床表现,如红斑、病灶发热、波动感等。

应常规检查肢体的神经和血管。在随访过程中若发现有运动、感觉或血管功能的损害,则提示肿瘤复发伴神经和血管累及。

运动强度检测对于反映肢体功能而言具

有重要意义。行走所要检测的最重要的两组肌肉为髋外展肌和股四头肌。接受髋关节手术的患者,尤其是切除股骨近端者,可能会导致某种程度髋关节外展无力,患者可通过侧卧位测试髋关节外展功能。外展无力可能也会合并出现 Trendelenburg 步态,其特征为在步态周期的站立相患者身体会向受影响的患肢倾斜。

胫骨近端和股骨远端的手术可能会造成股四头肌无力,表现为由于缺乏某种程度的伸肌滞后就无法完成直腿抬高(即患者无法保持膝盖处于一个完全伸展和笔直的姿势且小腿没有成角度的下垂)。股四头肌无力会导致患者跛行,还和膝关节周围的肌腱炎及疼痛引起的症状相关。

患者上肢或下肢的活动范围应在检查时予以量化。无论是主动还是被动的活动范围均应测试和记录。肩部被动前倾的程度往往超过其主动活动的范围,尤其是在肱骨近端置换术后。膝盖被动活动的范围往往在屈曲位受到限制。弄清患者的活动范围对于了解其活动受限以及制订康复治疗方案来说至关重要。

影像学研究

对骨组织肉瘤患者而言,随访最常用的成像方式是进行一系列常规 X 线检查。骨骼 X 线检查是评估移植物稳定性以及检测骨肿瘤复发的主要手段,而胸片则是发现肺转移的标准监测方法。CT、MRI、同位素骨显像、超声检查及其他检查手段则用于评估可疑的并发症,如肿瘤复发、假体松动、感染或异体骨吸收等。

X 线检查

X 线检查是骨组织肉瘤患者常规随访的主要成像方式,肿瘤的局部复发也常因此得以发现。每次检查都应至少包含整个骨组织两个角度的成像图(前后位片和侧位片),因为肿瘤复发可在距原发性肿瘤相当一段距离以外的位置发生。成像范围还必须包括经常会延伸到邻近骨骼的整个假体,以全面评估可能发生的假体失败或肿瘤复发。

天然骨骼的肿瘤复发常表现为骨骼溶解(图 14.1),伴或不伴骨膜反应。原发性骨肿瘤复发(如骨巨细胞瘤)或者继发性骨肿瘤(如乳腺癌或肾细胞癌)均可累及骨皮质。基质矿化(如软骨基质或质地"松软"的类骨样基质出现点状、环状和弧形矿化)可见于这些原发性骨肿瘤(分别是软骨肉瘤和骨肉瘤)的复发结节,该征象有助于识别肿瘤复发。相反,同种异体骨则不易出现骨内肿瘤溶解,其肿瘤复发征象隐匿,表现为表面糜烂的局部病灶。

肿瘤若未累及骨骼则很难用 X 线检测,除非其突破软组织层或生成矿化基质。这些影像学异常,或 X 线虽未见异常但可扪及肿块的情形,均提示可使用 MRI 来确认是否为肿瘤复发,MRI 还可用于评估疾病进展。如放射显像存在肿瘤复发征象(骨质溶解或骨膜反应)也应行 MRI 检查,因为疾病的实际情况往往比放射显像所见程度更为严重,尤其是在软组织或骨髓腔的肿瘤复发。虽然超声检查用于检测浅表肿瘤复发是一个很好的选择,但由于声波无法穿透骨皮质,故不能显示骨髓腔的肿瘤情况。因此,在评估局部肿瘤复发情况的成像方式中 MRI 是最为全面的一种手段。

除被用于监测肿瘤复发外,X 线检查对于患者的矫形评估也至关重要。骨骼未成熟患者常规监测的一个重要组成部分就是肢体长度的测定。由于骨组织肉瘤的整块切除术往往需移除一个或多个生长板,因此植入了可伸展假体的增生活跃患者需定期实施肢体延长术以维持肢体长度相等。由于对侧肢体发育正常,因此必须拍摄双侧放射成像片,辅以透亮标尺,以量化显示患肢术后发育的差异程度。

X 线检查是评估骨骼重建完整性及骨愈合程度的主要手段。大多数重建会使用内置假体、自体移植和(或)异体移植物。重建类型不

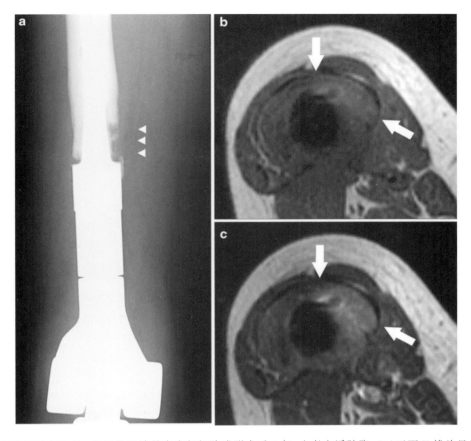

图 14.1　骨肿瘤的复发灶。右股骨远端骨肉瘤行切除成形术后 5 年,患者主诉肿胀。(a)正面 X 线片显示,股骨远端内侧皮质见局灶性透亮区(三角箭头所示)。其边缘不规则,提示肿瘤或感染。(b,c)静脉注射含钆造影剂之前 (b)及之后(c)的快速自旋回波(FSE)T1 加权横断面图像显示一高密度肿块(箭头所示)。由于增强期为实体肿块,故可除外该患者脓肿或机械松动的可能。影像学诊断为骨肉瘤局部复发。

同,其失败模式及影像学关注点也各有不同。搞清楚各种类型的外科重建手术技巧对于正确解读 X 线片来说必不可少。

　　内置假体失败的一个主要原因是无菌性松动。无菌性松动在 X 线片上最常见的表现是在骨骼和骨水泥之间或骨骼和金属之间一条逐渐进展的放射透亮线(图 14.2a)。在一系列连续的随访检查中,透亮区逐渐变宽和明显。当这些透亮区宽度超过 2mm 时,需引起注意。相反,非进展性的透亮区则可能是术中置入聚甲基丙烯酸甲酯水泥产热所致。

　　其他一些机械松动的放射学征象还包括假体柄移位(图 14.2b)、穿透皮质骨的侵蚀、在

应力点(这些区域骨骼会发生强化)形成异常硬化、骨水泥裂开等。无菌性松动有损于结构的稳定性,是假体重修的一个常见适应证。

　　随访时对比早先的 X 线片对于发现细微的骨透亮区而言至关重要,同时还能为探索其成因提供重要线索。机械松动通常只局限于骨-假体界面,但肿瘤却未必如此。肿瘤同样不会仅局限于关节周围,而假体磨损的颗粒则常在此处形成糜烂,此现象常见于髋臼(影像学上可见于假体关节周围的任一一侧)。感染也可表现为骨-假体界面的增宽但进展更为迅速,伴或不伴透亮区形成,其较无菌性松动所见的透亮区更为不规则。实际上,肿瘤复发和

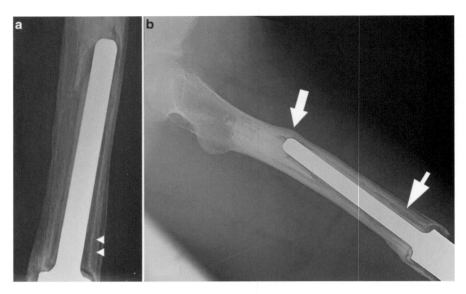

图 14.2　机械松动。(a)左股骨远端干骺端骨肉瘤患者行膝关节切除置换术后的正位 X 线片。术后 3 年可见金属杆周围(a 图,三角箭头所示)及骨–水泥界面周围(b 图,细箭头所示)出现了光滑的边缘透亮区。股骨干近端发生前移(b),邻近骨皮质也相应增厚(b 图,粗箭头所示),以适应该区域慢性机械应力的增加。

感染在 X 线片上很难鉴别,但 MRI 则可用于区分肿块的参数变化程度,肿瘤的典型表现为内部强化,而典型脓肿则为边缘强化。

　　与内置假体不同,同种异体移植物容易出现一系列特异并发症。Babyn 等(2001)研究了 37 例罹患骨肉瘤或尤文肉瘤后行保肢手术的患者。其最常见的并发症是骨折,尤其是使用同种异体移植物者(图 14.3)。大多数骨折均发生在首次手术的 3~4 年内。

　　吸收现象是很多同种异体移植骨发生并发症的基础。普遍认为,该现象的成因包括血管浸润或免疫反应。需特别警惕大片骨质消失,因其和肿瘤复发所见的外部侵蚀(图 14.4)可能发生混淆。当发现有结节时,非常适合使用超声成像来评估浅表位置的病变,其还可同时用于引导穿刺活检以鉴定放射透亮区的成因。

　　同种异体骨感染是一种棘手的并发症,其往往难以用 X 线片确诊。同种异体骨可能无法产生骨膜反应,而感染相关骨溶解又无特征性表现,无法和单纯骨吸收相鉴别。横断面成

像有助于除外肿瘤复发,因为单纯骨吸收所致骨溶解是看不到孤立肿块的。有内置假体的患者 MRI 片上如果看到骨溶解有边缘增强的肿块往往是脓肿,而肿瘤复发小结节则常常表现为一定程度的中心强化。MRI 是评估肿瘤复发与感染最为全面的手段,不过超声也能够鉴别囊性和实性肿块,后者还便于组织活检。为鉴别感染和肿瘤复发,常有必要行组织活检。需将部分组织标本送微生物分析,包括培养和药敏检测。

　　考虑到同种异体骨移植及带血管腓骨移植的稳定性,截骨部位的愈合情况是需要首先关注的问题。愈合缓慢是同种异体移植的缺点,但并不常见于带血管腓骨移植,因为后者保留了自己的原始血供因而愈合通常更加迅速。"愈合"的定义指的是连接截骨处两侧桥接骨痂的出现。完全愈合的特征通常可在 X 线片上识别,表现为截骨线的闭合。然而由于矿化导致的模糊以及其他结构的重叠,使得部分愈合在图像上难以识别。而另外一方面桥接的

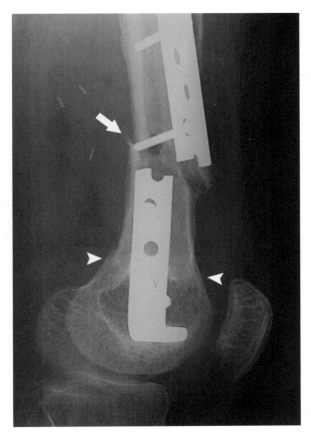

图 14.3　同种异体骨骨折。恶性纤维组织细胞瘤样表现的高级别骨组织肉瘤患者在肿瘤切除后行间置性尸骨同种异体移植重建，术后左股骨的侧斜位片。术后 4 年，在移植骨的远端(箭头所示)发生了斜行骨折，附近可见远端自体股骨连接处(三角箭头所示)愈合良好。将股骨髁和胫骨与近端移植骨进行对比，可见移植骨较自体骨密度更高。移植骨骨折发生处是一个螺旋钉槽，该部位同时发生了金属侧板断裂。

程度也可能会被高估，因为常规 X 线片是一种求和图像，在其平面上所有的空间点会相互重叠。因此在常规 X 线片上，增生骨痂组织中的小块区域可能会过度显像。这些局限之处可在 CT 的帮助下得以解决。

骨计算机断层成像

　　CT 对钙的检测极其敏感。其对于皮质成像、基质钙化的检测及骨骼愈合的评价特别有用。很多骨组织肉瘤患者需使用金属部件进行术后重建，而金属常会产生伪影影响解剖结构的观察。采用一种特定的 CT 金属扫描方案可抑制金属伪影。在评估骨折或截骨部位的骨痂时也可对 CT 扫描方案进行修订。

　　CT 检查可减少金属伪影，而桥接骨痂则可使用特殊扫描方案优化千伏、准直和螺距达

到可视化效果。由于本节提到的 CT 专用扫描方案需使用更高千伏或管电流，产生更多的辐射暴露，因此该技术在使用时应掌握指征，特别是对年轻患者。作者所在单位使用 16 或 64 排 GE 光速扫描机实施金属或骨桥 CT 成像。这些扫描方案参见表 14.1。初始图像设置使用骨骼算法进行 0.625mm 重建，并使用软组织和骨算法进行 2.5mm 的附加重建。然后进行矢状位和冠状位的 CT 重建(图 14.5)。作者所在单位的 CT 骨显像并不常规注射静脉造影剂。

身体计算机断层成像

　　胸部 CT 并不常规用于监测肺转移，但如在胸片上检测到异常发现或先前的 CT 扫描上看到有可疑结节时则应予以检查。为评估可疑结节，可在后续随访中每 3 个月进行一次

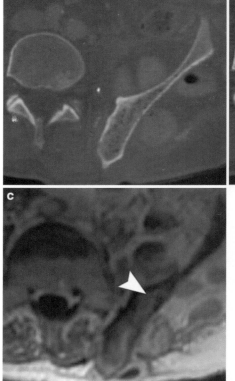

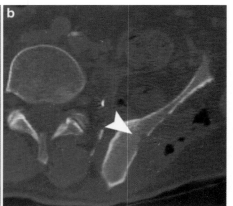

图14.4　同种异体骨吸收。(a)去分化软骨肉瘤切除后行尸骨左髂骨植入术术后2周的CT扫描图。同种异体移植骨的骨髓腔内偶可见微小气泡,证实存在低度衰减。(b)一年后随访CT显示外侧皮质可见小块侵蚀区域(三角箭头所示)。(c)同期拍摄的T1加权轴向MRI扫描显示侵蚀区域附近未见肿瘤。同种异体骨旁所见圆形结构为肠袢。

表14.1　金属和骨桥的CT扫描方案

扫描方案	千伏(kV)	管电流 a	转速(s)	探测器配置(mm)	进床速度(mm/转)	螺距
16 排金属	140	360	0.5	16×0.625	13.75	1.375
16 排骨桥	120	400	0.5	16×0.625	13.75	1.375
64 排金属	140	360	0.5	64×0.625	55	1.375
64 排骨桥	120	400	0.5	64×0.625	55	1.375

a 可调节以适应患者身体尺寸,降低辐射暴露。

CT检查,共持续2年。如果结节体积增大,则有指征进行活检。同样无需常规检查腹部和盆腔CT,因为肿瘤若未广泛转移,很少转移至腹腔。但也有例外,对于骨盆骨肉瘤患者而言,骨盆CT是其常规监测的选项之一。软骨肉瘤复发结节中经常产生的点状和(或)环弧状基质钙化在CT上比X线片上显示得更好,且CT还能为MRI上发现的软组织结节找到其特异

性的起源(图14.6)。在以上情况下行CT扫描时,既不推荐静脉造影,也不应使用肠道(口服或直肠注入)造影剂,因为造影剂可能会掩盖微弱的基质矿化。

磁共振成像

由于MRI具有良好的软组织对比分辨率,因此在软组织及骨髓评估方面比CT更佳。

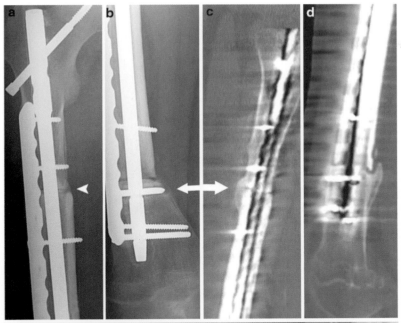

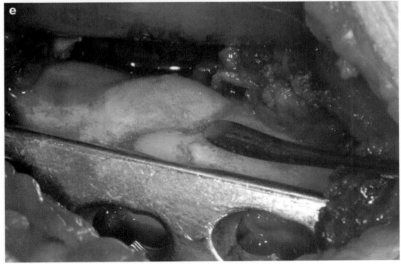

图 14.5　骨桥的 CT 评估。(a)右股骨骨肉瘤患者肿瘤切除后行间置性骨干同种异体骨移植的正位片。近端截骨处的模糊影为近端连接处的骨桥(三角箭头所示)。(b)远端连接处未见骨桥。围绕远端螺钉(小箭头所示)及髓内钉远侧面的放射透亮区域显示由于股骨远端没有固定而导致松动。(c,d)矢状位 CT 重建证实近端有骨桥(c 图,大箭头所示)而远端没有(d)。(e)后续手术显示近端连接处骨桥(intraoperative photograph courtesy of Alan Yasko,MD)。远端连接处未检测到骨桥(照片未显示),随后进行了移植骨远侧面的修整。(图 e 见彩图)

作为首选研究手段,MRI 可用于进一步鉴别软组织肿块、评估复发疾病的程度、明确复发肿瘤和邻近重要结构(如神经和血管)的关系。

　　由于金属伪影及费用的关系,MRI 并非首选检查方式,常在体格检查或 X 线片发现异常后才会使用 MRI 进一步检查。然而,某些解剖部位复杂的骨骼结构互相重叠可能掩盖复发区域(如骨盆),此时可选择 MRI 作为该区域肿瘤切除术后常规影像学随访的首选方法。对于具有局部复发高危因素的患者,MRI 也可作为常规随访手段。

　　大多数复发结节在 T1 加权图像上显示的信号强度被归类为和肌肉一样或近似一样,而在 T2 加权图像上显示为高信号强度。静脉注射钆造影剂后可观察到内部不同程度的增强显影。大多数软组织肉瘤和很多其他原发性骨

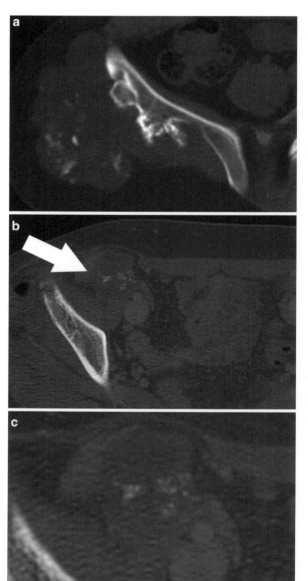

图 14.6 复发性软骨肉瘤的 CT。(a) 1 例起源于右侧髂骨翼骨软骨瘤的软骨肉瘤患者术前轴向 CT 扫描。(b) 术后 CT 扫描显示可见一枚包含软骨基质矿化的结节(箭头所示)。(c) 图像放大后可更好地显示点状及曲线形基质矿化,从而鉴别该结节为软骨肉瘤复发。

肿瘤表现为明显的对比度增强,而骨肉瘤的矿化骨样基质以及软骨肉瘤相对乏血管的软骨基质则与其不同,表现为中等强化或弱强化(图 14.7)。因为周围大多数正常组织结构强化程度弱,导致复发结节对比度高,所以更为醒目。由于未受抑制的脂肪组织以及病变组织增强后密度均很亮,因此需使用脂肪抑制降低脂肪组织的信号,此时使用造影剂才特别有用。

如此,可使得增强显影的复发结节在黑暗的背景之上更为明亮,易于观察。造影剂还有助于将肿瘤复发和充满液体的囊肿及血清肿鉴别出来,后两者表现为 T2 加权高信号密度,但仅为边缘强化。结节性瘢痕及肉芽组织表现为内部强化,但在后续的随访检查中其大小保持稳定或缩小。

作者所在单位用于检测肿瘤复发的典型

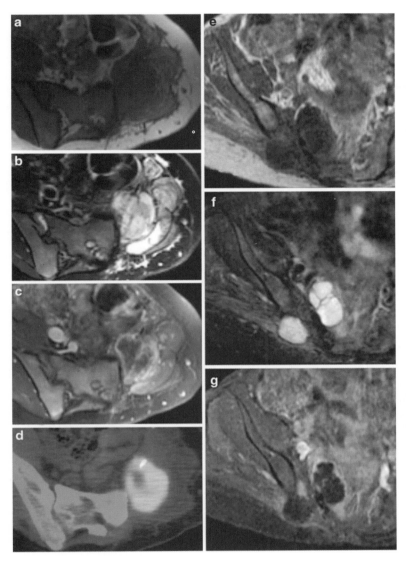

图 14.7　复发骨肉瘤的 MRI 显像为中等强化及弱强化。(a–d) 左髂骨骨肉瘤复发的轴向 MRI 及 PET/CT 成像。(a)T1 加权图像上结节的信号密度和肌肉相同(等密度)，并不显眼。(b)复发肿瘤表现为不均匀的高 T2 信号强度。(c)尽管组织强化大多位于肿瘤外周，但并不仅限于边缘组织，这提示结节内含有软组织成分。(d)PET/CT 上可见结节内有 FDG 示踪剂的摄取，这提示复发肿瘤内存在葡萄糖代谢。(e–g)骶骨高级别软骨肉瘤复发的轴向 MRI 图像，患者一年前曾行复发肿瘤切除术，3 个月前因骶骨伤口裂开行清创引流。在右髂骨的内侧和外侧分别出现一个肿瘤复发结节。(e)在 T1 加权图像上，软骨基质往往比肌肉的信号密度要低。(f)复发结节表现为高 T2 信号强度以及分叶状边界。(g)典型的组织强化主要见于软骨肉瘤小结节的边缘，这是因为软骨基质中缺乏血管。因此复发结节表现类似普通液性包块。如果原发肿瘤为软骨肉瘤，此类结节应首先怀疑为肿瘤复发，而非术后血清肿。(图 d 见彩图)

磁共振扫描方案采用了快速自旋回波(FSE)T1 加权序列、利用化学脂肪饱和技术(化学饱和)实现脂肪饱和的 T2 加权序列以及强化后的脂肪饱和 T1 加权序列。通常情况下，所有 3 种脉冲序列均可获得轴向平面图像，除此以外还能获得脂肪饱和 T2 加权以及强化后 T1 加权的冠状平面图像。除了冠状位图像外,根据解剖部位的不同还可获取矢状位序列,比如在关节成像时。

诊断性 MRI 检查可用于容易出现伪影的患者。骨组织肉瘤患者容易出现伪影的典型情形包括金属部件或病变位置（如位于上肢)远离磁体等角中心(图 14.8)。矫形金属部件的存在并非 MRI 检查的禁忌证，那些可导致解剖结构扭曲或模糊的磁化敏感性伪影可通过一种特殊的金属扫描方案而大大降低。作者所在单位的 MRI 金属扫描方案采用反转恢复技术,而非通常所用的 FSE 化学饱和 T2 加权序列。化学脂肪饱和技术容易产生伪影,易被金属干扰。反转恢复技术可自动强化脂肪饱和,然而如果和 FSE 的 T2 加权序列相比,由于其较低的信噪比以及因此产生的"颗粒感"图像,一般不会常规使用该扫描方案。不过采用反转恢复序列时,肿瘤结节大多表现为明显的高信号强度。使用含钆造影剂强化后的 T1 加权序列时，金属扫描方案也未采取脂肪饱和技术。仔细比较强化前及强化后获得的 T1 加权图像可证实是否存在内部强化,并可鉴别实质性结

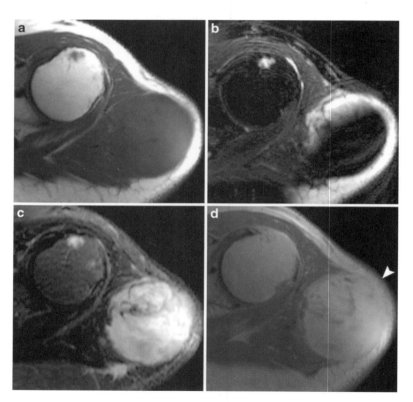

图 14.8 MRI 伪影的校正。体内如有金属或检查部位远离磁共振中心(例如本例患者的恶性纤维组织细胞瘤位于左三角肌)等一些颇具挑战性的情况下,使用反转恢复序列可优先选择化学脂肪饱和技术。(a)T1 加权 FSE 的轴向 MRI 图像显示信号强度和肌肉相同。(b)FSE 的 T2 加权轴向序列图像上，由于化学脂肪饱和技术无效而导致肿瘤明显被伪影遮盖。(c)使用反转恢复序列技术显著强化脂肪,可清晰地勾勒出高密度信号肿瘤的形态。(d)与强化前的 T1 加权图像相比,静脉注射含钆造影剂后获得的 T1 加权 FSE 序列显示肿瘤显著强化。强化后肿瘤的信号密度类似于未受抑制的皮下脂肪(三角箭头所示)。组织强化或显示为高 T2 信号强度的病理学特征很难和脂肪相鉴别,因为后者显影同样高亮。如果无法使用脂肪饱和技术,则必须仔细比较强化前和强化后的 T2 加权图像。本例患者肿瘤仍然很明显,因其部分被肌肉包绕。

节和囊肿。

以下是减少 MRI 金属伪影的方法(Costelloe 等,2007):

1. 采用反转恢复序列而非化学脂肪饱和技术来增加脂肪抑制的均一性;

2. FSE 比自旋回波或梯度回波序列对金属伪影更具抵抗性。使用这些回波序列会减少回波时间;

3. 可以通过缩小视野、减少层厚和(或)增加矩阵大小来降低像素尺寸;

4. 可以增加接收器的带宽;

5. 应调节假体长轴尽可能平行于主磁场(B_0);

6. 调节频率编码器的方向使之与假体对齐,可以减少金属相关的"开花状"伪影。

MRI 造影的价值不仅在于可以检测肿瘤复发,还能发现术后软组织并发症。软组织移植物可能会被用于覆盖切除部位。软组织内的未强化区域可能意味着坏死和移植失败。截肢术后在神经的断端可形成令人痛苦的残端神经瘤,其在 MRI 上表现为神经延伸进入肿块,很容易与复发性肿瘤区分、鉴别。

其他成像方式

超声检查是一种便宜而灵活的方式,其可用于查看浅表软组织和可扪及的肿块。对于那些直接紧贴金属假体的肿瘤小结节,即使采用 MRI 金属扫描方案也仍可能被金属伪影遮蔽,这种情况下用超声勾勒此类结节的形态特别有帮助。同样在对比增强 MRI 检查时也会出现以上情形,此时超声影像仍然能够区分鉴别液性占位和肿瘤团块。然而没有一种成像方式可以明确区分液性包块为无菌性还是感染性,尤其对于周围不存在蜂窝织炎的脓肿更难鉴别。

同位素骨显像(骨扫描)检查最常用的示踪剂为二甲基磷酸盐 ^{99m}Tc,其对于检测骨转移具有高度敏感性。有些机构对于具有复发倾向

的肉瘤(如尤文肉瘤)患者,在治疗后的第 2~5 年随访期间会给予每年一次的骨扫描检查。在 MD 安德森癌症中心,骨扫描并非骨组织肉瘤治疗后的常规监测手段。作者所在机构通常在发现肺转移或局部肿瘤复发后,才会使用该检查对肿瘤进行再分期。

全身 MRI 是一种新兴的成像技术,可提供单一成像个体全身 MRI 图像优良的软组织分辨率。常规 MRI 图像冗长,且局限在相对较小的解剖区域内。快速脉冲序列相对而言更能耐受伪影,该技术的发展使得标准扫描设备可在约 1 个小时内完成全身检查(Ma 等,2009)。全身 MRI 检查已被证实比骨扫描检测骨转移更为敏感(Eustace 等,2009)。为实现肿瘤再分期的目的,全身 MRI 具有同时评估多个器官系统的能力以及高灵敏度方面的优势,这使得其与较便宜的骨扫描相比而言具备了竞争力。

正电子发射断层扫描(PET)是一种功能显像形式,示踪剂通常使用[^{18}F]氟脱氧葡萄糖(FDG)。该示踪剂会定位于存在大量葡萄糖代谢的组织中,包括各种各样的恶性肿瘤。现代 PET 成像检查时几乎都会使用一种混合扫描仪来生成融合的 CT 数据集。已证明 FDG PET 成像在骨肉瘤的评价方面具有优势。例如,在骨肉瘤化疗前后使用 FDG PET/CT 可提供预后相关信息(Costelloe 等,2009),其还可用于检测骨肉瘤和尤文肉瘤的肿瘤复发和远处转移(Völker 等,2007)。PET/CT 在骨肉瘤患者的常规随访中起到怎样的角色和作用,目前仍在研究。如今作者所在机构常将这种显像方式用于初始分期、监测治疗反应或高危患者的术后随访。已有学者比较了 FDG PET 和全身 MRI。Antoch 等 (2003)在 98 例罹患各种类型恶性肿瘤的患者群体中比较了全身 MRI 和 FDG PET/CT 后发现,全身 MRI 在检测骨转移 (二者的敏感率分别是 85% 和 62%)和肝转移(二者的敏感率分别是

93%和86%)时较FDG PET/CT更为敏感。而FDG PET/CT在检测肺转移（二者的敏感率分别是89%和82%）以及淋巴结分期(二者的敏感率分别是93%和79%）方面则较全身MRI更为敏感。以上结果提示全身MRI和FDG PET/CT检查可以彼此互补，对癌症患者进行综合分期。

实验室及其他检查

骨组织肉瘤无法通过血清实验室检查进行有效监控。患者可能需要检测电解质(如钙、镁等)以及肌酐，后者可反映化疗的肾毒性。如怀疑患者有假体或同种异体移植物的深部感染，以下检查可能有助诊断：血常规、红细胞沉降率以及C反应蛋白水平。

观察指标

除了病史、体格检查和影像学研究以外，一些用于评估功能恢复、体力状态和生活质量的定量检测指标对于患者的随访而言也非常重要。设计这些评价指标/问卷调查，是为了评估包括肢体功能和患者整体状态在内的治疗效果。

肌肉骨骼肿瘤协会评分

肌肉骨骼肿瘤协会(MSTS)评定量表(表14.2)由医生管理，用于评估患者的功能和恢复情况。该评分有6个基本参数：疼痛、功能、情感接受，以及根据上下肢位置的不同而适用不一样的3个特异参数。对于下肢而言这3个额外的参数为支撑方式(如拐杖)、行走能力(耐力)以及步态(是否存在跛行)。而对上肢而言参数则为手定位力、手灵活度以及提升能力。每一个参数最高得分为5分，总分最高为30分(或100%)。这项简单的测试是最为广泛报道的骨肿瘤患者功能评估手段。不过该测试

也被发现存在若干不足，包括缺乏患者参与、与其他预后措施相关性差等。

表现状态测试

表现状态测试可了解患者整体健康和活动水平的总体概况。化疗和治疗方案常会采用该测试分值作为纳入标准的一部分。Karnofsky评分和东部肿瘤协作组(ECOG)评分是两种常用手段(表14.3和表14.4)。ECOG评分及WHO表现状态评分系统均以Zubrod评分量表为基础。Lansky评分类似Karnofsky评分，但专为儿童设计，是年轻患者(1~16岁)的首选测试方法。

SF-36量表

医疗结果可信简表调查问卷，通常称为SF-36量表(http://www.sf-36.org)，被设计用来评估健康相关问题，而不受年龄、疾病、性别及其他参数的影响。这36个问题的调查，是全球最常用的生活质量评估手段。然而,SF-36量表在全面评估肌肉骨肿瘤患者方面可能还缺乏足够的深度和细节。已经开发研究了一些类似的调查工具，如欧洲癌症研究和治疗组织(EROTC)调查表，但尚未被证实更优于SF-36量表。

多伦多保肢评分

多伦多保肢评分(TESS)(表14.5)是一种被设计为患者自我管理的问卷调查,其重点在于强调功能性活动。该评分通过让患者参与到评估过程中，从而弥补了MSTS评分的缺点。TESS评分包括两套大约30个问题的调查，一套用于上肢，一套用于下肢。每个项目的分值限定为1~5分。总分则根据最大100%的分值来计算。

简明疼痛调查表

简明疼痛调查表(BPI)(图14.9)主要是

表14.2　用于评估功能和预后的肌肉骨骼肿瘤协会评定量表[a]

	共用参数标准		
分值	疼痛	功能	情感接受
5	无痛–未服药	无限制	热情–会给他人建议
4	介于上下二者之间	介于上下二者之间	介于上下二者之间
3	轻度疼痛/非禁用、非麻醉类止痛药	休闲娱乐受限	满意–会再次这么做
2	介于上下二者之间	介于上下二者之间	介于上下二者之间
1	中度疼痛/间歇使用禁用类麻醉药	部分职业受限	接受–会勉强重复
0	剧烈疼痛/持续使用禁用类麻醉药	所有职业受限	不喜欢–不会重复

	下肢		
分值	支撑方式	行走能力[b]	步态
5	无支撑	无限制–和术前一样	正常
4	偶尔需要支撑	介于上下二者之间	介于上下二者之间
3	需要支撑	限制–行走明显减少	需少许掩饰
2	偶尔使用手杖/拐杖	介于上下二者之间	介于上下二者之间
1	需要使用一根手杖或拐杖	仅能室内行走	需明显掩饰–轻微功能缺陷
0	需要使用两根手杖或拐杖	无法独立行走–需要坐轮椅或其他辅助方式才能行走	明显障碍–明显功能缺陷

	上肢		
分值	手定位力	灵活度	提升能力
5	不受限–抬高 180°	没有限制–正常灵活度和感觉	正常–和对侧肢体一样
4	介于上下二者之间	介于上下二者之间	低于正常
3	无法高于肩膀或内旋–抬高 90°	精细动作丧失，或灵敏度轻微丧失	受限–轻度负重
2	介于上下二者之间	介于上下二者之间	仅能对抗重力
1	无法高于腰部–抬高 30°	无法夹捏，(指定部位)主要感觉丧失	仅能辅助–无法克服重力
0	失败–抬高 0°	无法抓握–手呈麻醉样状态	无法辅助或活动

[a] 6 个参数测量的最大总分值为 30 分(100%)。有下肢肿瘤患者的分值为 3 个共用参数加 3 个下肢参数的标准评分。有上肢肿瘤患者的分值为 3 个共用参数加 3 个上肢参数的标准评分。

[b] 如行走能力的受限是由其他因素(心脏、呼吸系统、神经系统)引起，则无需考量这一参数的分值。

Summarized, with permission, from Enneking et al.(1993).

衡量疼痛和不适的一种方法。患者如有疾病相关的持续性疼痛或继发于治疗方案的并发症，使用该调查表则可有效地精确描述疼痛程度。

总结

骨组织肉瘤患者在初始治疗后的随访评

表14.3　Karnofsky表现状态评分

状态	百分值(%)	注释
能进行正常的活动和工作。 无需特别护理	100	正常。无主诉。无疾病证据
	90	能正常活动,疾病症状有轻微征象
	80	通过努力能正常活动。有一些疾病症状或征象
无法工作。能在家活动,生 活基本能自理。需要不同 程度的帮助和护理	70	生活自理。无法进行正常活动或积极工作
	60	生活基本能自理,偶尔需要帮助
	50	需要一定的帮助和经常性的医疗护理
生活不能自理。需要相当于 专门机构或医院水平的 护理。病情可迅速进展	40	生活不能自理,需要特别照顾和帮助
	30	生活严重不能自理。虽不会很快死亡,仍应予以住院
	20	必须住院。病重;需要积极支持治疗
	10	垂死;病情危重,进展迅速
	0	死亡

Reprinted from Karnofsky and Burchenal(1949).

表14.4　ECOG表现状态评分

分值	评分标准
0	完全正常;和发病前一样,能不受限地进行全部活动
1	不能剧烈体力活动,但能自由走动及从事轻体力或久坐类工作,如一般家务或办公室工作
2	能自由走动及生活全部自理,但无法从事任何工作,清醒时一半以上的时间都可起床活动
3	生活仅能部分自理,清醒时一半以上的时间仅能卧床或坐轮椅
4	完全残废。生活完全不能自理。卧床不起或仅能坐轮椅
5	死亡

Reprinted from http://ecog.dfci.harvard.edu/general/perf_stat.html(accessed june 19, 2012).Eastern Cooperative Oncology Group; Robert Comis,M.D.,Group Chair.Originally published in Oken MM, Creech RH, Tormey DC, et al. Toxicity and response criteria of the Eastern Cooperative Oncology Group. Am J Clin Oncol 1982;5:649－655.

估内容是多个评估指标彼此平衡后的组合,包括病史询问、体格检查、影像学研究和功能评估等。通过预先计划好的临床就诊时间表,在定期随访时安排好检查的项目要素,可以保障每位患者的身心健康。

表14.5 上肢及下肢的多伦多保肢评分(TESS)

上肢

1. 抬举	15. 捡起小物品
2. 完成繁重的家务	16. 淋浴
3. 参加社会活动	17. 扣纽扣
4. 穿上裤子	18. 变换驾驶操作
5. 园艺	19. 穿鞋
6. 携带物品	20. 工作时间同往常一样
7. 进行休闲活动	21. 准备食物
8. 扎蝴蝶结或领带	22. 转动插在锁里的钥匙
9. 履行工作职责	23. 购物
10. 刷头发	24. 完成轻松的家务
11. 穿衣服	25. 穿上袜子
12. 推开或拉开一扇门	26. 剃须或化妆
13. 切割食物	27. 刷牙
14. 写作	28. 从杯中饮水

下肢

1. 跪着	16. 购物
2. 由跪姿站起	17. 穿鞋
3. 园艺	18. 进行性生活
4. 完成繁重的家务	19. 室内行走
5. 步行上下山	20. 穿上裤子
6. 进行休闲活动	21. 准备食物
7. 步行上楼	22. 淋浴
8. 肢体弯曲	23. 站立
9. 进出浴缸	24. 坐着
10. 步行下楼	25. 完成轻松的家务
11. 进出汽车	26. 参加社会活动
12. 工作时间同往常一样	27. 驾驶
13. 户外行走	28. 从椅子上站起
14. 穿上袜子	29. 上床和起床
15. 履行工作职责	

无法	极难	很难	略有	没有	未予
完成1	完成2	完成3	难度4	难度5	回答

From Davis et al.(1996)(Table 1).Reprinted with permission from Springer Science+Business Media.

研究编码 #: ----------　　请勿在此横线上方书写　　医院 #: ----------

简明疼痛调查表(简表)

日期: ----/----/----　　　　　　　　时间: -------
姓名: --------------------------------------
　　　　　姓　　　　　　名　　　　　中间名

1.　在我们的生活中大多数人时常都会经受痛苦（比如轻微的头痛、扭伤、和牙痛）。今天你是否有感受到比刚才所说的这些日常疼痛更为厉害的痛苦么？

　　　　　　　　1.　是　　　　　　　　　2.　否

2.　在这张图上，在你感到痛苦的部位涂上阴影。在你感到最痛的地方画一个×。

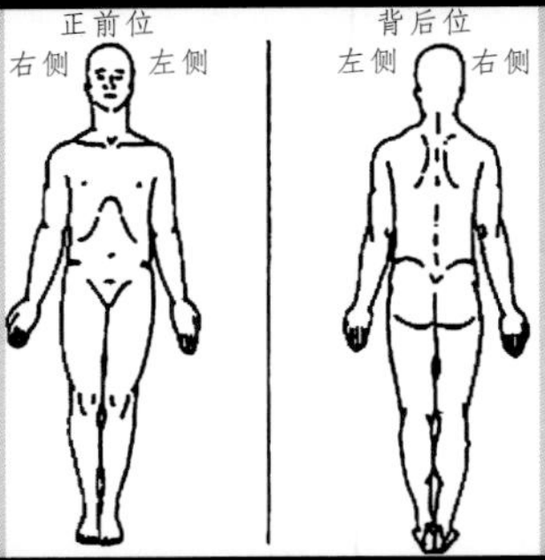

正前位　　　　　背后位
右侧　左侧　　　左侧　右侧

3.　为最准确地描述您过去 24 小时内疼痛的最大值，请挑选一个数字为其评分并画圈。

0　　1　　2　　3　　4　　5　　6　　7　　8　　9　　10
没有　　　　　　　　　　　　　　　　　你所能想到
疼痛　　　　　　　　　　　　　　　　　最痛的程度

4.　为最准确地描述您过去 24 小时内疼痛的最小值，请挑选一个数字为其评分并画圈。

0　　1　　2　　3　　4　　5　　6　　7　　8　　9　　10
没有　　　　　　　　　　　　　　　　　你所能想到
疼痛　　　　　　　　　　　　　　　　　最痛的程度

5.　为最准确地描述您疼痛的平均值，请挑选一个数字为其评分并画圈。

0　　1　　2　　3　　4　　5　　6　　7　　8　　9　　10
没有　　　　　　　　　　　　　　　　　你所能想到
疼痛　　　　　　　　　　　　　　　　　最痛的程度

6.　为描述您现在疼痛的程度，请挑选一个数字为其评分并画圈。

0　　1　　2　　3　　4　　5　　6　　7　　8　　9　　10
没有　　　　　　　　　　　　　　　　　你所能想到
疼痛　　　　　　　　　　　　　　　　　最痛的程度

2 页中的第 1 页

图 14.9　简明疼痛调查表（BPI）。Courtesy of Charles S. Cleeland, phD, Department of Symptom Research, MD Anderson Cancer Center.(待续)

研究编码 #:---------　　请勿在此横线上方书写　　医院 #:---------

简明疼痛调查表(简表)

日期:----/----/----　　　　　　　　　　　　时间:-------

姓名:--

　　　　　　姓　　　　　　　名　　　　　　中间名

7.　您正在接受什么治疗或药物以处理您的疼痛。

8.　在过去 24 小时内,止痛治疗或药物缓解了您多少的疼痛?为最准确地描述您疼痛缓解的程度,请挑选一个百分值为其评分并画圈。

0%　10% 20% 30% 40% 50% 60% 70% 80% 90% 100%
无　　　　　　　　　　　　　　　　　　　　完全
缓解　　　　　　　　　　　　　　　　　　缓解

9.　挑选一个数字用以描述在过去 24 小时内,疼痛对你以下几个方面的干扰程度:

A.　一般活动

0　　1　　2　　3　　4　　5　　6　　7　　8　　9　　10
没有　　　　　　　　　　　　　　　　　　完全
干扰　　　　　　　　　　　　　　　　　　干扰

B.　情绪

0　　1　　2　　3　　4　　5　　6　　7　　8　　9　　10
没有　　　　　　　　　　　　　　　　　　完全
干扰　　　　　　　　　　　　　　　　　　干扰

C.　步行能力

0　　1　　2　　3　　4　　5　　6　　7　　8　　9　　10
没有　　　　　　　　　　　　　　　　　　完全
干扰　　　　　　　　　　　　　　　　　　干扰

D.　正常工作(包括外出工作和家务)

0　　1　　2　　3　　4　　5　　6　　7　　8　　9　　10
没有　　　　　　　　　　　　　　　　　　完全
干扰　　　　　　　　　　　　　　　　　　干扰

E.　与其他人的关系

0　　1　　2　　3　　4　　5　　6　　7　　8　　9　　10
没有　　　　　　　　　　　　　　　　　　完全
干扰　　　　　　　　　　　　　　　　　　干扰

F.　睡眠

0　　1　　2　　3　　4　　5　　6　　7　　8　　9　　10
没有　　　　　　　　　　　　　　　　　　完全
干扰　　　　　　　　　　　　　　　　　　干扰

G.　享受生活

0　　1　　2　　3　　4　　5　　6　　7　　8　　9　　10
没有　　　　　　　　　　　　　　　　　　完全
干扰　　　　　　　　　　　　　　　　　　干扰

图 14.9(续)

实践要点

- 骨组织肉瘤患者随访时,一份精心设计的日程安排表对于有效的疾病管理而言至关重要。
- 相对于高级别肉瘤而言,低级别肉瘤患者需要随访的频率较低。
- 由于肿瘤或重建的原因必须长期随访者,一般推荐随访至少 10 年。
- 病史、体检及常规 X 线片是肿瘤随访的关键,可选择性使用进一步的影像学检查,如 CT 和 MRI。
- 金属伪影可影响 CT 和 MRI 图像的质量,但使用金属专用扫描方案通常可生成具有诊断质量的影像。
- 建议将用于检测功能结果和生活质量的世界通用方法作为随访评估的一部分。

(邵叶波 译 王毅超 校)

推荐文献

Antoch G, Bogt F, Freudenberg L, et al. Whole-body dual-modality PET-CT and whole-body MRI for tumor staging in oncology. JAMA. 2003;290:3199–206.

Aoki J, Endo K, Watanabe H, et al. FDG-PET for evaluating musculoskeletal tumors: a review. J Orthop Sci. 2003;8:435–41.

Arush MW, Israel O, Postovsky S, et al. Positron emission tomography/computed tomography with [18]fluoro-deoxyglucose in the detection of local recurrence and distant metastases of pediatric sarcoma. Pediatr Blood Cancer. 2007;49:901–5.

Babyn PS, Wihlborg CE, Tjong JK, Alman BA, Silberberg PJ. Local complications after limb-salvage surgery for pediatric bone tumours: a pictorial essay. Can Assoc Radiol J. 2001;52:35–42.

Bjordal K, Kaasa S. Psychometric validation of the EORTC Core Quality of Life Questionnaire, 30-item version and a diagnosis-specific module for head and neck cancer patients. Acta Oncol. 1992;31(3):311–21.

Costelloe CM, Kumar R, Yasko AW, et al. Imaging characteristics of locally recurrent tumors of bone. Am J Roentgenol. 2007;188:855–63.

Costelloe CM, Macapinlac HA, Madewell JE, et al. ^{18}F-FDG PET/CT as an indicator of progression-free and overall survival in osteosarcoma. J Nucl Med. 2009;50:340–7.

Daut RL, Cleeland DS, Flanery RC. Development of the Wisconsin Brief Pain Questionnaire to assess pain in cancer and other diseases. Pain. 1983;17:197–210.

Davis AM, Wright JG, Williams JI, et al. Development of a measure of physical function for patients with bone and soft tissue sarcoma. Qual Life Res. 1996;5:508–16.

Enneking WF, Dunham W, Gebhardt MC, Malawar M, Pritchard DJ. A system for the functional evaluation of reconstructive procedures after surgical treatment of tumors of the musculoskeletal system. Clinic Orthop. 1993;286:241–6.

Eustace S, Tello R, DeCarvalho V, et al. A comparison of whole-body turboSTIR MR imaging and planar ^{99m}Tc-methylene diphosphonate scintigraphy in the examination of patients with suspected skeletal metastases. Am J Roentgenol. 1997;169:1655–61.

Healey JH, Nikolic ZG, Athanasian E, Boland PJ. Quality of life as defined by orthopedic oncology patients. Ann Surg Oncol. 1997;4:591–6.

Karnofsky DA, Burchenal JH. The clinical evaluation of chemotherapeutic agents in cancer. In: MacLeod CM, editor. Evaluation of chemotherapeutic agents. New York: Columbia University Press; 1949. p. 191–205.

Keogh CF, Munk PL, Gee R, Chan LP, Marchinkow LO. Imaging of the painful hip arthroplasty. Am J Roentgenol. 2003;180:115–20.

Lansky SB, List MA, Lansky LL, Ritter-Sterr C, Miller DR. The measurement of performance in childhood cancer patients. Cancer. 1987;60:1651–6.

Ma J, Costelloe CM, Madewell JE, et al. Fast dixon-based multisequence and multiplanar MRI for whole-body detection of cancer metastases. J Magn Reson Imaging. 2009;29:1154–62.

Marchese VG, Ogle S, Womer RB, Dormans J, Ginsberg JP. An examination of outcome measures to assess functional mobility in childhood survivors of osteosarcoma. Pediatr Blood Cancer. 2004;42:41–5.

Miller TT. Imaging of hip arthroplasty. Semin Musculoskelet Radiol. 2006;10:30–46.

Ohashi K, El-Khoury GY, Bennett DL, Restrepo JM, Berbaum KS. Orthopedic hardware complications diagnosed with multi-detector row CT. Radiology. 2005;237:570–7.

Pfeilschifter J, Diel IJ. Osteoporosis due to cancer treatment: pathogenesis and management. J Clin Oncol. 2000;18:1570–93.

Reuther G, Mutschler W. Detection of local recurrent disease in musculoskeletal tumors: magnetic resonance imaging versus computed tomography. Skeletal Radiol. 1990;19:85–90.

Suh JS, Jeong EK, Shin KH, et al. Minimizing artifacts caused by metallic implants at MR imaging: experimental and clinical studies. Am J Roentgenol. 1998;171:1207–13.

Viano AM, Gronemeyer SA, Haliloglu M, Hoffer FA. Improved MR imaging for patients with metallic implants. Magn Reson Imaging. 2000;18:287–95.

Völker T, Denecke T, Steffen I, et al. Positron emission tomography for staging of pediatric sarcoma patients: results of a prospective multicenter trial. J Clin Oncol. 2007;25:5435–41.

Ware Jr JE, Sherbourne CD. The MOS 36-item short-form health survey (SF-36). I. Conceptual framework and item selection. Med Care. 1992;30:473–83.

Weissman B. Imaging of hip replacement. Radiology. 1997;202:611–23.

Zubrod CG, Schneiderman M, Frei E, et al. Appraisal of methods for the study of chemotherapy of cancer in man: comparative therapeutic trial of nitrogen mustard and triethylene thiophosphamide. J Chronic Dis. 1960;11:7–33.

索 引

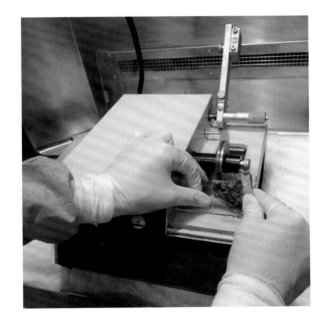

图 4.1

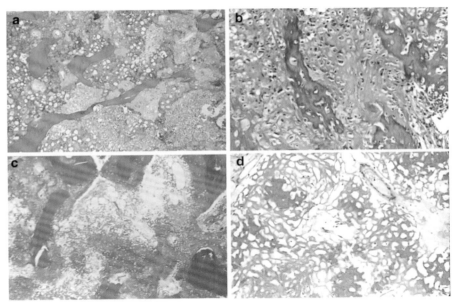

图 4.3

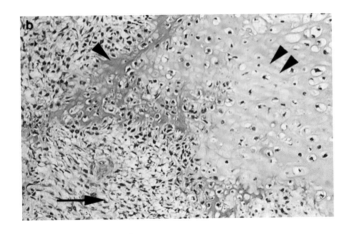

图 5.1b

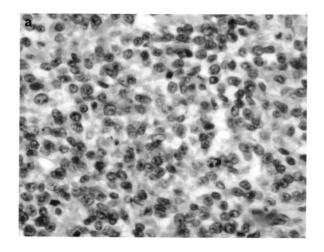

图 6.1a

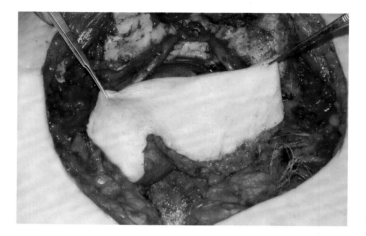

图 8.2

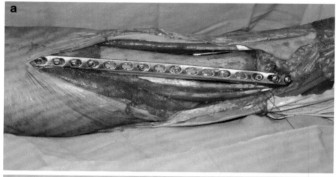

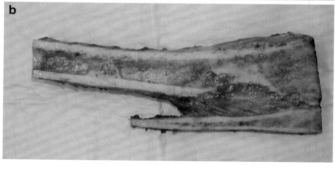

图 8.4

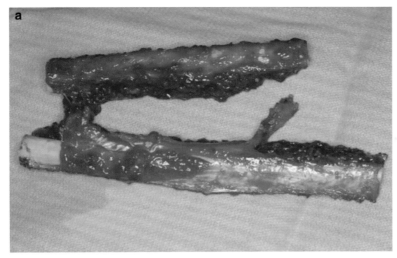

图 9.5a

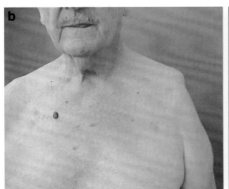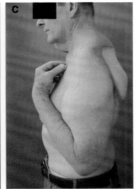

图 13.1b,c

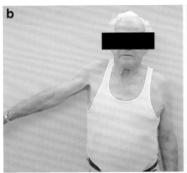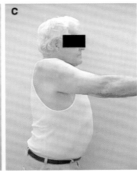

图 13.2b,c

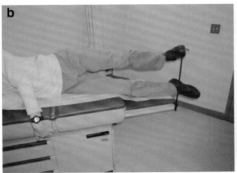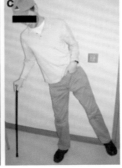

图 13.3b,c

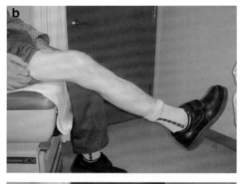

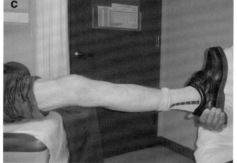

图 13.4b,c

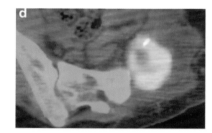

图 14.7d

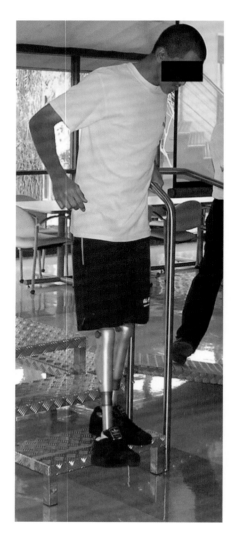

图 13.5

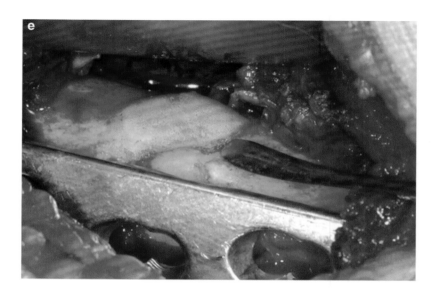

图 14.5b